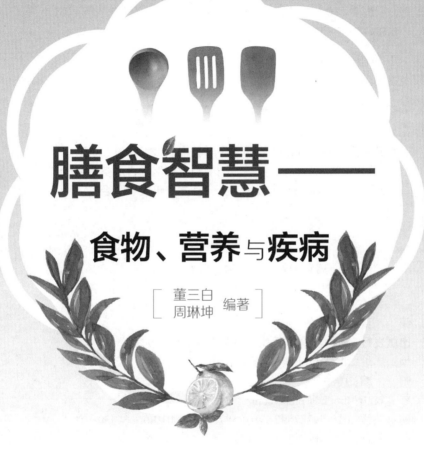

膳食智慧——

食物、营养与疾病

[董三白
周琳坤] 编著

人民卫生出版社

·北 京·

图书在版编目（CIP）数据

膳食智慧：食物、营养与疾病 / 董三白，周琳坤编著. —北京：人民卫生出版社，2022.3
ISBN 978-7-117-32722-0

Ⅰ.①膳… Ⅱ.①董… ②周… Ⅲ.①膳食营养－普及读物 Ⅳ.①R151.3-49

中国版本图书馆 CIP 数据核字（2021）第 277392 号

人卫智网	www.ipmph.com	医学教育、学术、考试、健康，购书智慧智能综合服务平台
人卫官网	www.pmph.com	人卫官方资讯发布平台

膳食智慧——食物、营养与疾病
Shanshi Zhihui—Shiwu, Yingyang yu Jibing

编　　著：董三白　周琳坤
出版发行：人民卫生出版社（中继线 010-59780011）
地　　址：北京市朝阳区潘家园南里 19 号
邮　　编：100021
E - mail：pmph @ pmph.com
购书热线：010-59787592　010-59787584　010-65264830
印　　刷：三河市尚艺印装有限公司
经　　销：新华书店
开　　本：710×1000　1/16　　印张：23
字　　数：388 千字
版　　次：2022 年 3 月第 1 版
印　　次：2022 年 3 月第 1 次印刷
标准书号：ISBN 978-7-117-32722-0
定　　价：58.00 元

打击盗版举报电话：010-59787491　E-mail：WQ @ pmph.com
质量问题联系电话：010-59787234　E-mail：zhiliang @ pmph.com
数字融合服务电话：4001118166　　E-mail：zengzhi @ pmph.com

内容提要

〔明〕李时珍《本草纲目》中，记载的食物有300余种。食物如同药物一样，各有自己的性味功效及寒、热、温、凉属性。本书分为上、中、下三篇。上篇为食物篇，首先是读者最关心的忌口问题，针对不同体质人群，给出了详细说明，并且针对生活中那些食物异常而不可食用的情况进行了说明；对畜禽肉类，水产类，蛋、奶类，蔬菜类，果品类，饮料与调味品等60余种食物的营养成分、食物药性、不宜同食食物进行了详细介绍。中篇为营养篇，包括营养素与食物协同、无机盐中的微量元素与平衡等内容。下篇为疾病篇，重点叙述90余种常见疾病的饮食宜忌，包括老年病及内科、外科、妇科、儿科、皮肤科、五官科疾病，具体说明每种疾病的病因病机、主要症状，有助于读者对症识病，在饮食调养中知所宜忌，以利于巩固疗效和促进健康。本书内容丰富，深入浅出，实用性强，是美食爱好者、家庭主厨、年老体弱者、慢性疾病患者以及重病、手术后恢复期患者的良师益友。

随着科学的发展和知识的普及，人们对健康的理解也更加全面、深入。健康的概念不再是"身体无病即健康"了，还包括健康的心理状态、社交能力与道德风范。医学观念也由单纯的生物医学向社会医学转变，由片面的、消极的治疗医学向全面的、主动的预防医学转变。

在日常饮食中怎样避免有可能导致疾病和不适的各种因素，有选择地摄入对身体有益的食物的问题越来越引起人们的关注。

我国自古即有药食同源之说。诚然，药有药性，食有食性，药有相反相畏，食有相克相忌，事虽殊而其理一也。〔元〕忽思慧《饮膳正要》云："诸物品类，有根性本毒者，有无毒而食物成毒者，有杂合相畏、相恶、相反成毒者，人不戒慎而食之，致伤脏腑之和，乱肠胃之气，或轻或重，各随其毒而为害。"又云："盖食不欲杂，杂则或有所犯，知者分而避之。"此皆言食物之间，确有相克相反现象。凡性质、功用相反之食物同食，或降低营养价值，或产生不良作用，损伤肠胃，久而久之往往导致疾病发生。作为健康的人，于日常饮食中，若能留心食物相克现象，分而避之，则营养合理而有利于保持健康。

《金匮要略》云："所食之味，有与病相宜，有与身为害。若得宜则益体，害则成疾，以此致危，例皆难疗。"意即食物与病须相宜，方有助于治疗，否则可致疾病复发或加重。

本书在预防为主的思想基础上，重视增强体质、提高免疫力、饮食平衡、心理平衡等，使读者对自身健康具有综合防护的意识。如《黄帝内经素问·上古天真论》所说："食饮有节，起居有常，不妄作劳，故能形与神俱，而尽终其天年，度百岁乃去。"

本书编写有三个特点。

其一，贯彻中西结合、古为今用的精神。在分析食物与论述疾病中，力求将现代医学、营养学与中医学紧密结合。如对每一种食物，既从现代营养学角度叙述其营养成分，又从中医学角度指出其药性，俾读者对相克机制有所了解，以免只知其然而不知其所以然；对每一种疾病，不仅从现代医学角度阐述其病因病理，而且以中医学观点说明其病因病机与饮食宜忌要点，俾读者对疾病的饮食调养有较为全面的认识。

其二，实事求是，切合实际。对取自古籍或来自民间的资料，悉本着实事求是的科学态度加以评析，条理清晰，简明扼要；暂不能解释者，姑且存疑，留待后来人予以准确判断。"知之为知之，不知为不知"，毫不牵强附会。内容选择亦以切合实际为原则，凡当代饮食营养中少见之食品与罕见疾病，一般不予列入；对常见疾病，虽传统医籍不记载，也广为收集，认真考证，予以载录，意在方便读者，切合实用。

其三，取材新颖，深入浅出。本书编写过程中查阅大量国内、外文献，经过认真筛选，去粗存精，去伪存真，从临床角度观之，达到切合实际，确凿可信，条理分明。

受知识水平所限，本书错误、疏漏在所难免，或有一些值得争议的问题，我们怀着抛砖引玉的愿望，诚挚地希望海内外专家、同道诸君批评指正，以便今后继续修改，使这本书日臻完善，在人民卫生保健事业中发挥其应有的作用。

编者

2022 年初春

目录

上篇 食物篇

第一章 忌口

第二章 食物异常

第三章　日常食物特性与不宜同食详解

第四章 ▶ 药物与食物相克

第五章 ▶ 食物与季节

中篇
营养篇

第六章 营养素与食物协同

第七章 无机盐中的微量元素与平衡

下篇 疾病篇

第八章 常见病的饮食宜忌

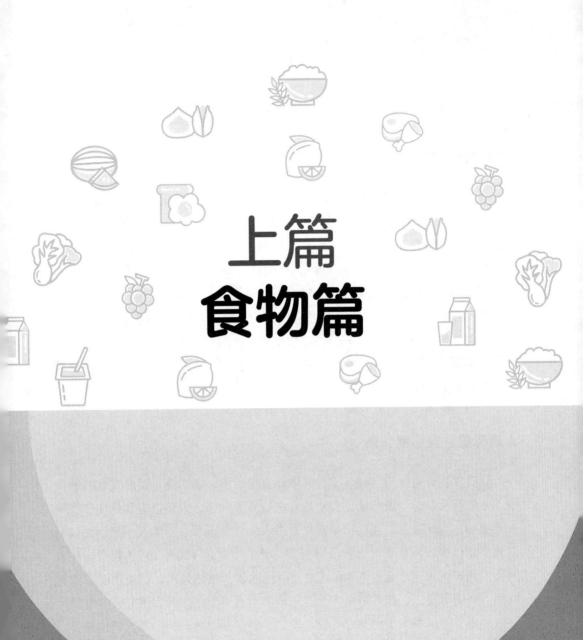

上篇
食物篇

第一章　忌口

★食物皆有药性

我国药食同源、食药同用由来已久。现存最早的中药著作《神农本草经》所列 365 种药中，至少一半既是药物又是食物。〔唐〕孟诜《食疗本草》中，列有 260 个品种，几乎包括了人们日常所用的所有食物——米谷瓜果、山肴野蔬、畜肉禽蛋、鱼虾海产。李时珍《本草纲目》中，记载的食物有 300 余种，并详细记载了它们的四气五味、升降浮沉。可见，食物如同药物一样，各有自己的性味功效、寒热温凉属性。根据食物的药性，针对患者的虚、实、寒、热，以食疗病，谓之食疗。一般寒凉性食物对火热阳盛者为宜，温热性食物对虚寒阴盛者为宜。这就是"寒者热之，热者寒之"之义（语出《黄帝内经素问·至真要大论》）。

★病有虚、实、寒、热

既然食物有寒、热、温、凉，病体亦有虚、实、寒、热，因此在患病进食中，亦应有所禁忌。虚寒证进食寒性食物是雪上加霜，火热证进食热性食物是火上浇油，湿证进食滋腻食物是塞川蓄洪。故饮食不节，当禁者不禁，无病可以致病，已病可以加重，已愈可以复发，此养生理论不可不知。《黄帝内经素问·六元正纪大论》云："用凉远凉，用热远热，用寒远寒，用温远温，食宜同法。有假者反之，此其道也。"这段话的本意讲的是用药要讲究天时气候。一般地说，寒凉季节少用寒凉药物，温热季节少用温热药物，即使病体需要，也要慎用。在饮食调养方面，道理相同。除天气时令外，更重要的是病症的虚实寒热，食物药性对此有着更直接、更重要的作用。常见因饮食不当引起疾病复发或恶化等不良后果。经过长期的经验教训积累，患者的饮食禁忌，逐渐引起人们的重视。

饮食禁忌俗称忌口，是中医治病的重要饮食调护内容之一。俗话说"病从口入"，有两方面的含义：从现代医学观点，就是说饮食不洁，细菌、病毒感染，多是从食物中进入人体而致病；从中医学观点，则认为饮食不节，寒温不适，皆可损伤脾胃而致病。金元四大家之一李东垣云："饮食失节，寒温不适所生之病，或溏泄无度，或心下痞闷，腹胁膜胀，口失滋味，四肢困倦，皆伤于脾胃所致而然也。"所以，他特别强调治疗疾病，重在"调其饮食，适其寒温"（语出《难经·十四难》），对于久病痼疾尤当讲究。食能疗病强身者谓之宜，食能增病发病者当须忌。而宜与忌均需根据患者的病理生理需要来确定，应避免盲目性。过分忌口反而于病不利，因脾胃为后天生化之源，机体赖营养以生存，病体赖营养以恢复，禁忌过多，使患者营养不良，抗病能力低下，往往也导致康复迟滞，甚至病情恶化。

从忌口的目的与必要性进行分析归纳，可以分为以下几个类型。

🍎 1. 病症忌口

病症忌口系根据患者所患病症的虚实寒热，阴阳偏盛，结合食物的性味归经，来确定禁忌的内容。中医将食物按性味分为三类：**第一类**，温热性食物，如黏米、面粉、红糖、饴糖、辣椒、胡椒、姜、葱、蒜、韭、狗肉、羊肉、鹿肉、鲫鱼、虾、黄鳝等；**第二类**，平性食物（不热也不凉），如粳米、玉米、扁豆、豌豆、豇豆、花生、芝麻、大枣、蜂蜜、木耳、香菇、丝瓜、乌骨鸡、鸡蛋、鲤鱼、黄鱼、鸽子、鹌鹑等；**第三类**，寒凉性食物，如大麦、粟米、冰糖、白糖、豆腐、黄瓜、冬瓜、西瓜、藕、萝卜、荸荠、梨、柿、白菜、菠菜、苋菜、竹笋、紫菜、鹅、鸭、鳖、蟹、河蚌、田螺等。如火热证忌食辛辣动火的热性食物，虚寒证忌食冷浆瓜果等凉性食物，阳虚证忌食咸寒伤阳食物，湿盛证忌食肥腻生痰食物，阴虚证忌食香燥（因香燥伤阴），中满者忌食甘味（因甘味令人中满），此皆属于病症忌口。

🍎 2. "发物"忌口

发物之说，在民间早有流传，主要指的是能引起旧病复发的食物。食物为什么能发病，从现代医学观点来分析，不外以下三种情况：一是动物性食物中含有某些激素，促使人体内的某些功能亢进、代谢紊乱，如糖皮质类固醇，超过生理剂量时，可以诱发感染扩散、溃疡出血、癫痫发作等，导致旧病复发；二是刺激性食物，如酒类、辣椒对于炎性病灶的刺激往往可以引起炎症扩散、疮疡复发，这与上述火热证候进食热性食物意义相同；三是某些食物成为过敏原，引起变态反应性疾病复发，如鱼、虾往往引起皮肤过敏患者的荨麻疹复发，豆腐乳有时引起哮喘复发，某些蔬菜引起日光性皮炎等。上述种种都是患有宿疾者应当禁忌的。

🍎 3. 素质忌口

有些人先天禀赋就有素寒、素热，阴阳偏盛，强壮、羸弱的素质差别，生起病来，这种差别往往更加显著。因此，从平日和疾病治疗方面，都应当在饮食上有所禁忌。如阴盛偏寒素质，应忌寒凉滋腻食物；火热阳盛素质，应忌辛热动火食物；脾肾阳虚素质，应忌生冷咸寒食物；肺胃阴虚素质，应忌辛辣香燥食物等。

🍎 4. 药物忌口

患者在服用某种药物时，必须忌食与所服药物能产生不良反应的一些食物。服用中药期间，一般需禁食油腻大荤、腥膻异味之物。如果是温经暖胃的方剂，须忌食生冷或豆类，特别是绿豆；如果是凉血止血的方剂，应忌食羊肉、狗肉。

此外，还需了解食物与药物之间相克相反、互相拮抗的作用，如人参、熟地黄皆忌萝卜，麦冬忌木耳，天冬忌鲤鱼，茯苓忌醋，白术忌桃、李、大蒜，甘草、黄连、桔梗、乌梅忌猪肉，薄荷忌鳖肉，补骨脂、何首乌忌诸血等。

在西药方面，服痢特灵时忌食扁豆。一般服用西药时忌饮酒和喝咖啡；服铁剂忌食动物肝脏、海带、芝麻酱、花生仁等含钙磷较多的食物（钙可使胃肠内变为碱性，磷能与铁结合生成难溶物质，影响铁的吸收），补充铁剂时，还须忌茶（茶叶中的鞣酸与铁剂形成难溶性铁盐，妨碍铁的吸收）；服单胺氧化酶抑制剂（如痢特灵、优降宁等）不宜进食存放过久或发过酵的含酪胺的食物，如巧克力、牛奶、乳酪、腌腊制品（腌鱼、腊肉、香肠）、腐乳、酵母制品、酒类，否则可引起或加重高血压，甚至引起脑出血。上述忌口食物在停药后2周之内都应忌食。

总之，饮食禁忌问题属于营养卫生学范畴，讲究饮食宜忌，可加快疾病痊愈，促进身体康复，所以，应引起人们的重视。

一 素质忌口

所谓"素质"是指人的身体素质。"素"具有"本来"和"平素"双重含义，既包括来自先天的遗传素质，也包括平素的体质状况，如较强或较弱体质（或第三状态）、正常或过敏性体质等。从中医角度来讲，有阳盛体质、阴盛体质、痰湿肥胖体质、阴虚消瘦体质、虚寒体质、实热体质等。

关于人体素质的形成，无论现代医学还是中医学，都不否认有先天因素和后天因素两方面。所谓先天因素，多是指有家族倾向的遗传因素，形成一些人的特异性素质，如过敏性素质；所谓后天因素，多是指后天调摄不当，或饮食营养过剩所造成的身体素质变化。但先天与后天之间，也不是毫无联系和一成不变的，如具有遗传因素的过敏体质，可以进行脱敏治疗，或重视饮食宜忌，寻找过敏原，知而避之，以预防发病。有些过敏体质的人到一定年龄之后，其免疫系统发生某些变化，过敏症状也可以不知不觉地消失。另一方面，有些身体素质本来很好的人，由于外感六淫，内伤七情，饮食劳倦，房事不节，久病多病，体质因而削弱；或长期嗜食醇酒厚味，营养过剩，痰湿内生，也可以使原来好的体质发生不良变化，出现营养平衡失调、脏腑功能失调等现象，如中医所说，"形成五脏亏损，脏腑兼病，阴阳逆乱，气血双虚。"当阴阳偏盛偏衰，平衡失调，身体素质下降时，往往使机体的抗病能力降低而提高了某些疾病的易感性，这就是"体弱多病"。一旦身体素质发生变化，往往不是短期内可以改善的，所以重在预防。身体素质的变化，与饮食营养有着直接的关系。因此，针对不同的素质进行饮食调理，重视饮食宜忌，对增强体质、抵抗疾病、提高健康水平，有着非常重要的意义。

阴阳平衡失调

在宇宙中，阴阳代表着事物相互对立又相互联系的两个方面。这两个方面构成了一切事物，并推动着事物向前发展变化。《黄帝内经素问·阴阳应象大论》云："阴阳者，天地之道也，万物之纲纪，变化之父母，生杀之本始，神明之府也。"[阴阳：是天地（自然界）的根本规律，是分析和归纳万事万物的基本纲领，是事物发展变化的根源，是万物产生和消失的起点和本原，是一切运动变化的原动力和神明、智慧的思想府库。]

中医学常把对人体有温煦作用的功能称为"阳气"，把对人体有滋润作用的物质称为"阴液"。也就是说，所谓阴，是指人体的形质；所谓阳，是指人体的功能。《黄帝内经素问·生气通天论》云："阴平阳秘，精神乃治；阴阳离决，精气乃绝。"大凡物质以适用为平，太过或不及，皆可致病，营养缺乏则体质衰弱，营养过剩则肥胖生痰。营养物质供应适中，谓之"阴平"。阳气代表功能，以潜蓄为贵。阳气有余是为壮火，壮火亢害人体。阳气潜秘则为少火，少火生气，温煦脏腑，健运机体，此谓"阳秘"。（壮火与少火：火是天地的阳气，万物赖它生存，但必须有个限度。火过旺可以焚物、害人，称作"壮火"；适中和火可以煮饭、取暖、温煦肢体，称作"少火"。少火产生人体的阳气，对人体有益；壮火为无节制的火，对人体有害。）阴不可盛，以平为度；阳不患多，其要在秘，故曰阴平阳秘，就是阴阳平衡的意思。

《黄帝内经素问·阴阳应象大论》又云："阴盛则阳病，阳盛则阴病；阳盛则热，阴盛则寒。"这是说阴阳平衡失调，能引起一系列身体素质方面的变化。而这种失调，多责之于所食五味过当所致。这就与药物和饮食营养有着密切的关系。所以，《黄帝内经素问·上古天真论》又云："上古之人，其知道者，法于阴阳，和于术数，饮食有节，起居有常，不妄作劳，故能形与神俱，而尽终其天年，度百岁乃去。"说明人体素质偏阴偏阳，偏寒偏热，若能注意饮食调理和生活起居，对预防疾病，增进健康，争取长寿，有着重要的意义。

🍎 1. 火热阳盛（实热证）

机体功能亢进，基础代谢旺盛，或外感火热之邪，或七情纠结，郁而化火，或饮食不节，营养过剩，积蓄为热，致使阳热亢盛。脏腑证候有心火亢盛、肝火上炎、肝阳上亢、肝火犯肺、胃中火热、血热妄行，或常发疮、痈、疖、肿等。

■ 一般症状

面红目赤，眩晕头痛，性情烦躁，口舌生疮，龈肿口臭，咯血吐血，齿衄鼻衄，大便干燥，小便短赤，舌红苔黄，脉搏洪数。

■ **饮食宜忌**

（宜）火热阳盛体质，宜食甘凉或甘寒养阴食物，如粳米、绿豆、豆腐、冬瓜、黄瓜、茄子、白菜、荸荠、梨、柿、香蕉、西瓜、桑椹；猪肉、兔肉、鸭、龟鳖、牡蛎、牛奶等。

（忌）少食或忌食辛温动火之物，如糯米、面食、韭菜、大葱、大蒜、生姜、辣椒、胡椒、洋葱、荔枝、核桃、大枣、龙眼（桂圆）、杏、李、梅、酒、醋、鹅、公鸡、狗肉、羊肉、牛肉、海虾、鳝鱼等。

🍎 2. 阳虚（阴寒证）

阳气虚弱则阴寒内盛。这是由于人体阳气均承受于上焦，用以温煦皮肤、肌肉，如人体气虚，寒气外袭，上焦不能宣通，阳气不能充分布达，起不到温煦皮肤、肌肉的作用，则发生外寒现象。阴盛则寒气积于胸中，不能外泄，寒气不泄则阳气耗损，阳气耗损则寒气独留，寒气独留则营血滞涩，脉行不畅，阳气不能敷布，故形成内寒现象。脏腑证候有心阳虚、脾阳虚、肾阳虚、心肾阳虚、脾肾阳虚、脾胃虚寒、脾肾虚寒（五更泄）等。

■ **一般症状**

四肢不温，畏寒怕冷，倦怠乏力，少气懒言，喜卧嗜睡，面色㿠白，自汗尿频，小便清长，身体浮肿，大便溏泻，舌胖苔润。

■ **饮食宜忌**

（宜）甘温、补气、助阳食物。

心阳虚者，宜食葱、韭、薤白、姜、胡椒、茴香、龙眼（桂圆）、莲子、鸡肉等。

脾肾阳虚者，宜食糯米、黑豆、山药、莲子、核桃、大枣、龙眼（桂圆）、荔枝、牛肉、羊肉、狗肉、鹿肉、鸡肉、鹌鹑、麻雀、鸽肉、海虾、海参、鳝鱼、鲤鱼、鲇鱼、鳗鱼等。

脾胃虚寒者，宜食姜、葱、蒜、韭、茴香、桂皮、胡椒、龙眼

（桂圆）、大枣、牛肉、羊肉、草鱼、鳙鱼、鳝鱼、鲇鱼、海虾、河虾、山药、扁豆等。

忌 少食寒湿、冷腻、辛凉破气食物，如萝卜、茄子、黄瓜、冬瓜、紫菜、柿子、香瓜、冷饮、肥肉、兔、蟹、田螺、河蚌、甲鱼、鹅、鸭等。

🍎 3. 阴虚（内热证）

《黄帝内经素问·调经论》云："阳虚则外寒，阴虚则内热。"岐伯解释道："有所劳倦，形气衰少，谷气不盛，上焦不行，下脘不通，胃气热，热气熏胸中，故内热。"这是阴虚内热之起因。由于劳倦伤脾，脾虚不能运化，故形气衰少，不能转运水谷精微。这样上焦不能宣发五谷之气，下脘也不能承受水谷之精，营养物质不能很好地利用，胃气郁而生热，热气上熏于胸中，故生内热。其实还有一个原因，就是劳倦内伤，阴血暗耗，日久也能形成阴虚，而不仅是谷气郁阻的问题。此外，如病后、产后阴液大亏，失血失水，房事不节，肺痨低热，自汗盗汗，也都是形成阴虚的重要原因。脏腑证候有心阴虚、心血虚、肝阴虚、脾阴虚、胃阴不足、肺阴虚、肾阴虚，脏腑兼证有肺肾阴虚、肝肾阴虚等。

■ **一般症状**

阴虚必致阳亢，由于阴津亏耗，虚火上升，故见五心烦热，入夜尤甚，午后潮热，入睡盗汗，面颊潮红，形体消瘦，口干舌燥，心烦易怒或心悸怔忡，睡眠不安，舌红少苔，便秘尿赤。

■ **饮食宜忌**

宜 滋阴增液、养血生津食物。

心阴虚、心血虚者，宜食粳米、小麦、黑豆、猪心、猪血、木耳、银耳、鸡蛋、鸭蛋等。

肾阴虚者，宜食粳米、黄豆、黑豆、黑芝麻、桑椹、猪肉、鹅、鸭、龟鳖、牡蛎、海参、海带、黑木耳等。

肺阴虚者，宜食粳米、百合、绿豆、山药、枇杷、梨、荸荠、芒果、苋菜、紫菜、白菜、鸭、乌鱼等。

脾胃阴虚者，宜食粳米、麦片、玉米、黄豆、豆腐、马铃薯、西瓜、冬瓜、黄瓜、丝瓜、茄子、荸荠、梨、甘蔗汁、猪肉、猪肚、鲫鱼、牛奶等。

忌 忌食香燥温热、耗津动火之品。辛辣食物（如葱、姜、韭、蒜），油炸食物（如炙、炸、煎、炒），芳香调料（如桂皮、胡椒），酒，醋，酸物，牛肉、羊肉、狗肉，皆应少吃或忌食。

此外，宜劳逸结合，避免夜间工作，保证睡眠充足。

🫑 过敏体质

　　过敏体质的人，多数有遗传因素，这类人在接触异类蛋白或某些刺激后，极易产生变态反应（或称过敏反应）。一个人如吃了一些蛋白质食物或药物，正常地吸收，或把病治好，不发生什么问题，这是正常情况，叫作常态反应。如在第二次食用同样的食物或药物时，发生了异常反应，这叫作变态反应。变态反应引起的疾病种类很多，如花粉热、过敏性哮喘、荨麻疹、变态反应性鼻炎、过敏性鼻炎等。引起变态反应的物质，叫作变应原或过敏原。过敏原进入机体后，刺激机体组织器官中的肥大细胞或血液中的嗜碱性粒细胞，释放出大量 5- 羟色胺、缓激肽等物质，从而引起毛细血管扩张和渗透压增高，血管通透性增加，黏液分泌增多，导致多种过敏性疾病。

■ 一般症状

支气管哮喘：起病急骤，呼吸困难，烦躁不安，面色苍白，唇甲青紫，冷汗淋漓，咳嗽剧烈，痰声漉漉。感染者伴有发热、白细胞升高。

荨麻疹：参阅"皮肤科常见病饮食宜忌"节。

湿疹：参阅"儿科常见病饮食宜忌"节。

变态反应性鼻炎：鼻塞流涕，鼻咽部发痒并有灼热感，继发感染者鼻黏膜由灰白色转为红色，分泌物变为脓性或结痂。

消化道症状：呕吐、腹痛、腹泻、便血等。

■ **饮食宜忌**

参阅"支气管哮喘""荨麻疹"节。

亚健康状态

亚健康状态是指人体处于非病非健康、有可能趋向疾病的状态。人在身体、心理和社会环境等方面表现出不适应，介于健康与疾病之间的临界状态，实际上也是身体素质问题。有科学家报道，生活在地球上的人，几乎有1/2处于亚健康状态，在经济不发达的国家、地区，为数更多，这是个非常值得关注的问题。

导致此种状态出现的因素不外以下几种：①社会因素。生存竞争激烈，工作紧张；生活压力过大，负担过重；环境污染，居住拥挤，噪声吵闹等。②心理因素。如个人境遇不顺、情绪抑郁不疏、忧愁悲伤或焦虑不安等。③饮食因素。如饮食习惯不良，饥饱不均，进餐时间不规律，或者以咖啡、酒类、饮料、零食代替早点，久而久之导致食欲不振，体质孱弱。女性更年期和老年人也容易出现这种状态。

近年来，国内学者从病理生理角度对亚健康的起因有新的见解，认为这种状态的产生可能与微循环紊乱有关，主要由于血液黏滞度增大，血液在微循环时速度减慢，血流不畅，致使营养物质交换不全，代谢产物淤积滞留，因而引起全身不适，涉及神经生理上的不平衡、不稳定，才出现下述一系列症状。

■ **一般症状**

食欲不振，心绪不安，神经过敏，头晕头痛，失眠、疲乏、精神萎靡，注意力不集中，心悸，脉搏增快，消化功能紊乱，视物模糊，皮肤干燥等。

■ **饮食宜忌**

宜 亚健康状态人群饮食调养总的要求，就是要饮食规律和营养全面。

饮食规律：进餐要定时定量，饮食有节。中青年人要重视早餐，干稀搭配。这样可避免胃肠分泌功能紊乱，保证营养成分，增强消化能力。这是改善体质的根本条件。

营养全面：蛋白质、糖类、维生素、无机盐、脂肪，不可偏废或过剩；粗粮、肉类、蔬菜、水果要全面进食，合理搭配。也可以根据不同症状，有针对性地选食。如易疲劳者，保证早餐吃好，有条件者可适当饮用柠檬汁、柠檬酸饮料或食用苹果、蜂蜜等。头昏耳鸣、视物昏花者，宜食动物肝肾，如猪肝、猪腰、牛肝、牛肾以及银耳、枸杞子、芝麻、松子、芹菜、菊花（茶）等补脑、聪耳和明目之品。

失眠者，宜食松子、柏子仁、龙眼肉、大枣、桑椹，鸡、鸭蛋等。

皮肤干燥者，可食含糯米、芝麻、核桃、莲子、龙眼肉以及含维生素A、维生素E、维生素B_1、维生素B_2、维生素B_6、烟酸多的食物。

忌 烟、酒、茶、咖啡。少饮含有咖啡、可可等兴奋神经物质的饮料。限制糖、脂肪摄入量，避免肥胖（多食含烟酸、维生素B_1、维生素B_2、维生素B_6的食物，因一旦缺乏这些维生素，体内脂肪不易转化为能量，积聚起来，易形成肥胖症）。

■ 预防和对策

注意饮食调节。饮食是降低血液黏滞度的关键，除上述饮食宜忌外，处于亚健康状态的中老年人，要使自己的饮食保持低脂、低糖，戒除烟酒，有利于微循环功能恢复正常。

运动。这是活血化瘀的好方法。呈现亚健康状态的人，每日最好用1小时左右的时间进行户外体育活动，以促进血液循环和机体代谢，可明显改善不适症状。

饮水。饮水是养生保健的重要方法之一。尤其是中老年人应注意每日给机体补充足够的水分，以增加血容量，降低血液黏滞度。水分充足，具有调节微循环紊乱的作用，不可忽视。

二 发物忌口

发物是指食后引起旧病复发、新病加重的食物。发物忌口的作用，有的已为现代科学所证实，有的机制则尚未阐明，但从临床观察，其对防止旧病复发和加速疾病痊愈，都有重要意义。发物的种类多，范围广，但从发病机制来看，不外乎以下几种作用。

1. 激素作用 如猪头肉、公鸡肉、羊肉、老鹅肉等中含有大量动物激素，即使煮熟，其合成激素的基本物质仍然存在。进食之后，对人体的内分泌或血管、神经系统有激发或兴奋作用。一些与上述系统有关的疾病则容易被诱发。

2. 致敏作用 许多蛋白质食物，如畜禽、鱼类、海鲜、蛋、奶和某些蔬菜、水果均含有较多的生物活性物质，进入人体后，往往成为过敏原，而引发变态反应性疾病。这些食物实际上也是发物（详见"过敏体质"节）。

3. 刺激作用 一些辛辣食物，如辣椒、葱、姜、韭、蒜、胡椒等，性味辛辣，对肠胃和机体有刺激性，对于热性病、出血性疾病、各种炎症（如疮、疖、痈、肿）有加重病势、促发炎症的作用。

一些饮料，如浓茶、咖啡、酒类，能兴奋神经，对神经系统疾病往往有诱发作用。

在中医学中，也认为"发物"是能引起人体阴阳平衡失调，诱发和加重某些疾病之物。凡食性与病性相同者，皆为发物，就是说寒性食物能诱发和加重寒证，热性食物能诱发和加重热证。清代温病学家王孟英在《随息居饮食谱》中，将发物分为六类。

1. 发热之物 如姜、蒜、韭、羊肉、鲦鱼、香菇、川椒、辣椒等，多食发热，凡阴虚内热、痰火内盛、津液耗伤者忌之。

2. 积寒之物 如蚌、螺、西瓜、鲜柿等，"多食寒中"，凡脾胃虚寒者当忌之。

3. 发风之物 如春芥、虾、蟹、鹅等，多食发风疾，凡外感未清、疮疡痧痘、咽痛目赤者忌之。

4. 助湿之物 如海鲜、羊脂等，"多食助湿生痰"，凡脾虚泄泻者忌之。

5. 动气之物 如比目鱼、羊肉、春芥等，"多食动气"，凡气滞诸证忌之。

6. 动血之物 如慈菇、胡椒等，"多食动血"，凡失血诸病忌之。

现将常见的发病之物再按粮食、肉类、蔬菜、水果四类分列如下。

粮食类

（1）面粉：性味甘温，气滞，口渴者少食。

（2）绿豆：性味甘寒，体质虚寒者忌食。

（3）黄豆：性味甘寒，胃寒腹胀、消化不良者忌食。

（4）糯米：甘温黏滞，有湿热痰火、热性病及胃热消化不良者忌食。

（5）薏米：甘淡寒，孕妇忌食。

（6）蚕豆：味甘平，有蚕豆过敏史者忌食。

肉类

（1）羊肉：性干热助火，热盛阴虚者忌食。

（2）牛肉：性甘温，热病及痈疽患者忌食。

（3）狗肉：酸咸性温，阴虚火盛者忌食。

（4）猪肉：性咸寒，生痰助湿，外感风寒者忌食。

（5）兔肉：味甘性凉，脾胃虚寒者忌食。

（6）猪头肉：酸咸寒，发百病，一切大病后忌食。

（7）鸡肉：甘，性温燥，动风，热证及小儿惊风者忌食。

（8）鸭肉：性甘寒，疮疖化脓者忌食。

（9）鹅肉：甘温燥火，疮痈、热病者忌食。

（10）海虾：甘温热，患疮痈、热病者忌食。

（11）蟹：咸寒，体质虚寒、大便滑泻者忌食。

（12）田螺：甘咸寒，胃寒者忌食。

（13）鲤鱼：甘平温，疮痈热病者忌食。

（14）甲鱼：性咸平，孕妇及产后便溏者忌食。

（15）鳝鱼：甘温，火热阳盛者少食，疟、痢、胀满、虚热者忌食。

（16）海参：甘咸寒，脾弱不运、脱肛久痢、外邪未尽者忌食。

蔬菜类

（1）辣椒：性辛温，胃热、痔疮和肛裂患者忌食。

（2）生姜：性辛温，热病及疮痈患者忌食。

（3）韭菜：性辛温，行气活血，助肾阳，阴虚阳亢者及孕妇少食。

（4）大蒜：性辛温，多食上火，损目伤肝，红眼病及阴虚火旺者忌食。

（5）萝卜：性甘寒，下气，脾胃虚寒及服用参茸者忌食。

（6）黄瓜：性甘凉，脾胃虚寒者忌食。

（7）苋菜：性寒滑，脾虚便溏者忌食。

（8）芋头：性甘温，胃脘痛、大便溏者忌食。

（9）竹笋：性甘寒涩，患毒疮痈肿者忌食。

（10）芹菜：辛香，血虚患者忌食。

（11）芫荽：性辛温香，阴虚及皮肤瘙痒者忌食。

（12）菜豆（四季豆）：性寒有小毒，胃寒者忌食。

（13）冬瓜：性甘寒，阳虚者忌食。

（14）紫菜：甘寒滑，脾胃虚寒便溏者忌食。

（15）白菜：性甘寒，肺寒咳嗽者忌食。

（16）红薯：味甘平，胃虚吐酸及大便溏泻者忌食。

🫑 果品类

（1）西瓜：味甘性寒，脾胃虚寒、肠胃功能不佳者及糖尿病患者忌食。

（2）柿子：甘寒，多食生痰败胃，产后血虚、外感风寒及酒后皆忌食。

（3）荔枝：味甘酸性温，阴虚火旺者、糖尿病患者忌食。

（4）甜橙（广柑）：甘酸凉润，肺寒、大肠滑泻者忌食。

（5）橘子：甘酸性温，阴虚阳亢者忌食。

（6）雪梨：味甘性凉，肺寒者忌食。

（7）大枣：味甘性温，胃痛腹胀、消化不良者忌食。

（8）香蕉：甘寒滑，腹泻、便溏者忌食。

（9）橄榄：甘酸性凉，胃寒泛酸者忌食。

（10）荸荠：味甘性凉，脾胃阳虚、便溏者忌食。

（11）龙眼：味甘温，实热、阳盛者忌食。

（12）桃：甘酸微寒，胃火、血热者忌食。

（13）菠萝：甘酸微温，胃酸过多者及热病患者忌食。

（14）杏：甘酸性温，疖肿、龋齿、腹泻者忌食。

第二章 食物异常

鸡鱼肉蛋，果实菜谷，是人类赖以生存的物质。这些营养物质，又无不来自生物体。但凡天地间之生物各有常态，失去常态者谓之异常（或反常），生而异常者，谓之变异。《饮膳正要》云："禽兽形类，依本体生者，犹分其性质有毒无毒，况异像变生，岂无毒乎？倘不慎口，致生疾病，是不察矣！"故独角之羊，独螯之蟹，丹腹之鱼，无须之虾，古人皆不食，以其形异而有毒；死而异常者，多因病疫毒染或腐败变质。《金匮要略》云："凡饮食滋味，以养于生，食之有妨，反能为害。""切见时人，不闲调摄，疾灾竞起，莫不因食而生；苟全其生，须知切忌者矣！"《饮膳正要》云："盖食物有利害者，可知而避之。"故疫死之畜，斑点之肉，腐臭之鱼，霉变之米皆不可食。食物以新鲜为上，凡新鲜肉类、蔬菜，皆有其色、香、味、形之正常状态。失去常态者，常有诸般变化，不仅营养价值甚低，且可能有毒。凡养生家自当审慎。

食物之新鲜程度、营养价值及有无污染、毒性，皆属于食品卫生检验学范畴。大批量的鱼、肉、果、蔬，自有食品卫生部门负责检验，至于日常家庭生活中鱼、肉、果、蔬的选购，主要靠经验与肉眼观察，食品检验学谓之"感官鉴定"。古人云："见微而知著。"今人云："观其外而知其内。"现就古书所载，结合营养与食品卫生学知识，略举其要，亦属趋利避害之意。

一 畜禽

畜禽肉类的变异，古籍屡有所载，且多列为禁食。归纳起来不外三种情况：一是生理形态的异常，即胚胎学上所说的畸形。古人认为畸形的动物属于"怪异"，往往有毒，有的甚至说"食之杀人"，如《饮膳正要》就记有 26 条。其实以现代科学观点分析，有些是以讹传讹，带有一些迷信成分，并不完全可信，如说白羊黑头、黑羊白头皆不可食，这就找不出什么科学根据。但在特殊环境下生活，采食有毒饲料的畜禽，因而致畸者，其本身带有毒素。人们偶尔食用，会产生不同程度的中毒，这种情况也不可排除。二是畜禽受致病菌（细菌、病毒、寄生虫）侵袭，在宰杀后呈现异常的颜色与形态。三是由于存储不当或时间过久，肉类腐败变质。这些情况，可通过我们的感官，观其颜色，察其形态，闻其气味，做出鉴定。

🍎 1. 肉中有朱点者不可食（《金匮要略》）

【评析】肉中有出血点，多系受传染病侵袭的病畜肉。以猪为例：猪瘟为病毒感染，病猪皮肤有大小不等的出血点，指压不退色，内脏也有出血点。猪丹毒为丹毒杆菌感染，皮肤出现稍隆起的红斑，呈大小不等的菱形或圆形疹块，肉的剖面多汁，丹毒通过皮肤可传染给人。猪出血性败血症，系败血杆菌感染，四肢皮肤有出血点，红点密集似大红袍，内脏亦有出血点。猪瘟与猪出血性败血症虽然不感染人，但猪患病后，全身抵抗力低下，其肌肉及脏器往往带有沙门菌属的继发感染，如烹调不当，可引起沙门菌属食物中毒。

此外，病畜由于传染病侵袭，经过高热，营养物质大量消耗，肉的营养价值亦大大降低。

🍎 2. 猪肉有白点如米粒者不可食（《饮食百忌》）

【评析】猪肉中的白点，分布均匀，是由于猪囊虫尾蚴寄生于猪体内所致。尾蚴外观呈半透明囊胞，中心有一小白点，是囊虫的头部。囊胞状如米粒，故亦称"米猪肉""豆猪肉"。这种肉如烹调处理不当，活的囊虫可进入人体，在小肠中发育为有钩绦虫。绦虫为人畜共患的寄生虫，危害性很大。成虫长 1~2 米，寄生于肠道，吸取营养；幼虫可侵入人体各个部位，包括肌肉、内脏、脑部、眼部，因而可引起严重症状，不少患者可以致死。

🍎 3. 猪肉落水浮者不可食（《金匮要略》）

【评析】猪肉脂肪多的部分，浮于水中，这是正常现象。此处指的是瘦肉，一般相对密度大于水，入水不浮为正常。浮于水上者有两种情况：一是肉已腐败，肉中有厌氧菌，使肉轻于水；二是肉中有大量囊蚴寄生，包囊中含有气体，包囊过多，使肉浮起来。这两种情况，肉皆不可食。

🍎 4. 曝肉不干者不可食（《饮膳正要》）

【评析】正常的鲜肉，放在阳光下晾晒，很容易收潮而逐渐变干。暴晒不干之肉，往往是病畜受细菌、病毒侵袭，血液中毒，凝血机制破坏，血液凝固不全的现象。因为疫死之畜，往往来不及放血，以致肉中有血性液体，淋漓不干。如炭疽病、败血症和一些溶血性疾病等，都有此种现象，所以这种肉不可食。

5. 煮肉不变色者不可食（《饮膳正要》）

【评析】鲜肉在常温空气中暴露时，呈鲜红色或淡红色。因为血色素为动物肉类色素，它和球蛋白结合形成血红蛋白和肌红蛋白，分布于肉类血液和肌肉组织中。血红蛋白中的亚铁离子很不稳定，在空气中可与氧结合，形成鲜红色的氧合肌红蛋白和氧合血红蛋白。鲜肉呈鲜红色或淡红色，当肉被加热后，其色素被氧化成高铁状态，所以熟肉呈褐色的高铁血色原。如煮肉颜色不变，说明血红蛋白与肌红蛋白已被细菌或病毒所破坏。肉类由生到熟的色泽变化，主要是蛋白质的变化所致，如果动物全身淤血或血液不凝固，则生肉色泽暗淡，煮了也不变颜色，这种肉不能吃，吃了会感染疾病或中毒。

6. 诸肉臭败者不可食（《饮膳正要》）

【评析】鲜肉在气温较高环境下放置，即使组织中并无细菌存在，但由于组织中酶的活动，已开始"自溶"。自溶使蛋白质分解出硫化氢和硫醇，而产生恶臭。在自溶基础上，若再受空气中杂菌污染，迅速遭到细菌分解，臭败肉最后形成一些蛋白质或脂肪的分解产物，如吲哚、硫化氢、硫醇、粪臭素、尸胺、醛类及酮类等，不仅奇臭而且有毒。这时肉的颜色也有变化，由于硫化物与血红蛋白结合成硫化血红蛋白，肉的表面呈现暗绿色，脂肪层也有黑色污点，肉的组织松弛。这种肉绝对不能食用。

7. 黄膘肉不可食

【评析】鲜肉呈现黄色有几种情况。一是饲料：有些黄绿饲料中的黄色素溶解于动物体脂中，经生化反应后，呈现深浅不同的黄染，一般会在鲜肉冷却12小时后自然退去，这种肉食之无妨；二是肝胆疾病：胆红素生成过多和排除障碍，导致血中胆红素浓度增高，其脂肪、脏器可呈深黄或黄绿色；三是溶血性黄疸：如寄生虫病，磷、砷中毒等，由于红细胞大量破坏引起溶血性黄疸，可使肉的皮下脂肪呈橘黄色；四是肝郁血：营养不良导致肝实质黄疸，可使鲜肉呈棕黄色。总之，凡黄膘肉均不能食用。

8. 红膘肉不可食

【评析】红膘是鲜肉脂肪呈红色。有两种情况：一是肌肉组织淤血，由于肉尸放血不当或凝血缓慢，液态血淤积于肌肉毛细血管中，呈现全身性淤血，特别是凝血机制不全形成的红膘肉，不能食用；二是病原体感染，如急性败血型猪丹毒，肉膘呈桃红色，这种肉也不能吃。稍有不慎，可引起接触传染。

9. 鲜肉变黑不能食

【评析】鲜肉变黑的原因并非由微生物引起，而是由肉尸组织中酶的活性引起肌肉组织的自然分解。蛋白质被分解后，释放出硫化氢和其他不良气味，同时肉的颜色变黑，鲜肉的皮下脂肪呈污绿色，这种肉称为自溶肉，不能食用。

10. 六畜自死、疫死有毒不可食（《金匮要略》）

【评析】疫死之畜，身带病菌，食之者易受传染或中毒。人畜共患之传染病有禽流感、疯牛病、炭疽、鼻疽、口蹄疫、猪丹毒、结核病等。人畜共患之寄生虫病有囊虫病、旋毛虫病、猪弓形体病等。自死之疫，除传染病外，大多与水、草、饲料有关。因水、草中毒而致死，其尸肉中必含毒物，故不可食用。

11. 诸肉若狗不食、鸟不啄者不可食之（《金匮要略》）

【评析】狗与鸟在自然界中择食，有极灵敏的感官，如狗的嗅觉、鸟的视觉与嗅觉均极为灵敏。鉴定食物系其本能，凡狗、鸟不食之肉，必腐败或有毒，不宜食用。

12. 腌腊制品，经雨淋、虫鼠咬者不能食（《金匮要略》）

《金匮要略》云："腌腊、脯腊之属，或经雨漏所渍，虫鼠所啮残者勿食。"

【评析】腌腊制品，多在寒天腌制，农家每延至春夏方食用。若被雨漏所渍，往往污染变质，故不宜食用；虫鼠啮残，恐已为虫齿污染，亦不宜食用。

13. 海味和糟制品遇湿热变损者不能食（《金匮要略》）

《金匮要略》云："海味、糟、藏之属，或经湿热变损，日月过久者，勿食。"

【评析】海味或糟制品，遇水湿高温，极易霉变，时间过久，霉变更深，故不宜食用。

🍎 14. 罐头出现凸凹现象不能食用（《饮食百忌》）

【评析】罐头原系密封，与空气隔绝，故能久藏。但罐头中如果产生大量气体，就会出现凹凸现象。气体产生的原因不外以下几种：一是罐头桶金属受食物侵蚀而放出气体；二是金属桶密封不好，罅隙有空气进入；三是罐头存放温度不适宜，内容物收缩和膨胀，破坏了密封，食物变质产生气体。

罐头胀气后，细菌进入，繁殖较快，使食品腐烂变质，不能食用。金属受腐蚀而溶解于食物之中，污染食品，也会引起食物中毒。

🍎 15. 兔死合眼者不可食（《饮膳正要》）

【评析】凡宰杀或猎取之兔，因受惊或疼痛，其目圆睁；病死或疫死者，由于逐渐衰竭而死亡，其目多合，故不可食。

🍎 16. 凡死鸟口不闭、翅不合者不可食（《金匮要略》）

【评析】自死之鸟，已不堪食。口不闭，翅不合，说明其肌肉松弛变性，或中毒后神经麻痹，失去收缩能力，故不堪食。

🍎 17. 鸡死足不伸者不可食（《本草纲目》）

【评析】凡宰杀之鸡，放血后，由于缺血缺氧，猛力挣扎，其腿多伸，体温散尽后变为强直。鸡疫死者足不伸，由于病毒侵袭，神经中毒、肌肉痉挛，其肉中多含毒物，食之往往中毒。

🍎 18. 有肿物的鸡、鸭肉不能随便食用（《饮食百忌》）

【评析】鸡、鸭体内的肿物，肿瘤占的比例很高，能形成肿瘤性病灶的禽病如马立克病、白血病、肾母细胞瘤等。如患马立克病的鸡，常见肝、脾或卵巢肿大，可比正常器官增大数倍。患白血病的鸡，肝、脾和腔上囊可见大小不一的肿块，肝脏变化格外显著，不仅质地变硬，而且增大到充满整个体腔，鸡消瘦，品质下降，有的有黄疸。其他部位可能有转移病灶。这样的鸡、鸭肉不能吃。如肿块不大，或局限于内脏，肉的颜色质地正常，可弃去内脏，炖烂食用，不宜炒食。

🍎 19. 诸禽之肉，肝青者不能食（《金匮要略》）

《金匮要略》云："诸禽肉，肝青者，食杀人。"

【评析】《金匮要略直解》云："肝青者必为毒物所伤，故食之能杀人。"

20. 异味散黄蛋不能吃 (《饮食百忌》)

【评析】鸡蛋散黄有两种原因：一种是由于激烈振荡，蛋黄膜破裂而造成散黄，这属于机械散黄，蛋液较稠，蛋黄与蛋清容易分开，蛋白质没有变性，全蛋没有异味，可以食用；另一种是由于细菌和霉菌侵入引起鸡蛋腐败变质，这属于细菌散黄，蛋液稀薄较浑，蛋清、蛋黄混淆不清而有恶臭，这是蛋白质已分解为硫化氢等有毒物质，故不能食用。

鸡、鸭蛋中有一种"溶菌酶"的抗体，当少量细菌侵入时，此抗体可阻碍它们的繁殖，蛋虽散黄尚无异味，这种蛋经油煎和高温蒸煮处理仍可食用。

21. 臭鸡、鸭蛋不宜食用 (《饮食百忌》)

【评析】鸡、鸭蛋放置过久，蛋中"溶菌酶"抗体逐渐消失，或腌蛋盐分不足，微生物侵入蛋内生长繁殖，使蛋的各种成分完全崩解，最后腐败变臭。臭蛋的成分包括蛋类自身分解产物（残存的蛋白质、脂肪、氨基酸、多肽和多种羧酸）和细菌分解蛋内成分的产物（胺类、硫化氢、吲哚、粪臭素、硫醇、低分子羧酸、低分子酮酸、羧酸、羰基化合物、嘌呤碱、亚硝酸盐、硝酸盐等），其中很多物质是蛋类变色与恶臭的来源，如胺类、硫化氢、吲哚、粪臭素、硫醇、低分子羧酸等。此外，霉菌也有特殊的臭味。臭蛋的许多成分是有毒的，而且其中的亚硝酸盐是致癌物质，还有大量的细菌毒素存在，所以臭鸡、鸭蛋绝不宜食用。所谓"糟鱼臭鸭蛋，食之无妨"的说法是错误的。

二 鱼虾

鱼虾有毒，往往由多种原因引起。

首先，有些鱼类本身有毒，称作固有毒性鱼类，可分为肉毒类、豚毒类、卵毒类、胆毒类、血毒类、肝毒类等。这些鱼类生活习性不同，生理形态各异，有关"有毒鱼类学"的著作提供了明确的识别标志。

其次，鱼虾进食毒藻或有毒微生物而含毒者，称作"获得毒性鱼类"。《食疗本草》云："虾生水田及沟渠有毒"，这不可一概而论。某些沟渠水田中，水质和浮游微生物有毒，则生于其中之鱼虾往往有毒，淡水虾中偶尔有之。海鱼、海虾有毒者每因进食毒藻而致，如海鱼中的雪卡毒素，来自某些蓝绿色藻类，鱼食此种藻类后，体内即含毒素，此种毒素对热、低温和干燥稳定，能在组织中蓄积，人食用含有毒素的鱼类可中毒。又如贝类中的石房蛤毒素，来自膝沟藻类。此藻类红色，在一定水域中大量繁殖时，可在海上形成所谓"赤潮"，此时每毫升海水中，藻体可达 2 万个，贝类摄入此藻，即成毒贝。毒素在贝体内呈结合状态，对贝类本身无害，但人食贝肉后，毒素迅速释放，并呈现毒性作用。

值得注意的是，有毒的鱼、虾、蟹、贝，往往有生理形态或颜色的变异，这可能是由于毒物的刺激，耐受性提高了，却产生了形态变异，古人将异形异色的鱼、虾、蟹、贝，列为禁食，有一定道理。

最后，变质腐败，可产生组胺。因为鱼、虾之肉为高蛋白食品，含水分亦多，不仅因为本身酶类而自溶，而且易为微生物所分解。鱼类在自溶过程中，先由组织蛋白酶将鱼肉中的组氨酸释放出来，然后由组氨酸脱羧酶将组氨酸脱去羧基形成组胺。组胺是有毒物质，成人摄入 100 毫克即可中毒。

污染鱼类的微生物（污染鱼类的毒素，如组胺无色杆菌、摩根氏变形杆菌、链球菌、沙门菌等），就是组氨酸脱羧酶的来源，这些微生物本身还含有蛋白质分解酶，也可将游离组氨酸由蛋白质中释放出来。鱼类出水过久，目陷肉脱，并有臭气，即已变质腐败。

🍎 1. 腐败之鱼不可食

【评析】《饮膳正要》云："鱼馁者，不可食。"馁，腐败的意思。《论语·乡党》曰："鱼馁而肉败，不食。"鱼腐败之后，产生大量组胺，食之则易中毒。误食后可表现为颜面皮肤潮红，眼结膜充血，皮肤荨麻疹，头晕、心悸、脉搏快、胸闷、血压下降，或有恶心呕吐、腹痛腹泻等症状。

🍎 2. 无鳞无鳃无胆之鱼不可食

《本草纲目》云："鱼之无鳞、无腮、无胆、有声，目能眴者皆有毒，不能食。"

【评析】李时珍曰："河豚备此数者，故人畏之。"河豚属于"固有毒性"鱼类，其毒在卵巢，摘除不净而误食，每致中毒而死。凡与河豚相像的鱼类，往往被认为有毒。其中亦有误解。

🍎 3. 食用河豚要谨慎

《本草纲目》云："河豚色黑有纹点者名斑鱼，毒最甚。"

【评析】河豚又名豚，是一种味道鲜美但又有剧毒的鱼类，品种甚多，我国沿海及长江下游一带皆有，以东方豚为多。河豚的有毒物质为河豚毒素，各种河豚毒性的大小顺序如下：紫色东方豚＞红鳍东方豚＞豹纹东方豚＞铅点东方豚＞墨绿东方豚＞虫纹东方豚＞条纹东方豚＞弓斑东方豚＞假睛东方豚＞星点东方豚＞光兔豚＞水纹扁背豚。此条所指可能为豹纹东方豚，因为这种河豚在我国沿海较多。

🍎 4. 食用鲤鱼有无毒性

《金匮要略》云："鲤鱼背两筋及黑血有毒，溪涧中者毒在脑。"

【评析】鲤鱼背两侧各有一筋，去鳞时可掘而抽之，传闻有毒，未经证实。鱼血呈黑色者，可能被毒物污染，新鲜之鱼，其血应为鲜红色；溪涧中之鲤，其毒在脑，但未见中毒者，偶食无妨，多食宜慎。

🍎 5. 鱼头异常不可食

《金匮要略》云："鱼头正白如连珠至脊上，食之杀人。鱼头中无腮者、鱼头似有角者皆不可食。"

【评析】形态变异，恐受毒物污染所致，故不宜食。

🍎 6. 鱼无肠胆者不可食

【评析】《金匮要略》云："鱼无肠胆者不可食之，令人三年阳不起，女子绝生。"

畸形之鱼，无胆、无肠则胆汁无所疏泄，其毒必皆在肉中，故不可食。

🍎 7. 鳗鲡鱼慎食

《本草纲目》云："鳗鲡鱼四目者杀人，背有白点，无鳃者不可食。"

《本草纲目》又云："鳗鲡鱼，重四五斤及行昂头者不可食。"

【评析】畸形之鱼，恐有毒，不宜轻食。鱼过大，其摄食范围更广，体内生理状况或有变化，可能有毒害人。

8. 畸形虾不可食用

《本草纲目》云："虾无须，腹下通黑并煮之白者，不可食。"《饮膳正要》云："虾无须及腹下丹，煮之白者皆不可食。"

【评析】虾一般是有须的，无须之虾属于畸形，可能受化学或细菌毒物污染而变异。健康之生虾，鲜嫩活泼，肌体半透明。腹下通黑或"腹下丹"者皆不正常。《鱼虾疾病学》记载多种虾病：当虾受镰刀菌或真菌侵害时，可引起寄生虫部位黑色素沉积；当虾得中肠腺坏死杆状病毒病时（病原体属杆状病毒），肠腺及胃和整个消化道都呈浑浊状乳白色；当虾受微孢子虫类（如特汉虫、匹里虫、微粒子虫）侵害时，其肌肉变白，不透明，称作"乳白虾"或"棉花虾"；虾腹下呈朱红色，同样也由于细菌、病毒或化学毒物的侵染。

正常的虾、蟹煮后呈橘红色，这是因为虾、蟹甲壳中有很多虾红素细胞，经过蒸煮后，肌体内大部分色素在高温下遭到破坏发生分解，唯独虾红素没有受到破坏，故呈橘红色。当虾患微孢子虫病、弧菌病，或肌肉坏死时，其体内的虾红素细胞被破坏，尽管经过蒸煮，也不出现红色，仍是白色。

虾、蟹的颜色或形态异常者，往往有毒，故不宜食用。

9. 畸形蟹不可食

《本草纲目》云："蟹独螯、独目、两目相向、六足、四足、腹下有毛、腹中有骨、背有星点、足斑目赤者，皆不可食，有毒，害人。"

【评析】蟹独螯、独目、六足、四足等形态异常现象，可能由于外伤所致，不见得有毒；两目相向、腹下有毛、腹中有骨者，皆为畸形；至于背有星点，足斑目赤者，可能为毒物污染后之变异。畸形与变异者，往往有毒，故不可食。

10. 鳝鱼项下有白点者，不可食

《本草纲目》云："鳝鱼项下有白点，通身浮水上者，为蛇所化，有毒，害人。"

【评析】海鳝有斑点——裸胸鳝与花斑裸胸鳝皆属有毒鱼类。前者全身有白色斑点，后者为黑色斑点。其毒在肉，毒性强烈，食200克即可致死。淡水鳝项下有白点者亦有毒。浮于水上而行，乃形态变异。至于"为蛇所化"之说，属于臆测或讹传，不合科学道理。

11. 畸形鳖不可食

《本草纲目》云："鳖，三足者、赤足者、独目者、头足不缩者、其目凹陷者，不可食。"

【评析】鳖三足者、独目者、赤足者，皆为畸形；头足不缩、目眶凹陷者，或为毒物所中，或已濒死，故皆不可食。

三 果品、菜谷

果实菜谷的禁忌，在《金匮要略》中，单列一章"果实菜谷禁忌并治第二十五"，《饮膳正要》中也记载多条。归纳起来共有三种情况。一是变异：如桃李双仁，甜瓜双蒂，这些变异在日常生活中所见不多，偶尔遇到，吃了也未见中毒现象发生。二是污染腐烂：如水果腐烂，甘薯黑斑，霉米霉面等，变质与腐烂的原因多由于污染。三是生青不熟：水果、蔬菜必须充分成熟，才有最好的营养价值。很多果蔬在采摘后需有一个后熟过程，其中的某些成分才能转变成营养物质。生果、生菜如番茄、鲜黄花菜、柿子、香蕉、桃、杏、梅、李等，在不成熟时吃了，不仅营养价值低，口味不好，而且对人体有害。

1. 生青未成熟之果不可食

《金匮要略》云："果子生食生疮。"《饮膳正要》云："诸果核未成者，不可食。"

【评析】《医宗金鉴》云："生果之性，多湿多热而有毒，或生食之，故令生疮，腹胀作泄。"生青未成熟之桃、杏、梅、李，皆禀湿热之性，酸涩有毒，酸属木味，木能生火，故令人生疮。难消化而有毒，刺激肠胃，故令腹胀作泄。

2. 果子落地经宿不可食

《金匮要略》云："果子落地经宿，虫蚁食之者，人大忌食之。"

【评析】果子落地，已充分成熟，其汁液中富含糖类、维生素及其他营养物质，不仅虫蚁喜食，亦为细菌、微生物的良好培养基。经宿隔夜，虫食蚁附，必受污染，故应忌食。

🍎 3. 桃李双仁者可否食用（《饮膳正要》）

【评析】桃、杏、梅、李皆有双仁者，核仁中之氢氰酸有剧毒。双仁者，毒加倍。正常果肉中亦有微量氢氰酸，双仁果肉中氢氰酸倍于单仁者，但其量仍甚微。偶食少食无妨，多食则可能中毒。

🍎 4. 李子不沉水不可食

《本草纲目》云："李不沉水者，有毒，不可食。"

【评析】成熟之李，香软多汁，富含糖分，相对密度大于水，入水则沉，故古有"浮瓜沉李"之说。今李不沉，可能含有其他毒物，使李反轻于水，现象异常，故不可食。

🍎 5. 甜瓜双蒂者不可食

《饮膳正要》云："甜瓜双蒂者不可食。"

【评析】甜瓜蒂有毒，中医催吐多用"瓜蒂散"，误食之，吐不止。双蒂甜瓜属于变异，可能瓜肉中亦有毒。不苦者仍可食，有苦味者不可食。

🍎 6. 诸瓜沉水者不可食（《饮膳正要》）

【评析】瓜成熟者，瓤中子粒饱满，空腔增大，甜香四溢，入水不沉。入水而沉者非生瓜即病瓜，故不可食。

🍎 7. 发苦的柑橘不能吃（《饮食百忌》）

【评析】柑橘果实中含有各种糖苷，其中柚皮苷和新橙皮苷是主要的苦味物质。在未成熟的柑橘中，这两种苷含量较高，故有苦涩味。成熟的柑橘，由于各种酶的作用，这两种苷逐渐转化，苦味消失。当柑橘受到挤压或冻害时，皮部破损，失去对微生物的抵抗能力，细菌或霉素侵入果体繁殖，果内的酶受到消耗或破坏，使柑橘的苦味加重。这种发苦的柑橘，不仅营养价值很低，而且对身体不利。

🍎 8. 有黑斑的山芋不能吃（《饮食百忌》）

【评析】山芋黑斑病是由一种子囊菌引起的，子囊壳黑褐色，所以在山芋上形成黑斑。子囊菌排出的毒素含有甘薯酮和甘薯酮醇，这两种物质味苦，对人的肝脏有剧毒。这种毒素经高温蒸煮也不能消失。有黑斑病的山芋，生吃、熟吃均能引起中毒。误食后可导致恶心呕吐、腹痛腹泻，严重者出现高热头痛、抽搐昏迷，甚至死亡。

🍎 9. 发芽的马铃薯不宜吃（《营养与食品卫生学》）

【评析】发芽的马铃薯中，含大量龙葵素。龙葵素为有毒物质，中毒症状为舌麻咽痒、胃部不适、瞳孔散大、耳鸣；重者兴奋、抽搐、意识丧失甚至死亡。

刚发芽的马铃薯，挖掉芽眼周围，削皮置水中浸泡后，煮熟煮透仍可食用。发芽较久，芽长芽多、薯体萎缩者，弃之勿食。

🍎 10. 鲜黄花菜慎食（《营养与食品卫生学》）

【评析】鲜黄花菜中，主要含秋水仙碱，这是一种有毒的生物碱，中毒症状为恶心呕吐、腹痛腹泻、咽干口渴、头晕头痛。

干黄花菜因此碱已分解转化，故食之无妨。鲜黄花菜用开水烫过，除去汁液，然后炖煮，方可食用。

🍎 11. 青番茄不可吃

【评析】未成熟的青番茄，含有一种与发芽马铃薯相同的毒性物质——龙葵素。这是一种含苷生物碱，可被水解生成番茄次碱等有毒物质。如果吃多了，会像吃发芽马铃薯那样中毒。所以，青番茄慎食。

🍎 12. 色彩鲜丽的蕈子不可食

《营养与食品卫生学》记载："蕈子色泽美丽，柄上有蕈环或蕈托者，不可食。"

【评析】毒蕈中之毒蝇伞、豹斑毒伞，皆具有上述特征。毒蝇伞中含毒蝇碱，剧毒，豹斑伞亦剧毒，食之均可杀人。

🍎 13. 奇异的蘑菇不可食

《营养与食品卫生学》记载："蘑菇呈黏土色，表面黏脆，破碎后显著变色者，有毒不可食。"

【评析】毒蘑中之白毒伞、褐鳞小伞、白乳菇，皆具有上述特征，这些毒蕈中含毒伞七肽、毒伞十肽等原浆毒素，可使肝肾遭受严重损害，以致坏死，危及生命。

14. 用银器等进行试毒变黑之食品不能吃

《营养与食品卫生学》记载："凡蕈子、蘑菇，煮时可使银器、大蒜或米饭变黑者，皆不可食。"

【评析】以银试毒，由来已久。因银子的化学性质活泼，遇到某些有毒物质，则氧化变黑。大蒜与米饭亦有试毒作用，因其中某些物质遇毒物则起反应而变色。凡有此现象，则被试之物肯定有毒，不可再食。

15. 虫蚁不寄之物有毒不可食

《食物中毒》云："凡蕈子气味腥臭，汁液乳白，不生虫蛆者皆有毒不可食。"

【评析】一般气味腥臭之物，多引虫蛆。昆虫感官灵敏，善于自卫，出自先天本能，许多奥秘至今人类所不知者甚多。有毒之物，虫蚁远避，虫蛆不寄之物必然有毒，故不可食。

16. 木耳色赤者不可食（《本草纲目》）

【评析】银耳色白、木耳色黑为正常，异常之色往往有毒，故不可食。

17. 生米存放过久不可食（《金匮要略》）

《金匮要略》云："生米，停留多日，有损处，食之伤人。"

【评析】生米存放过久，在破损、变色、虫蛀、霉坏的米粒中，最易有霉菌寄生，皆有毒不可食，食之伤人。

18. 霉米霉面不可食

《饮膳正要》云："面有齃（yān，谷米臭气、饭臭）气，不可食。"

【评析】面有齃气，可能受霉菌污染，霉菌是菌丝体比较发达而又没有较大子实体的一部分真菌的俗称。已知的真菌有 10 万余种，产生毒素的真菌只是少数。已知的产毒霉菌有曲霉菌属、青霉菌属、镰刀霉菌属等，粉红单端孢霉、黑色葡萄状穗霉也属于产毒霉菌。其中尤以曲霉菌属中的黄曲霉毒素毒性剧烈，比氰化钾更甚，主要损害肝脏，能引起急性中毒性肝炎、肝坏死，并能诱发肝癌。其他的霉菌毒素，也多有致癌作用，所以，霉米霉面绝不可食。

霉菌的生长，要有一定温度和湿度条件：大多数霉菌繁殖最适宜的温度为25～30℃，粮食水分为17%～18%，是霉菌繁殖产毒的最适宜条件。中性霉菌（曲霉、青霉、镰刀霉菌属）在80%～90%的相对湿度中易于繁殖。如粮食温度保持在10～15℃以下，相对湿度为65%～70%时，平衡水分，可以抑制霉菌生长繁殖。日常在米面保存中，适当注意温度、相对湿度和所含水分非常必要。

🍎 19. 赤霉病小麦不能吃（《营养与食品卫生学》）

【评析】小麦麦粒呈灰红色，麦皮皱缩，或胚芽发红，这是小麦受赤霉菌污染的特征。赤霉菌又称禾谷镰刀菌，也污染玉米。此菌可以产生两类霉菌毒素，一为赤霉病麦毒素，有致呕吐作用；一为玉米赤霉烯酮，具有雌激素作用。人误食赤霉病麦后，中毒轻者仅有头晕、腹胀症状，重者可出现眩晕头痛、乏力、颜面潮红、恶心呕吐、腹痛腹泻等症状。国内、外尚未见死亡病例报道。

🍎 20. 有霉斑的酵米面不能吃

《食物中毒防治》云：有粉红、黑、绿霉斑的酵米面，不能吃。

【评析】酵米面又叫臭米面，是东北地区农村习惯食用的食品，由碎玉米、高粱米、小黄米等粮食用水浸泡而成。浸泡中经过发酵，水磨成糊，去掉水分，即成酵米面，带有一定的酸臭味，所以又称"酸汤子""糟米面"，可以做成面条、饺子、包子、饼干、片汤等食品。这是一种粗粮细做的方法。

有霉斑的酵米面，多是受到酵米面黄杆菌所污染。黄杆菌毒素A是一种强烈的耐热性毒素，一般的烹调方法不能破坏。一旦发生食物中毒，比一般细菌性食物中毒要严重。其主要症状为胃部不适、恶心呕吐、头痛、头晕、心悸、乏力等。重者肝、肾、心、脑都受到一定损害，若救治不及时，可致死亡。

🍎 21. 馒头拉黏丝不宜再吃（《饮食百忌》）

【评析】在温暖潮湿的天气中，馒头存放时间过长，有些腐败杆菌（如黑色马铃薯杆菌）寄生其中，这时疏松多孔的馒头就变得发黏、发软、发黑，掰开后会出现白色的黏丝。此时腐败杆菌产生毒素，人食后会产生腹胀腹痛、恶心呕吐等症状。所以，这样的馒头不宜再吃。

第三章 日常食物特性与不宜同食详解

在这一章里，我们将对各种相克食物进行讨论，既介绍中医学典籍中及民间流传的关于食物相克的传统说法，也尽可能地以现代营养学观点来理解和认识它们。

在中国医籍记载及民间流传的相克食物中，许多是出于误解和以讹传讹的。有以下几种情况。

一是季节性问题。在夏季，天气炎热，人体出汗较多，消化器官也较弱，食物冷热不均，若凉性食物与油腻食物相伴，容易引起消化系统疾病。《金匮要略·禽兽虫鱼禁忌》云："食肥肉及热羹不可饮凉水。"并注："食肥肉热羹后，继饮凉水，冷热相搏，腻膈不行，不腹痛吐利必成痞变积。"如我国民间流传黄瓜与花生米相克，日本人认为，冰与油炸虾犯忌，皆属此类。又如田螺等贝类在产卵季节，卵巢会产生毒素，此时食用可能引起中毒。日本人认为，田螺与荞麦相克，其实与荞麦无关。

二是食物本身有毒。两种食物搭配，其中的一种本身有毒，所谓相克的食物不过是受了牵连。日本人认为，鳝鱼与梅干相克。鳝鱼富含脂肪，多食令人腹泻，但梅干肉中含苦杏仁苷，在酶的作用下，分解并生成氢氰酸和苯甲醛，这可能是产生中毒的原因。因氰化物能阻止还原型细胞色素的氧化，使氢的传递不能进行，ATP（三磷酸腺苷）不能合成，严重者由于能量缺乏可以致死。

三是食物变质。如虾、蟹、鱼类，腐败后会产生有害的胺类，不慎食之，极易引起中毒。如进食前后曾食其他食物，常易误认为食物相克。

至于真正的食物相克，大致有以下几种。

（1）两种（或两种以上）食物，所含的营养物质在吸收代谢过程中发生拮抗作用——互相排斥，一方阻碍另一方的吸收或存留。久而久之，导致某些营养物质缺乏。

（2）两种（或两种以上）食物，在消化吸收或代谢过程中进行不利于机体的分解、化合，产生有害物质或毒物——如维生素 C 或富含维生素 C 的食物与河虾同食，使河虾体中本来无毒的五价砷还原为有毒的三价砷，可引起中毒，但小剂量维生素 C 与少量虾同时食用无妨。

（3）两种（或两种以上）食物同食后，从中医角度讲，在机体内共同产生寒凉或温热效应，破坏了机体生理的动态平衡——如同属寒凉之性或同属温热之性、同属滋腻之性或同属火燥之性的食物，食后令人生热、生寒，起燥或多痰。

以上述标准衡量，真正的食物相克为数不多。我们探讨食物相克的目的，是改善营养结构，提倡合理配餐，发挥食物间的协同作用，提高营养利用率，避免食物相克现象，趋利避害以促进健康。因此，讨论的范围不妨宽一些，也就不拘泥于真正的食物相克这一定义了。

《饮膳正要》云："盖食不欲杂，杂则或有所犯，知者分而避之。"饮食本来是营养身体的，但食物的搭配不要杂乱，杂乱了会起相反作用，凡不宜相配的食物就应当分开，趋其利而避其害。但现代营养学却提倡杂食，这中间是不是有矛盾？我们说，不是。这两个"杂"字的概念不同：前者是杂乱的意思，指不合理的搭配，在食物烹调中，既不合乎饮食习惯，又不符合营养学要求，胡乱拼凑，这样往往是有害的。有的破坏了营养物质的生理功能（维生素），有的妨碍了营养物质的吸收（螯合物），有的产生不利于身体的毒素（如氢氰酸、三价砷）。而现代营养学提倡的杂食，主要指的是谷类、豆类、杂粮搭配，粗细粮搭配，荤素搭配，以获得完全蛋白，解决蛋白质互补问题。

我国人民在长期的生活实践中，在饮食方面积累了丰富的经验，以美食著称于世。我国八大菜系中，地方风味名菜不仅显示出高超的烹调艺术，也是符合营养学观点的。每一道传统名菜不仅色、香、味、形俱佳，而且配伍合理，已形成一定的传统与风格，所以，能够脍炙人口而具有长久的生命力。

每一道菜肴如同一剂药物，药物要配伍精当，菜肴也要搭配合理，否则就不能保证其色、香、味、形和营养价值。我们的祖先在长期的生活实践中，有不少经验教训，总结起来这些经验就是古今流行的食谱，而教训呢？就是食物的相反相克与饮食宜忌。在食物相克方面，比较集中地记载于《金匮要略》《饮膳正要》《本草纲目》等著作的部分章节。

古籍所载和民间流传的说法并非完全可靠，但食物相克这一事实确实存在。因此，本书在编写原则上注意了以下问题。

（1）"相克"所包括的范围：研究食物相克的目的是趋利避害，实际上是食物的配伍和营养素搭配的问题，它的范围不像药物相反相克那样狭窄。因此，"相克"是广义的，凡是两种食物共食发生削弱营养价值（如维生素被破坏）、妨碍营养吸收、产生有害机体的毒素、引起系统功能紊乱者，均一一载入。

（2）对于古籍和流传说法的态度：目前所有资料来自两个方面，一是古籍，如《金匮要略》《食疗本草》《饮膳正要》《本草纲目》，二是流传说法，包括国内、外报刊上的记载。实际上古籍所载也是古代民间流传的说法，有的合乎科学道理，有的则是以讹传讹。我们的态度是不尽信亦不全信，以科学的尺度去衡量。对于有价值的条目，力求从现代营养学或中医食物药性学方面予以阐释；意义不明无从阐释者，亦录而存疑，等待科学的发展，最终会得出结论，或肯定，或否定。

（3）关于"共食""同食""合食"等词的含义：食物相克中不少这样的词语，概念比较含糊，是作为两种菜肴同在一个餐桌上呢（如炒猪肝、番茄菜汤），还是两种原料在一起同烹共炒呢（如炒猪肝配花菜）？我们认为，共食包括上述两种情况，尤其应避免后一种。因为在烹调过程中，其营养价值的削弱更为明显。所以，不符合传统的烹调习惯，如猪肉与牛肉共煮，牛肉与栗子同炖，都是不可轻试的。古籍中有许多条目，在现代饮食烹调习惯中皆不多见，也许古人有过这些吃法，结果有了教训而列为禁例，姑录之以供参考。

一　畜禽肉类

《黄帝内经素问·藏气法时论》云："五谷为养，五果为助，五畜为益，五菜为充，气味和而服之，以补益精气。"其中"五畜"指的是猪、牛、羊、犬、鸡。自古以来，畜禽肉类在人们的膳食中均占有重要的地位，因为它们是动物蛋白、脂肪的主要来源，中医称之为"血肉有情之物"，对人体有极高的营养价值。当然，"五畜"只是举其要者，这个概念应包括所有家禽、家畜以及畜禽副产品、奶类、蛋类、部分野生动物等。

由于在生物进化与物种演变过程中，各自所处的生态环境和生活条件不同，这就决定了畜禽的品种复杂，秉性各异。从中医角度来讲，畜禽肉类各有其食物药性，也就是说，他们对人体而言，有寒、热、温、凉之分（如羊肉属热性，兔肉属寒性，牛肉属温性，鸭肉属凉性），也有滋阴、壮阳之别（如猪肉滋阴，鹿肉壮阳）。于是在共食同餐之时，就不得不考虑它们的合理配伍与食物相克。凡性质相反（如大寒与大热）或功能相反（如滋阴与壮阳、补气与破气）的食物最好不要同烹或同食；又凡大寒与大寒，大热与大热的食物最好也不要同食。偶尔或短期内食之也许无妨，若多食久食，必然有害，因为人体的调节能力毕竟是有限的。特别对于有阴阳偏盛素质的人们，其不良作用可能格外明显。

从现代营养学角度看，畜禽肉类皆属高蛋白食物，其所含营养成分极为复杂。动物机体中除含蛋白质、脂肪、碳水化合物、维生素外，尚有各种矿物质，包括人体必需的多种微量元素，它们多数参与酶或辅酶的合成与激活，具有高度的生物活性。有时新鲜肉类所含的酶并未失活，若将相克食物配伍，混合而食，在爆炒过程中即会发生复杂化学反应，产生不利于人体的化合物。为了确保机体健康，趋利避害，我们仍以传统的烹调配伍方法为主，加以介绍和说明。

🍎 猪肉

■ 营养成分

猪肉含蛋白质（约 9.5%）、脂肪（约 59.8%）、碳水化合物（约 0.9%）、水分（约 29.3%），每 100 克约含胆固醇 77 毫克，以及钙、磷、铁、维生素 C、维生素 B_1、维生素 B_2、烟酸等成分。

■ 食物药性

性味酸苦微寒，具有滋阴润燥的功效，久食令人肥胖，易生痰湿。

■ 不宜同食

🍎 1. 猪肉—牛肉

《金匮要略》云："牛肉共猪肉食之必作寸白虫"；《饮膳正要》云："猪肉不可与牛肉同食。"《本草纲目》云："猪肉合牛肉食生虫。"

【评析】从上述资料看，猪肉与牛肉不共食的说法由来已久。目前从营养学与食品化学的角度还提不出什么证据，在现代的餐桌上，红烧猪肉与牛肉凉盘并存，汤肉共食现象并不少见，也未见引起什么后果。

值得考虑的有以下两点：一是从中医食物药性来看，《本草纲目》言猪肉酸冷，微寒，有滋腻阴寒之性。《名医别录》云："凡猪肉能闭血脉，弱筋骨，虚人肌，不可久食。"而牛肉则气味甘温，能补脾胃、壮腰膝，有安中益气之功。二者一温一寒，一补中健脾，一冷腻虚人。性味功效有所抵触，故不宜同食。二是牛肉微带膻气，我国民间传统配膳，作为两菜同桌固非罕见，但从无猪、牛肉同烹共煮之说，这不仅是饮食习惯，而二者气味也不宜混淆。

2. 猪肉—驴、马肉

《金匮要略》云："驴、马肉合猪肉食之成霍乱。"（霍乱：是急性吐泻的症状，并非烈性传染病中的霍乱）

【评析】按食物药性，驴肉性味甘凉，马肉辛、苦，冷而有小毒。《日华子诸家本草》云："马肉只堪煮食，余食难消。"（注：余食难消，指其他烹调方法，如炒、熘等，则难以消化。）可见驴、马肉均属凉性，且不易消化。猪肉肥腻，共食易致腹泻。《金匮要略》此条注云："猪肉杂食，恐难消化，乱于肠胃，故成霍乱。"

3. 猪肉—羊肝

《金匮要略》云："猪肉共羊肝和食（拌和而食，有共同烹调之意）之，令人心闷。"吴谦（清代乾隆年间人，为清代著名医学家，任宫廷御医，曾编著《医宗金鉴》。）注云："猪肉滞，羊肝腻，共食则气滞而心闷矣！"《饮膳正要》亦云："羊肝不可与猪肉同食。"又陶弘景曰："羊肝合猪肉及梅子、小豆食，伤人心。"

【评析】羊肝气味苦寒，补肝，明目，治肝风虚热；"猪肉滋腻，入胃便作湿热"（朱丹溪语），从食物药性讲，配伍不宜。又羊肝有膻气，与猪肉共同烹炒，则易生怪味，从烹调角度看，亦不相宜。

4. 猪肉—大豆黄

《金匮要略》云："食大豆屑，忌噉猪肉。"吴谦注云："大豆即黄豆，若同猪肉食之则闭气，故忌之，小儿尤当忌之。"《食疗本草》云："大豆黄屑，忌猪肉。小儿不得与炒豆食之，若食了，勿食猪肉，否则壅气致死。"《饮膳正要》云："大豆黄不可与猪肉同食。"

【评析】《本草纲目》中，大豆黄系大豆的粗加工制品。李时珍云："用黑豆一斗，蒸熟铺席上，以蒿覆之，如盦（器皿的盖子，覆盖的意思）酱法，待上黄取出晒干。"蒸熟经过发酵的大豆，性甘温，有除湿痹、壮气力、润肌肤、益颜色、填骨髓、补虚损等功效。《金匮要略》《食疗本草》《饮膳正要》《本草纲目》皆言不可与猪肉同食，食则可致气壅气滞。经过发酵之豆尚且如此，一般豆类自不待言。

从现代营养学观点来看，豆类与猪肉不宜搭配，原因大致有以下几点。

（1）豆中植酸含量很高，60%～80%的磷是以植酸形式存在的。它常与蛋白质和矿物质元素形成复合物而影响二者的可利用性，降低其利用效率。

（2）多酚是豆类的抗营养因素之一，与蛋白质起作用，影响蛋白质的可溶性，降低其利用率；它与蛋白水解酶和 γ- 淀粉酶、酯酶素等起作用，影响消化能力。多酚不仅影响豆类本身的蛋白质利用，在与肉类配合时也影响肉类蛋白质的消化吸收。

（3）豆类纤维素中的醛糖酸残基可与瘦肉、鱼类等荤食中的矿物质（如钙、铁、锌等）结合成螯合物，干扰或降低人体对这些元素的吸收，故猪肉与黄豆不宜相配。

（4）豆中含有产气的化合物——寡糖化合物，如棉籽糖、水苏糖和毛蕊花糖等，由于人体消化系统不分泌半乳苷酶，因而不能消化这些化合物。它们在大肠腔内由于细菌的作用，分解后产生大量气体（CO_2、H_2、CH_4 等），加上上述消化不良等因素，形成腹胀、气壅、气滞。

所以，猪肉、猪蹄炖黄豆是不合适的搭配。

🍎 5. 猪肉—芫荽

《饮膳正要》云："猪肉不可与芫荽同食，烂人肠。"

【评析】芫荽辛温，香窜，其性散发，耗气伤神；猪肉滋腻，助湿热而生痰。韩悆曰："凡肉有补，唯猪肉无补。"一耗气，一无补，故二者配食，于身体有损而无益。芫荽又名香菜，可去腥膻。与羊肉同吃相宜。

🍎 6. 猪肉—虾

《饮膳正要》云："虾不可与猪肉同食，损精。"

【评析】虾有淡水虾、海虾之分。淡水虾（如青虾），性味甘温，功能补肾壮阳，通乳；海虾（如对虾、磷虾），性味甘、咸、温，亦有温肾壮阳、兴奋性功能作用。猪肉助湿热而动火，故二者相配，耗人阴精。元·朱震亨（元代医学家，著有《格致余论》《局方发挥》《金匮钩元》。创滋阴降火之说，有"六味地黄丸方"传世）云："猪肉补气，世俗以为补阴，误矣！惟补阳尔。今之虚损者，不在阳而在阴，以肉补阴是以火济水，盖肉性入胃，便作湿热。"故阴虚火旺者，尤忌猪肉与虾配食。

🫑 猪肝

■ 营养成分

猪肝营养丰富，含蛋白质（约占 20%），糖类（肝淀粉易溶于水，分解为葡萄糖），维生素（每 100 克肝内含维生素 A 8700U，维生素 B_1 0.4 毫克，维生素 B_2 2.11 毫克，维生素 C 18 毫克，烟酸 16.2 毫克）；微量元素，如铁、钴、钼、硒等。

■ 食物药性

猪肝味甘苦、性温，具有补肝、养血、明目的功效。中医以猪肝作为形成血液及各种酶的重要营养物质，疗病历史悠久，历来视为重要药物食品。

■ 不宜同食

🍎 1. 猪肝—鹌鹑肉

掌禹锡（北宋医学家，曾编著《嘉祐补注本草》）曰："鹌鹑合猪肝食令人面生黑子。"（《本草纲目》）

李时珍曰："猪肝合鹌鹑食生面。"

【评析】鹌鹑肉性味甘平，功能补五脏，益中气，消热结，止泻痢。从食物药性上，看不出鹌鹑肉与猪肝有何抵触之处，但古籍谓二者不可同食，屡有所载，且明确指出其后果——令人面生黑子，即面黯。一般指多次或常常将二者混食，方产生此后果。黑子、面黯为现代医学中的色素沉着症，其原因甚多，如肝病、内分泌疾病中的铜代谢障碍、铁质潴留，酶缺陷、维生素（维生素 A、维生素 C、烟酸）缺乏等，皆可形成。

新鲜的猪肝与鹌鹑肉在混合烹炒中，其各自所含的未失活性的酶与其他营养素、微量元素则可能发生复杂的化学反应（酶需加热到一定温度才失活）。在反应过程中，产生一些不利于人体的因素。某些物质进入人体后，干扰了微量元素（如铁、铜）的代谢，影响了某些酶的形成与激活，或破坏了一些必需的维生素，以致引起不良的生理效应，产生色素沉着——面生黑子。

2. 猪肝—山鸡

《饮膳正要》云："野鸡不可与猪肝同食。"

【评析】《本草纲目》记载：鸡雉味酸微寒，能补中益气，止泻痢，除消渴。猪肝甘苦性温。食物药性有温寒之别，不宜同食机制见前条。

3. 猪肝—鲫鱼

《本草纲目》云："鲫鱼同鸡肉、雉肉、鹿肉食生痈疽。"

【评析】鲫鱼甘温，能益气健脾，清热解毒，利水消肿，通脉下乳。何以与猪肝同食会生痈疽，其义不明。鲫鱼与猪肝不合，盖指不宜同烹共炒。机制见前。

4. 猪肝—富含维生素 C 的食物

猪肝炒食或做汤不宜配番茄、辣椒、毛豆等富含维生素 C 的菜蔬。

【评析】维生素 C 是一种己糖衍生物，其分子中的 C_1 与 C_4 位上形成内酯环，C_2 与 C_3 位上两个相邻的烯醇式羟基，极易解离而释出 H^+。这种结构，具有很强的还原性，很容易被氧化剂氧化而失去生理活性。维生素 C 在受热、受光时易被破坏，在酸性溶液中较为稳定（pH 值 < 4），在中性及碱性溶液中极不稳定。特别在有微量重金属离子（如 Cu^{2+}，Fe^{2+} 等）存在时，更易被氧化分解，即使是微量的铜离子，也能使维生素 C 氧化速度加快 1 000 倍。猪肝中含铜、铁元素丰富，每 100 克含铜 2.5 毫克、铁 25 毫克，能使维生素 C 氧化为脱氢抗坏血酸而失去原来的功能。所以，猪肝不宜与富含维生素 C 的果蔬搭配。

5. 猪肝—花菜

炒猪肝不宜配花菜。花菜中含有大量纤维素，纤维中醛糖酸残基可与猪肝中的铁、铜、锌等微量元素形成螯合物而降低人体对这些元素的吸收。

牛肉

■ 营养成分

黄牛、水牛之肉，系完全蛋白质食物，含蛋白质（约 20.1%），脂肪（约 10.2%），维生素（维生素 A、维生素 B_1、维生素 B_2、烟酸），宏量与微量元素钙、磷、铁等。

■ **食物药性**

牛肉性味甘温，具有安中益气的功效。《本草纲目》引韩悆言："牛肉补气，与黄芪同功。"又能补脾胃，壮腰膝，止消渴及唾涎。

《医林纂要》云："牛肉味甘，专补脾土。脾胃者，后天血气之本，补此则无不补矣！"

■ **不宜同食**

🍎 **1. 牛肉—猪肉、白酒、韭菜、薤（小蒜，性味辛温，可以作调味品；薤白入药，作用于心血管）、生姜**

《本草纲目》云："牛肉合猪肉及黍米酒食，并生寸白虫；合韭、薤食，令人热病；合生姜食，损齿。"

【评析】牛肉不可与猪肉合食，参阅猪肉节。牛肉不可与白酒、韭菜、薤、生姜同食，因牛肉甘温，补气助火，而白酒、韭菜、薤、生姜，皆大辛大温之品，配以牛肉是火上加油，使人发热动火，以致引起牙齿炎症，所以应适当避忌为好。

🍎 **2. 牛肉—栗子**

《饮膳正要》云："牛肉不可与栗子同食。"

【评析】牛肉甘温，安中补气，补脾胃，壮腰脚；栗子甘咸而温，益气厚肠胃，补肾气。从食物药性看，二者并不矛盾。从营养成分看，栗子除含蛋白质、糖、淀粉、脂肪外，富含维生素 C，每 100 克栗子中维生素 C 含量高达 40 毫克。此外，栗子含胡萝卜素、B 族维生素和脂肪酶。栗子中的维生素 C 易与牛肉中的微量元素发生反应，削弱栗子的营养价值。又，二者均不易消化，同炖共炒皆不相宜。至于其他不良反应有待进一步研究。

🫑 **牛肝**

■ **营养成分**

黄牛和水牛的肝脏系优质完全蛋白质食品，含蛋白质（18% ~ 22%）、脂肪、糖类，维生素 A 高达 18 300U，维生素 B_1、维生素 B_2、维生素 C、维生素 D、烟酸等含量亦丰。此外，尚含钙、磷、铁、铜等元素及多种酶。

■ **食物药性**

牛肝性温甘平，具有补肝明目的功效，擅治雀盲（又叫夜盲症），又能补气补虚，可治疗营养不良性贫血。

■ **不宜同食**

🍎 **1. 牛肝—富含维生素C的食物**

【评析】参阅"猪肝"条。

🍎 **2. 牛肝—鲇鱼**

《饮膳正要》云："牛肝不可与鲇鱼同食。"《本草纲目》曰："鲇鱼不可合牛肝食之，令人患风噎涎。"

【评析】《食疗本草》中孟诜云："鲇鱼无鳞有毒，勿多食"；苏颂曰："鲇鱼寒而有毒，非佳品也。"二人皆言有毒，可见其肉中一定有复杂的生物化学成分，多食会引起人体的不适之感；而牛肝中含有多种维生素、酶类和金属微量元素。牛肝与鲇鱼二者共食，可产生不良的生化反应，有害于人体。

🍎 羊肉

以山羊和绵羊肉疗疾自古有之，如"当归生姜羊肉汤"，食疗以青羖羊（雄性山羊）为佳。

■ **营养成分**

羊肉含蛋白质（约12.8%，为优质完全蛋白）、脂肪（约28.8%）、糖类（约0.3%）、维生素（维生素A、维生素B_1、维生素B_2、维生素C、烟酸），钙、磷、铁等。

■ **食物药性**

羊肉苦甘大热，具有益气补虚、温中暖下、益胃气、补形衰的功效，可治带通乳，有益产妇。《罗氏会约医镜》曰："人参补气，羊肉补形。"

■ **不宜同食**

🍎 **1. 羊肉—鱼鲙、乳酪**

《饮膳正要》云："羊肉不可与鱼鲙、酪同食。"《金匮要略》云："羊肉不供生鱼、酪食之，害人。"

【评析】鱼鲙系生鱼剑切而成。李时珍关于鱼鲙的制法，注云："凡诸鱼之鲜活者，薄切洗净血腥，沃以蒜、齑、姜、醋五味食之。"另节又注云："鱼鲙肉未停冷，动性犹存，旋烹不熟，食尤害人，况鱼鲙肉生，损人尤甚。"盖羊肉与生鱼鲙共食，有四不宜：羊肉大热，鱼肉配以姜、蒜、齑（jī，切碎的卤菜或酱菜，调味品）、醋，皆辛热之品，益助其热，此一不宜；羊肉含蛋白质、脂肪、多种维生素及微量元素，而鱼鲙肉生，其酶未失活性，二者同食变化复杂，易生不良反应，此二不宜；羊肉气膻，鱼鲙味腥，腥膻杂进，亦非佳味，此三不宜；生鱼肉中易有寄生虫，此四不宜。

乳酪：是用原料乳经乳酸发酵，或加酶，使它凝固并除去乳清而制成的食品。其营养价值高，且易消化。乳酪种类甚多，其成分因种类不同而异。一般来说，其主要成分是蛋白质、脂肪、乳糖、丰富的维生素和少量的无机盐。乳酪味甘酸性寒，羊肉大热；又酪中含酶，遇到羊肉可能有不良反应，故不宜同食。

🍎 2. 羊肉—荞麦面

〔唐〕孙思邈曰："荞麦酸微寒，食之难消，久食动风，令人目眩，作面和猪羊肉热食不过八九顿，即患热风，须眉脱落，还生亦稀。"

【评析】《本草纲目》云：荞麦气味甘平，性寒，具有降压止血、清热敛汗的功效，而羊肉大热，功效与此相反，故不宜。

🍎 3. 羊肉—豆酱、醋

《本草纲目》引汪机言："羊肉同豆酱食，发痼疾（不易治愈的病）；同醋食，伤人心。"

【评析】豆酱系豆类熟后发酵加盐水制成，含蛋白质、脂肪、碳水化合物、维生素（维生素 B_1、维生素 B_2、烟酸）、氨基酸和钙、磷、铁等，性味咸寒，能除热解毒。而羊肉大热动火。二者功能相反，故不宜同食。俗云："猪不吃姜，羊不吃酱。"（"吃"，配食之意。）这是有一定道理的。

醋中含蛋白质、糖、维生素（维生素 B_1、维生素 B_2、烟酸、醋酸及多种有机酸（如乳酸、琥珀酸、柠檬酸、葡萄酸、苹果酸等）。醋中的曲霉分泌蛋白酶，将原料中的蛋白质分解为各种氨基酸。其性酸温，能消肿活血，杀菌解毒，性又与酒类相近。〔梁〕陶弘景（南朝梁代江宁人，著名医学家，著有《本草经集注》《名医别录》《肘后百一方》等）云："醋酒为用，无所不入。"可去鱼腥，宜与寒性食物如蟹等配合。羊肉大热，不宜配醋。

羊肝

■ 营养成分

羊肝蛋白质含量为羊肉的2倍，维生素A含量多于牛肝（每10克含29 900U），维生素B、维生素C含量也很丰富，还含有糖类、钙、铁、磷等。

■ 食物药性

羊肝性味甘苦而寒，具有补肝明目、清肝热、消翳障的功效，主治火眼夜盲、目赤昏眽。

■ 不宜同食

1. 羊肝—猪肉（见"猪肉"条）

2. 羊肝—生辣椒

《金匮要略》云："羊肝共生椒食之，破人五脏。"孙思邈曰：羊肝合生椒食，伤人五脏。最损小儿，合苦笋食，病青盲，妊妇食之，令子多厄。"

【评析】"羊肝共生椒食之，破人五脏"，未免言之过甚。我们常见在炒羊肝时放点儿青辣椒调味，吃的次数也不少，并未发生什么不良后果。从东汉张仲景至唐代孙思邈，再到明代李时珍，都有这个说法，但都没有解释其机制。我们从饮食经验上体会，认为二者同食为害不至于这样烈。如果说二者不宜同食，那就是辣椒富含维生素C（每克含维生素C达198毫克），如同猪肝一样，羊肝内含的金属离子，会把其中的维生素C破坏殆尽，从而削弱了营养价值。至多只能是这样，"破人五脏"之说，似不可信。

3. 羊肝—富含维生素C的食物

【评析】参阅"猪肝"条。凡动物肝类皆同。

羊肚

■ 营养成分

羊肚即羊胃，含蛋白质、脂肪、糖类、维生素（维生素B_1、维生素B_2、烟酸等）、钙、磷、铁等及某些酶。

■ **食物药性**

羊肚性味甘温，具有补虚羸、健脾胃、疗消渴、止盗汗的功效。

■ **不宜同食**

🍎 **羊肚—小豆、梅子**

《饮膳正要》云："羊肚不可与小豆、梅子同食，伤人。"

【评析】 小豆一般指赤小豆，成分除蛋白质、碳水化合物、维生素（维生素 B_1、维生素 B_2、烟酸）、钙、铁、磷外，还含有皂素。皂素对消化道黏膜有刺激作用，能引起局部充血。孙思邈云："赤豆性味甘咸而冷，合鱼鲊食成消渴。"《本草纲目》云：赤豆，能下水肿，利小便，解热毒，通乳汁。和鲤鱼、鲫鱼、黄雌鸡食并能利水消肿。从二者性味及功能来看，皆有所背，故不宜共食。

另外，中药中有一种红黑豆，系广东所产相思子，称红豆，常被误为赤小豆，往往服而中毒，配食他物，易误为食物相克。

梅子味性酸平，《日华子诸家本草》云："多食损齿伤筋，蚀脾胃，令人发膈上痰热。"羊肚本性甘温，若配香料调味，如葱、辣、茴香之类则属热性。餐后食梅愈增其热，故不相宜。

🍎 **马肉**

■ **营养成分**

马为食草动物，其肉的营养成分与牛、羊大致相同，含蛋白质、脂肪、维生素（维生素 B_1、维生素 B_2、烟酸）、钙、铁、磷、激素酶等。

■ **食物药性**

马肉气味辛苦、性冷有小毒，具有除热下气、长筋骨、壮腰脊、强志轻身的功效，作脯治伤中、寒热痿痹。

■ **不宜同食**

🍎 **1. 马肉—猪肉（见"猪肉"条）**

🍎 **2. 马肉—仓米**

《食疗本草》云："马肉不可与仓米同食，必卒得恶疾，十有九死。"《饮膳正要》云："马肉不可与仓米同食。"

【评析】仓米指仓库久储之米，中药学谓之"陈仓米"，尤指久储之粳米。李时珍云：陈粳米性凉。仓米不可与马肉同食之说，最早出现于〔唐〕孟诜《食疗本草》，后人皆沿其说。而对其相克机制概乏论述。

从食物药性解释，马肉性冷有毒，仓米性凉，固不可同食，"久食必得恶疾"。

马肉，古代食者较多，古籍多有记载。仓米做饭，马肉做肴。陈米中，有的被黄曲霉毒素所污染。黄曲霉毒素毒性较强，可引起急、慢性中毒，既损害肝脏，又可致癌，故引起"恶疾"。古人不知，谓马肉配仓米食引起中毒，实则与马肉无关，乃是误解。

🍎 3. 马肉—苍耳、姜

《饮膳正要》云："马肉不可与苍耳、姜同食。"

【评析】苍耳又名卷耳，《诗经》云："采采卷耳，不盈顷筐。"古代民间采其苗为菜，陶弘景曰："伧人（北方群众）多食之，谓之相思菜。"《本草纲目》谓其茎、叶气味苦辛微寒，有小毒，忌猪肉、马肉、米泔。

苍耳中除含蛋白质、维生素C、树脂、生物碱外，主要还有鼠李糖苷，有毒性。其茎叶中均含有对神经、肌肉有毒的物质，中毒后全身乏力、头晕、呕吐、恶心、腹痛、呼吸困难、烦躁、脉缓，严重者出现黄疸、昏迷或广泛性出血，甚至危及生命。作为野菜，如调制不得法，即会出现中毒，不一定与猪肉、马肉有关。这还有待进一步研究。

孟诜（唐朝人，著有《食疗本草》）云："马肉与姜同食，生气嗽。"言二者同食，会引起咳嗽。姜性辛温，马肉性冷，性味相反；一辛温解表，一除热下气，功用亦不协同。又姜含挥发油（姜醇）、姜辣素，善于发散解表，具有刺激性，易致咳嗽，故食马肉不配生姜。

🫑 狗肉

■ 营养成分

狗肉含蛋白质、脂肪、嘌呤类、肌肽、肌酸、钾、钠、氯、钙、铁、磷、维生素（维生素B_1、维生素B_2、烟酸），以及激素、酶等生物活性物质。

■ 食物药性

狗肉酸咸而性温，具有补胃气、壮阳道、暖腰膝、益气力、实下焦、填精髓的功效，可轻身益气，补五劳七伤。

■ 不宜同食

🍎 1. 狗肉一鲤鱼

《金匮要略》云："鲤鱼不可合犬肉食之。"《饮膳正要》云："鲤鱼不可合犬肉同食。"

【评析】鲤鱼，气味甘平，利水下气。除含蛋白、脂肪、钙、磷、铁外，还有十几种游离氨基酸及组织蛋白酶，与犬肉同食，二者生化反应极为复杂。不仅二者营养功能不同，还可能产生不利于人体之物质，不宜共食，更不宜同烹。

🍎 2. 狗肉一大蒜

《本草纲目》云："狗肉同蒜食，损人。"

【评析】大蒜辛温有小毒，温中、下气，杀菌、消谷，含大蒜素。新鲜大蒜中，有蒜氨酸——一种含硫氨基酸，经蒜氨酸酶分解产生大蒜素，有杀菌作用，并能刺激胃肠黏膜，引起胃液增加，蠕动增强。

狗肉性热，大蒜辛温有刺激性，狗肉温补，大蒜熏烈，同食助火，容易损人，大热阳盛素质，尤当忌之。

🍎 3. 狗肉一茶

《中国食品》载：吃狗肉后忌喝茶。

【评析】狗肉中富含蛋白质，而茶叶中鞣酸较多，如食狗肉后立即饮茶，会使茶叶中的鞣酸与狗肉中的蛋白质结合为鞣酸蛋白。这种物质有收敛作用，能减弱肠道蠕动，产生便秘，使代谢产生的有毒物质和致癌物质滞留肠内，被动吸收，故不利于健康。

🍎 鹿肉

■ 营养成分

梅花鹿或马鹿的肉含粗蛋白（约 19.8%）、粗脂肪（约 1.92%）、钙、铁、磷、维生素（维生素 A、维生素 B、维生素 C、维生素 E）、激素等。

■ 食物药性

鹿肉性味甘温，具有补中益气、养血益容、强五脏、补虚羸、调血脉的功效。《本草纲目》云："鹿之一身，皆益人，或煮，或蒸，或脯，同酒食之，良。又，鹿为纯阳多寿之物，能通督脉。"鹿茸、鹿角皆壮阳之药物。

■ 不宜同食

🍎 1. 鹿肉—鲇鱼、鲍鱼

《金匮要略》云："鳀鱼合鹿肉生食令人筋甲缩。"陶弘景曰：鲇鱼不可合鹿肉食，令人筋甲缩。《饮膳正要》云："鹿肉不可与鲍鱼同食。"

【评析】鲇鱼（又名鳀鱼、鳀鱼）的性质，古来有所争议，《本草纲目》云：甘温无毒；《食疗本草》云：无鳞、有毒、勿多食；《图经本草》里说："鲇鱼寒而有毒，非佳品也。"酶类和其他生物活性物质的存在，是其不可与鹿肉同食的主要原因。可能鹿肉中的某些酶类和激素，易与这些物质产生不利于人体的生化反应，其产物影响到周围神经系统，以致筋甲缩。

鲍鱼有淡水鲍、鲍之分。李时珍云："鲍生江淮间，无鳞鱼，亦鲟属也。"性味甘平无毒，能开胃，下膀胱水。苏颂曰："能动痼疾，不可合野鸡、野猪肉食，令人生癞。"从食物药性来看，鲍鱼与鹿肉并不相悖。从食品生化角度考虑，机制参阅上条。

🍎 2. 鹿肉—野鸡（雉）

《本草纲目》云：孟诜曰，"鹿肉不可同雉肉、菰蒲、鲍鱼、虾食，发恶疮。"

【评析】鹿肉甘温补阳，雉肉酸而微寒。《日华子本草》云："雉性平，微毒，秋冬益，春夏毒，有痢人不可食。"李时珍云："春夏不可食者，为其食虫蚊，有毒也。"毒贝、毒鱼因食毒藻，有毒蜜蜂因采毒花，生物界常有此现象。雉亦如是，故不可常食。鹿肉与雉，除食物药性不协外，二者之生化成分复杂，同食后又不利于人体所需化合物产生。古人只凭经验，有待于科学验证。

鹿与雉，内地人皆不常见，惟边远山区有之，人们亦不常食。此条录以备查。

🍎 3. 鹿肉—蒲白

《金匮要略》云：鹿肉不可合蒲白作羹，食之发恶疮。

【评析】蒲，又名香蒲，生池泽中，春初生嫩叶，其茎白嫩可食，能作羹，亦可蒸食，味美如笋。《诗经》云："其蔌如何，惟笋及蒲。"其嫩根亦可晒干磨粉。蒲白性味甘寒，主去燥热，利小便，生啖止消渴，治口中糜烂，可见属于凉性，鹿肉甘温，故二者不合，不宜同食。

兔肉

■ 营养成分

家兔、野兔肉蛋白质含量高于牛、羊肉，且为完全蛋白，脂肪含量较低（约为猪肉的 1/150，羊肉的 1/86，牛肉的 1/25），为中老年人的理想动物蛋白食品，含麦芽糖、葡萄糖较其他肉类多。此外，兔肉还含钾、钠、磷、硫等矿物元素。

■ 食物药性

兔肉甘寒、酸冷，具有补中益气、止渴健脾、凉血液、解热毒、利大肠的功效。主治热气湿痹。

■ 不宜同食

1. 兔肉—鸡肉

陶弘景云："兔肉不可合白鸡肉及肝、心食，令人面黄。"《饮膳正要》云："鸡肉不可与兔肉同食，令人泄泻。"

【评析】《本草纲目》将不同颜色之鸡分条列述，有丹、白、黄、黑、乌之分，性味功效大同小异。鸡的主要性味为甘温或酸温，属于温热之性，温中补虚为其主要功能。而兔肉甘寒酸冷，凉血解热，属于凉性。冷热杂进，易致腹泻，故二者不宜同食。又兔肉与鸡肉各含激素与酶类，进入人体后，生化反应复杂，有不利人体之化合物产生，刺激胃肠道，导致腹泻。偶食少食无妨，久食多食必病。

2. 兔肉—姜

《金匮要略》云："兔肉着干姜食之成霍乱。"《饮膳正要》云："兔肉不可与姜同食，成霍乱。"

【评析】兔肉酸冷、性寒，干姜、生姜辛辣性热，味性相反，寒热同食，易致腹泻。故烹调兔肉，不宜加姜。

3. 兔肉—芥末

陶弘景曰："兔肉不可同芥食。"孙思邈曰："芥同兔肉食，成恶疾；同鲫鱼食，发水肿。"

【评析】芥子性温，能温中利窍，通肺豁痰，利膈开胃，含芥子油及芥子苷、芥子酶、芥子碱、芥子酸等。其味辛辣，刺激皮肤、黏膜，使毛细血管扩张，大量食用可使心容量和心率下降。兔肉酸冷性寒，与芥末性味相反，不宜同食，芥子粉碎成蘸，用作调味品，兔肉不可用之。

4. 兔肉—橘子

陶弘景曰："兔肉与姜橘食，令人心痛，霍乱。"

橘子是一种营养丰富的水果，果肉和果汁中含葡萄糖、果糖、蔗糖、苹果酸、柠檬酸、胡萝卜素、维生素 B_1、维生素 B_2、维生素 C、烟酸，其性味甘酸而温，多食生热。兔肉酸冷，食兔肉后，不宜马上食橘。尤忌多食，多吃会引起胃肠功能紊乱，而致腹泻。

鸡肉

营养成分

鸡为主要家禽，种类甚多，乌骨鸡常入药用。鸡肉含蛋白质（约23.3%），脂肪（约1.2%），维生素 A、维生素 B_1、维生素 B_2、维生素 C、维生素 E、烟酸，以及钾、钠、钙、铁、硫、磷、氧化铁、氧化镁、氧化钙、激素、酶等生物活性物质。

食物药性

鸡肉味甘温或酸温（乌骨鸡甘平），具有补虚温中、助阳气、疗消渴、填精髓、益产妇的功效，可除风温麻痹，治一切虚损。

不宜同食

1. 鸡肉—兔肉（参阅"兔肉"条）

2. 鸡肉—鲤鱼

陶弘景曰："鸡肉同鱼汁食成心瘕，同鲤鱼食成痈疖。"《饮膳正要》云："鸡肉不可与鱼汁同食。"

【评析】鸡肉甘温，鲤鱼甘平，鸡肉补中助阳，鲤鱼利水下气，性味不反，但功能相乘。鱼类皆含有丰富的蛋白质、微量元素、酶类及各种生物活性物质，鸡肉成分亦很复杂。古籍屡见鱼、鸡不可同食之说，主要指不可同煮、同煎炒。其机制有待研究。近代饮食亦罕见鸡、鱼同烹煮。录供参考。

🍎 3. 鸡肉—大蒜

《金匮要略》曰："鸡不可和葫蒜食之,滞气。"陶弘景曰："鸡肉不可和葫蒜、芥、李食。"

【评析】大蒜原称"葫",其性辛温有毒,主下气消谷,除风,杀毒。朱震亨曰："大蒜属火,性热喜散。"而鸡肉甘酸温补,二者功用相左,且蒜气熏臭,从调味角度讲,皆与鸡不合。又,芥、李皆热性之物,鸡乃温补之品,恐助火热,无益于健康。余义待考。

🫑 鸭肉

■ 营养成分

鸭有家鸭(鹜)、野鸭(凫)之分。鸭类营养成分大同小异。一般来说,野鸭高于家鸭,因为其择食范围较家鸭广泛,含蛋白、脂肪、糖类、维生素 A、维生素 B_1、维生素 B_2、维生素 C、烟酸、钙、铁、磷及激素、酶等生物活性物质。

■ 食物药性

鸭肉性味甘凉(家鸭甘冷),具有补虚赢、除客热、滋阴养胃、利水消肿的功效,可治虚劳发热、咳吐痰血、丹毒热痢。

■ 不宜同食

🍎 鸭肉—鳖

〔晋〕葛洪《肘后方》云："鸡、鸭肉不可合蒜及李子、鳖肉食。"《饮膳正要》云："鸭肉不可与鳖肉同食。"

【评析】孙思邈曰："鳖肉不可合猪、兔、鸭肉食,损人。"《本草纲目》言："鳖肉甘平无毒,鳖甲咸平。"苏颂曰："鳖肉久食性冷损人。"李时珍亦言："鳖性冷,发水病。"鸭肉亦属凉性,偶然食之或无妨碍,久食令人阴盛阳虚,水肿泄泻。

🫑 野鸡

■ 营养成分

野鸡又名雉、山鸡,其肉含蛋白质、脂肪、维生素 A、维生素 B、维生素

C、维生素 E、维生素 B_1、维生素 B_2 及钾、钠、钙、磷、铁、锌、锡等元素及激素、酶类。

■ **食物药性**

野鸡味甘酸微寒，能补中益气、健脾止痢。

■ **不宜同食**

1. 野鸡—猪肝（参阅"猪肝"条）

2. 野鸡—鲇鱼、鲫鱼

《饮膳正要》云："野鸡不可与鲇鱼同食，食之令人生癞疾。""野鸡不可与鲫鱼同食"。《本草纲目》云："鲫鱼同猪肝、鸡肉、雉肉、鹿茸、猴肉食，生痈疽。"

【评析】鲇鱼、鲫鱼皆味属甘温，性热，而野鸡甘酸微寒；鲇鱼、鲫鱼皆下气利水，而野鸡则补中益气健脾，性味功效皆不相合。从现代营养学观点看，野鸡肉与鱼肉中皆含有酶类激素、各种氨基酸、金属微量元素，同烹或同食，其生化反应极为复杂，盖古籍屡有所载，悉从实践中来，机制有待研究。

3. 野鸡—木耳、菌子

《食疗本草》云："野鸡与菌子、木耳同食，发五痔、立下血。"

【评析】木耳，《本草纲目》记载有槐、桑、榆、柳、楮五种木耳，由于寄生之木不同，其性味功效各异。总结而言，其性味甘平，主要功能作用于血分。如桑耳、槐耳能破血活血，治血病癥瘕、积聚，妇人月闭，产后血凝；能正血，治女子崩中、漏下，止血衄、肠风便血；又能疗痔疮、止血淋，凉血解毒。

至于野鸡，孟诜曰："九至十一月，食雉稍有补，他月则发五痔诸疮疥。"李时珍曰："雉春秋不可食者，为其食虫蚁有毒也。"野鸡在春秋摄食范围较广，进食某些虫类使其体内生物活性物质有所变化，此时若与木耳同食，不仅使木耳的止血作用不能发挥，反而增加了破血、活血作用，引起痔疮复发。

有的木耳有毒。《本草纲目》引述：陈藏器（唐朝开元年间医学家，著有《本草拾遗》，以补充《神农本草经》之不足）曰："木耳采归色变者有毒，夜视有光者、欲烂不生虫者必有毒。"李时珍曰：按张仲景云"木耳赤色者及仰生者，并不可食"。毒木耳配食他物，往往误为相克。

菌子，包括香蕈、蘑菇等食用真菌。其性味甘平或甘凉，营养丰富，味道鲜美，含蛋白质、脂肪、糖类、粗纤维、维生素 B_1、维生素 B_2、维生素 B_6、维生素 C、维生素 D、维生素 E、维生素 K、维生素 B_5、维生素 H、多种氨基酸、酶、灰分（钠、钾、铜、铁、锌、锰、氯、碘、锡等）。但有些菌子是有毒的，其中有一种马鞍菌属的蕈类，含有一种原浆毒——马鞍菌素，可引起溶血，表现为肝大、黄疸、便血、出血。这种菌子如和野鸡同食，也会引起误解，认为是相克现象，不可不辨。按食物药性讲，菌子与野鸡是不相克的。

🍎 4. 野鸡—荞麦面

《饮膳正要》云："野鸡不可与荞麦面同食，生虫。"

【评析】《本草纲目》谓："荞麦甘平性寒。"孙思邈曰："荞麦性寒，食之难消化。"荞麦性寒已成定论。李时珍曰："荞麦最降气宽肠，治浊带、血痢、腹痛、上气之疾，气盛有湿热者宜之；若脾胃虚寒人食之，则大脱元气，而落须眉，非所宜矣！"野鸡亦属寒性，与荞麦配食，两寒相遇，又不易消化，故野鸡作肴，不宜用荞麦面为主食。特别对脾胃虚寒、消化力弱者，更不相宜。野鸡、荞麦北方山野有之，内地江南不多。

🍎 5. 野鸡—核桃

《食疗本草》云："野鸡不与胡桃同食，即令人发头风，如在舡车船内，兼发心痛。"

【评析】核桃仁甘温性热，能温肺润肠，益命门，乌头发，补下焦，利小便，壮肾补脑，强筋健骨。含脂肪 40% ~ 50%（主要为亚油酸、甘油酯）、蛋白质、碳水化合物、胡萝卜素、维生素 B_2、维生素 E，钙、磷及微量元素铁、锌、锰等。核桃性热多油脂，野鸡性冷，不易消化，同食易致腹泻，至于眩晕、心痛，机制不明，存疑待考。

🍎 鹌鹑肉

■ 营养成分

鹌肉含蛋白质（约 24.3%）高于猪、牛、羊、鸡之肉，维生素、矿物质较全，并含卵磷脂（它是构成神经组织的重要物质，可生成溶血磷脂，阻止血栓形成，并保护血管壁，预防动脉硬化），且胆固醇含量很低。有益于老年人。

■ **食物药性**

鹌鹑肉性味甘平，具有补五脏、益中气、实筋骨、消热结的功效，可疗疮止痢、利水消肿。

■ **不宜同食**

1. 鹌鹑肉—猪肝（参阅"猪肝"条）

2. 鹌鹑肉—蘑菇

《本草纲目》引掌禹锡言："鹌鹑和菌子食令人发痔。"

【评析】蘑菇（菌子）种类繁多，营养成分大同小异，一般性味甘凉，含有蛋白质、脂肪、多种维生素、微量元素、多种复合酶和游离氨基酸等。《饮膳正要》云："蘑菇动气发病，不可多食。"鹌鹑亦含有多种酶和激素，二者合食必有引发疾病的物质产生，如作用于血管的物质，使燥热下行，引起痔疮发作，故不宜合食。

二 水产类

鱼类味道鲜美，营养丰富，是蛋白质的重要来源。鱼类蛋白是一种优质动物蛋白，它所含的氨基酸较全面，特别是八种必需氨基酸齐全，而且氨基酸的比值与人体极为接近，容易消化吸收。鱼类含有高度不饱和脂肪酸，其中二十碳五烯酸和二十二碳六烯酸对预防脑血栓、动脉硬化及心肌梗死等循环系统疾病，有特殊的功效。

鱼类含有较多的维生素，如脂溶性维生素 A、维生素 D、维生素 E 和水溶性维生素 B_1、维生素 B_2、维生素 B_6、维生素 B_{12} 等，矿物质如钙、磷、钾以及微量元素锌、铜、铁、硒、碘等，都是人体不可或缺的营养成分。

其他水产动物如各种虾、蟹、贝类、龟鳖、河豚，也都是营养丰富的食品，不仅营养价值高，而且有很好的食疗功效。

至于鱼类（包括其他水产动物）食品的相克，古籍所载及民间流传的说法很多，如同畜禽肉类一样，有许多问题至今机制不明，要从分子水平上解释这些问题，尚需一段时间，还有待于科学的发展，特别是食品营养化学、生物化学、无机生物化学和酶学等学科的发展。

目前，对于鱼类和其他食物之间的相克，我们能够解释的，可以提出两点。

第一，酶及其他生物活性物质的生物化学反应。

鱼的肌体组织比哺乳动物脆弱得多，含有各种生物催化剂——酶以及其他生物活性物质、氨基酸、化学性质非常活泼的微量元素。这些物质很容易与其他食物中的有机成分产生化学反应。如同畜禽肉类一样，这些反应有的对人体有益，有的对人体有害，有的提高了营养价值，有的降低了营养素的吸收率。凡产生不良反应的就是相克。

在日本、东南亚及中国南部沿海地区，人们在鱼类烹调中，喜欢生嫩，有的地方有吃生鱼的习惯。这样鱼体内的酶类及生物活性物质尚未失活，就增强了各种生化反应。

食物相克现象出现较多，泰国及我国部分地区都已提出大量关于食物相克的资料，其中半数以上是关于鱼及其他海产品。

第二，有毒的鱼类与水产品。

中国有毒鱼类约有170种（全世界有600余种），按其毒性来源又可分为三大类。

一是固有毒性鱼类，又分为卵毒类和肝毒类。卵毒鱼类中国有70多种，典型的如光唇鱼类中的溪鱼、裂腹鱼类中的鳇鱼、海产鱼类中的线鳚等。内陆水域中的狗鱼、鲟鱼、鳟鱼、鲇鱼也属于卵毒鱼类。肝毒鱼类有鲨鱼、鲉鱼、马驳鱼、旗鱼、鲻鱼、金枪鱼、大鲆、鲟鳇鱼、鲸鱼。鱼肝中的毒性成分主要是过量的维生素A，一次过量摄取，会引起急性中毒。如春季2至5月，河豚产卵期卵巢与肝脏毒性最强。其毒素主要作用于神经、血管系统，临床表现为恶心、呕吐、腹泻，进而全身麻痹，呼吸衰竭。

二是获得毒性鱼类，毒素来源为某些蓝绿色藻类，鱼食此藻，体内即含毒素，称为雪卡毒素，此毒亦为神经型毒素，临床症状为恶心、呕吐、头昏眩、运动失调、呼吸麻痹等。

三是组胺毒鱼类，鱼死后，其体内生物催化剂酶分解其蛋白质而产生自溶作用，分解后的蛋白质为腐败微生物生长、繁殖提供了有利条件。许多细菌、微生物含有组氨脱羧酶。鱼体中游离的组氨酸，在组氨脱羧酶的催化下，发生脱羧反应而生成组胺。组胺中毒的机制主要是毛细血管扩张和支气管收缩，临床表现为颜面以至全身皮肤潮红，眼结膜充血，头痛、头晕、心悸、脉数、胸闷，有的患者恶心、呕吐、腹泻、乏力，烦躁不安或呼吸困难。由于鱼在烹调过程中，总要搭配些作料或其他食物，而上述种种中毒现象，往往被认为是食物相克。

🍎 鲤鱼

▪ 营养成分

鲤鱼鳞有十字纹理，尾鳍有红色。肉含蛋白质（约 20%）、脂肪、碳水化合物、维生素 A、维生素 B_1、维生素 B_2、维生素 C、烟酸等，以及矿物质钙、磷、铁。另含组织蛋白酶及十几种游离氨基酸（为美味的主要成分）。

▪ 食物药性

鲤鱼性味甘平无毒，具有利水消肿、安胎通乳的功效，可治咳逆上气，反胃吐食，妊娠水肿，胎动不安。

▪ 不宜同食

🍎 1. 鲤鱼—狗肉

《金匮要略》云："鲤鱼不可合犬肉食之。"《饮膳正要》云："鲤鱼不可与犬肉同食。"（参阅"狗肉"条）

🍎 2. 鲤鱼—小豆藿

《金匮要略》云："鲤鱼不可合小豆藿食之。"

【评析】藿即叶子，小豆叶嫩时可食，以藿作食，近世已不多见。李时珍曰："小豆利小便，而藿止小便，与麻黄发汗而根止汗意同，物理之异如此。"鲤鱼能利水消肿，而豆藿与鲤鱼功效相反，故不宜配食。

🍎 3. 鲤鱼—赤小豆

《饮膳正要》云："小豆不可与鲤鱼同食。"

【评析】赤小豆甘酸咸冷，具有下水肿、利小便、解热毒、散恶血的功效，而鲤鱼亦能利水消肿，二者同煮，利水作用更强。食疗中以鲤鱼赤小豆汤治肾炎水肿，系针对患者，正常人不可服用。

🍎 4. 鲤鱼—咸菜

【评析】鱼类的肉属于高蛋白食品。咸菜在腌制过程中，其含氮物质部分转变为亚硝酸盐，当咸菜与鱼一起烧煮时，鱼肉蛋白质中的胺类化合物与亚硝酸盐化合为亚硝胺，这是一种致癌物质，可引起消化道癌症，故鱼与咸菜不宜配食。

鲫鱼

■ 营养成分

鲫鱼又名鲋鱼，肉含蛋白质、脂肪（少量）、钙、磷、铁及维生素 A、维生素 B 等。

■ 食物药性

鲫鱼甘温无毒，具有补虚羸、益五脏、消水肿、解热毒的功效，可治诸疮肿毒、肠风下血。

■ 不宜同食

1. 鲫鱼—猪肉

《饮膳正要》云："鲫鱼不可与猪肉同食。"

【评析】猪肉性味酸冷微寒，鲫鱼甘温，性味功效略有不同。如作为两样菜，偶食无妨，若合煮或配炒，则不相宜，因二者生化反应，恐不利于健康。同时，鱼类皆有腥味，一般不与猪肉配食。

2. 鲫鱼—野鸡

《金匮要略》云："鲫鱼不可合猴、雉肉食之。"《本草纲目》引述："鲫鱼和蒜食少热，同砂糖食生疳虫；同芥菜食成肿疾，同猪肝、鸡肉、雉肉、鹿肉、猴肉食生痈疽。"

【评析】大凡鱼类与禽类，不宜合食（指同煮），主要因其生化反应复杂，有些机制尚不明确，余详见"鸡肉—鲤鱼"条。

3. 鲫鱼—砂糖

《饮膳正要》云："鲫鱼不可与糖同食。"《本草纲目》引述："鲫鱼同砂糖食，生疳虫。"

【评析】白砂糖甘寒冷利；赤砂糖性甘温未经提纯，含铁、锰、锌、铬等微量元素及维生素 B_2、烟酸、胡萝卜素等，营养价值高于白糖；饴糖经粮食发酵用麦芽促使糖化而成，含有多种酶类（淀粉酶、蛋白分解酶、酯化酶、转化糖酶）及磷酸、乳酸、维生素 B 等。各种糖的成分性能有很大区别，究竟哪种糖不宜与鲫鱼同食，各书均无交代，但糖醋鱼为当世美馔，尽人皆知，未见不良后果。

说"生疳虫"恐属误解。如鲫鱼洗濯不净，又烹调不熟，寄生虫污染，小儿食后"生疳虫"亦非罕见。

鲇鱼

■ 营养成分

鲇鱼又名鳀鱼、鳠等，约含蛋白质 14.4%，脂肪含量高于一般鱼类，每 100 克鱼肉中含有 20.6 克脂肪，还含有维生素 A、维生素 B_1、维生素 B_2、烟酸及矿物质钙、磷、铁等。

■ 食物药性

鲇鱼肉性味甘温，具有疗水肿、利小便的功效，可治口眼㖞斜（颜面神经麻痹）及五痔、下血、肛痛。

■ 不宜同食

1. 鲇鱼—鹿肉

《金匮要略》云："鳀鱼不可合鹿肉生食，令人筋甲缩。"
【评析】参阅"鹿肉"条。

2. 鲇鱼—野鸡

《饮膳正要》云："野鸡不可与鲇鱼同食，食之令人生癫疾。"
【评析】参阅"野鸡"条。

3. 鲇鱼—牛肝

《本草纲目》引述：苏颂曰："鲇鱼肉不可合牛肝食，令人患风噎涎。"
【评析】参阅"牛肝"条。

黄鱼

黄鱼又名鳣鱼、蜡鱼。李时珍曰："鳣出江、淮、黄河、辽海深水处，无鳞大鱼也，其状似鲟。小者近百斤，大者长二三丈至一二千斤，脂肉相间，色黄如蜡。煮炙作鲊皆美。"

■ **营养成分**

黄鱼含蛋白质、脂肪、碳水化合物、维生素（维生素 B_1、维生素 B_2、烟酸等），矿物质钙、磷、铁等，及多种氨基酸、酶类。

■ **食物药性**

黄鱼肉甘平有小毒，能利五脏，使人美润，多食难克化，令人生痰热。

■ **不宜同食**

🍎 **黄鱼—荞麦面**

《食疗本草》云："黄鱼不可与荞麦同食，令人失音也。"

《饮膳正要》云："黄鱼不可与荞麦面同食。"

【评析】荞麦面气味甘平而寒。《食疗本草》云："荞麦难消，动热风，不宜多食。"孙思邈也说："荞麦面酸，微寒，食之难消，久食动风，不可合黄鱼食。"可见荞麦性寒，黄鱼多脂，都是不易消化之物，故不宜同食。

🫑 **鳗鱼**

■ **营养成分**

鳗鱼又名鳗鲡鱼、白鳝，每100克肉约含蛋白质19克、脂肪7.8克，维生素 A、维生素 B_1、维生素 B_2、维生素 C、烟酸等，以及矿物质钙、磷、铁等；其肌肉中还可分离出肌肽和鹅肌肽。鳗鱼肝中含丰富的维生素 A、维生素 B_1、维生素 B_2，营养、药用价值均较高。

■ **食物药性**

鳗鱼性味甘平，有毒 [苏颂曰：鳗虽有毒，以五味煮羹，能补虚损及久病劳瘵（zhài，肺结核，虚劳病）]，具有暖腰膝、杀诸虫、起阳、疗湿的功效，可治骨蒸痨嗽、传尸疰气（指肺结核的传染）。新近食疗方书中，多认为鳗鱼肉有抗结核菌物质存在，提倡结核病患者多食鳗鱼，作为辅助治疗。

■ **不宜同食**

🍎 **1. 鳗鱼—牛肝**

《中国民历》附《食物相克中毒图解》中列为相克食物。

【评析】《本草纲目》记载鳗鱼肉有毒，主要是其中某些生物活性物质对人体产生一定不良作用。牛肝营养丰富，所含生物活性物质极为复杂。二者同食更易产生不利于人体之生化反应。偶尔食之可能无妨，多食、常食必然有害。余详见"鲇鱼—牛肝"条。

🍎 2. 鳗鱼—银杏

《本草纲目》云："鳗鱼与银杏同食，患软风。"

【评析】参阅"银杏—鳗鱼"条。

🍎 鳝鱼

《本草纲目》将鳝鱼作鱓，又名黄旦。

■ 营养成分

鳝鱼肉含蛋白质约 18.8%，并含脂肪、钙、磷、铁、维生素 B_1、维生素 B_2、烟酸及多种微量元素。

■ 食物药性

鳝鱼肉性味甘，大温，具有补中益血、补虚损羸瘦的功效，可除腹内冷气，妇人产后宜食，因黄鳝温补之力较强。

■ 不宜同食

🍎 黄鳝—犬肉、犬血

《金匮要略》云："鳅鳝不可合犬血食之。"（〔清〕吴谦注云：助热动风，合食不宜）《本草纲目》云："鳝鱼不可合犬肉、犬血食之。"

【评析】犬肉、犬血，皆有温热动火、助阳之性，黄鳝甘而大温。陶弘景曰："黄鳝性热能补，时行病后食之，多复。"指能使旧病复发。二者同食，温热助火作用更强，不利于常人；且黄鳝有腥气，更不能与狗肉同煮。近世亦无此烹调习惯。古代人从二者合食中必有教训，故笔之于书。

另外，有毒的黄鳝易被误认为食物相克。一般黄鳝无毒，味道鲜美，但在下述两种情况下则有毒：一是水域污染，水中有毒物质在黄鳝体内积聚，达到一定浓度，人如误食，轻则致病，重则丧命。二是组胺中毒，黄鳝体内蛋白质含量很高，其中有游离的组氨酸，黄鳝死后，由于微生物的生长繁殖形成大量组氨酸脱羧酶，组氨酸在脱羧酶催化下，发生脱羧反应而形成组胺。人吃了含组胺的黄鳝也会中毒。人们若在进食有毒黄鳝时配食其他食物，则很容易误认为食物相克。不仅黄鳝，其他鱼类亦有类似情况。

🍎 鳖肉

■ 营养成分

鳖又名甲鱼、团鱼。鳖肉含蛋白质、脂肪、糖类、维生素 A、维生素 B_1、维生素 B_2、烟酸，钙、铁、磷以及其他微量元素。鳖甲含碘质、维生素 D、角蛋白、动物胶等。

■ 食物药性

鳖肉甘平无毒，苏颂曰："久食性冷，损人。"李时珍引《三元参赞书》言："鳖性冷，发水病。"鳖肉具有补阴补虚、去血热、治虚劳的功效，可疗骨蒸咳嗽、腹中积热及寒湿脚气。

■ 不宜同食

🍎 1. 鳖肉—苋菜

《金匮要略》云："鳖肉不可合苋菜食之。"吴谦注云："龟鳖皆与苋菜相反，若合食，必成鳖瘕。"《饮膳正要》云："苋菜不可与鳖肉同食。"

【评析】《本草纲目》云："苋菜味甘，性冷利（利，滑的意思），令人冷中损腹。"鳖肉亦性冷，二者同食难以消化，可形成肠胃积滞。又：鳖瘕，近乎现代医学所说的肝脾肿大与中医学所说的"痞块"。可能由苋菜与鳖肉中的生化成分所产生之不良作用引起。机制尚待进一步研究。

🍎 2. 鳖肉—猪肉、兔肉、鸭肉

《本草纲目》引述孙思邈言："鳖肉不可合猪、兔、鸭肉食，损人。"

【评析】猪、兔、鸭之肉皆属寒性，鳖肉性冷，故不宜配食。参阅"猪肉""鸭肉"诸条。

🍎 3. 鳖肉—鸭卵

《金匮要略》云："鸭卵不可合鳖肉食之。"

【评析】鸭卵甘咸微寒，〔清〕吴谦在此条下注云："二物性寒发冷气，不可合食。"从食物药性学角度观之，二物皆属凉性，素质虚寒之人，尤忌合食。

4. 鳖肉—芥末

《本草纲目》引述孙思邈言："鳖肉不可合芥子食，生恶疮。"

【评析】芥子气味辛热，能温中利气，白芥子辛烈更甚，与鳖肉同食，冷热相反，于人不利。故食鳖肉不宜加芥末作为调料。参阅"兔肉"条。

虾

■ 营养成分

虾，分为淡水虾、海虾（对虾、龙虾）等。虾内含蛋白质（约20.6%）、脂肪（约0.7%）、糖类（约0.2%），维生素 A、维生素 B_1、维生素 B_2、烟酸，磷、钙及多种微量元素铜、铁、锌、砷等，其肌体中含原肌球蛋白、副肌球蛋白等成分。

■ 食物药性

河虾性味甘温，海虾甘咸而温，具有补肾兴阳、息风、通乳的功效，治癣疥、风瘙身痒，下乳汁，治阳痿。

■ 不宜同食

1. 虾—猪肉

李时珍曰："虾与猪肉食令人多唾。"

【评析】参阅"猪肉"条。

2. 虾—鸡肉

《饮膳正要》云："虾不可与鸡肉同食。"

【评析】虾与鸡肉性味甘温，又皆能温中补虚，食物药性并无相反机制。《本草纲目》引述孟诜言："虾性水田及沟渠者有毒。"如水质受污染而有毒，其中之鱼虾为毒物携带者，如此，虾与其他物配食，则会中毒，易误为食物相克。《饮膳正要》所记，可能属于这种情况。近世常见炒鸡丁配虾仁，或海米配菜，沃以鸡汤，并未见不良反应。此条似不可信。

3. 虾肉—富含维生素 C 的食物

【评析】维生素 C 是烯醇式结构物质。虾肉所含的砷是五价砷，遇到维生素 C，就会还原为三价砷。五价砷无毒，三价砷（砒霜）有剧毒。所以，河虾不宜与番茄等富含维生素 C 的蔬菜配炒。

蟹

■ 营养成分

蟹有河蟹、海蟹之分，其肉含蛋白质（约 14%）、脂肪、钙、磷及某些微量元素，含维生素 A（每 100 克蟹肉含 230U）、维生素 B_1、维生素 B_2、烟酸等，还有多种生物活性物质、酶类。

■ 食物药性

蟹肉性味咸寒，有小毒（陶弘景曰："蟹霜前有毒，系食水莨所致，人中之，不疗多死"），具有养筋益气、解结散血、清诸热、调胃气、理经脉、续筋骨、疗漆疮、解诸毒的功效。

■ 不宜同食

1. 蟹—柿

《饮膳正要》云："柿梨不可与蟹同食。"《本草纲目》云："蟹不可同柿及荆芥食，发霍乱动风，木香汁可解。"

【评析】从食物药性看，柿、蟹皆为寒性，二者同食，寒凉伤脾胃，素质虚寒者尤应忌之；就营养成分而言，柿中含鞣酸，蟹肉富含蛋白质，二者相遇，凝固为鞣酸蛋白，不易消化且妨碍消化功能，使食物滞留于肠内发酵，会出现呕吐、腹痛、腹泻等食物中毒现象。

2. 蟹—梨

《饮膳正要》云："柿梨不可与蟹同食。"

【评析】梨味甘微酸、性寒，陶弘景《名医别录》云："梨性冷利，多食损人，故俗谓之快果。"又，民间有食梨喝开水可致腹泻之说。由于梨性寒凉，蟹亦冷利，二者同食，伤人肠胃。

3. 蟹—花生仁

【评析】花生仁性味甘平，脂肪含量高达约 45%，油腻之物遇冷利之物易致腹泻，故蟹与花生仁不宜同时进食，肠胃虚弱之人，尤应忌之。

🍎 4. 蟹—茄子

【评析】茄性甘寒，《本草纲目》云："茄性寒利，多食必腹痛下利。"蟹肉有冷利寒凉之性，故茄与蟹同食，易伤肠胃。

🍎 5. 蟹—泥鳅

【评析】《本草纲目》云："泥鳅甘平无毒，能暖中益气，治消渴饮水，阳事不起。"可见其性温补，而蟹性冷利，功能与此相反，故二者不宜同吃。其生化反应亦不利于人体。

🍎 6. 蟹—香瓜

【评析】香瓜即甜瓜，性味甘寒而滑利，能除热通便。与蟹同食，有损肠胃，易致腹泻。

🍎 7. 蟹—冰

【评析】冰指夏季冷饮如冰水、冰棒、冰激凌等寒凉之物，使肠胃温度降低，与蟹同食，必致腹泻。故食蟹后不宜饮冰水。

🍎 田螺

■ 营养成分

田螺含蛋白质（约10.7%）、脂肪、糖类、维生素A、维生素B_1、维生素B_2、维生素D、烟酸及钙、磷、铁等营养成分。

■ 食物药性

螺肉性味甘、大寒、无毒，能清热解毒，退黄疸，止消渴，治肠风下血，疗疮恶肿。

■ 不宜同食

🍎 1. 田螺—猪肉

【评析】猪肉酸冷寒腻，田螺大寒，二物同属凉性，且滋腻易伤肠胃，故不宜同食。

🍎 2. 田螺—木耳

【评析】 木耳性味甘平，除含有蛋白质、脂肪、维生素、矿物元素（钙、铁、磷）之外，还含有磷脂、甾醇、植物胶质等营养成分。这些类脂质及胶质，会与田螺中的一些生物活性物质起不良反应，从食物药性来说，寒性的田螺遇上滑利的木耳，不利于消化，故不宜同食。

🍎 3. 田螺—蛤

【评析】 蛤有多种，如海蛤、文蛤、蛤蜊等，性味大多咸寒或咸冷，不宜与螺配食，亦不宜多食。另外，有些贝类由于摄食有毒藻类，往往含有一种神经毒，称为石房蛤毒素。人食蛤肉后，毒素迅速被释放，引起麻痹性中毒，极易被误以为食物相克。

🍎 4. 田螺—香瓜

【评析】 田螺大寒，香瓜冷利，有轻度导泄作用，二者皆属凉性，有损肠胃，食田螺后不宜马上吃香瓜，更不宜同食。

🍎 5. 田螺—冰

【评析】 冰制品能降低人的肠胃温度，削弱消化功能，田螺性寒，食田螺后饮冰水，易致消化不良或腹泻。

三 蛋、奶类

蛋类与乳品，在人们日常饮食中是蛋白质的重要来源。蛋类主要是鸡蛋，其次是鸭蛋、鹅蛋，近年来鹌鹑蛋已列入食谱。奶类主要是牛奶，其次是羊奶，马奶只是在牧区才常见。蛋与奶中的蛋白质都是完全蛋白，人体容易吸收。至于不同蛋类或奶类所含的其他营养物质如脂肪、维生素、微量元素等，基本上大同小异。

蛋类与鲜奶中都含有复杂的生物活性物质。如蛋清中有多种不同的蛋白质——卵白蛋白、卵球蛋白、伴清蛋白、抗生物素蛋白等。其中抗生物素蛋白能影响体内维生素 H 的作用，引起毛发脱落或局部发炎；抗酶素蛋白能降低各种酶素的正常作用。鲜奶中主要蛋白质是酪蛋白与乳清蛋白（α- 乳白蛋白、β-

乳球蛋白及其他蛋白质）。上述这些蛋白质，在生化反应中非常活跃，很容易与其他食物中的某些成分发生生化反应。它们对 pH 值和温度的变化也特别敏感。

 鸡蛋

■ 营养成分

鸡蛋含蛋白质约 14.7%，包含了人体必需的八种氨基酸，属于完全蛋白。由于它与人体蛋白质组成相近，所以吸收率高达 99.7%。鸡蛋脂肪含量约为 11.6%，主要在蛋黄里，含卵磷脂、甘油三酯、胆固醇和蛋黄素。维生素 A、维生素 B_2、维生素 B_6、维生素 D、维生素 E 也集中在蛋黄里。此外，还含有多种矿物质如钙、磷、铁等，其中铁的含量多于牛奶。生蛋清中还含有多种酶类及生物活性物质，煮熟后多失去了活性。

■ 食物药性

全蛋气味甘平，具有除热解毒、镇心止惊、安五脏、益产妇、缩小便、止耳鸣的功效；蛋白甘，微寒，能除心下烦热，治目热赤痛，疗黄疸，解丹毒，去面黯，悦颜色；蛋黄甘温，能除烦热，止呕逆，补阴血，解热泪盈眶毒，定心安神。中药方剂"黄连阿胶鸡子黄汤""大定风珠"中皆用之。

■ 不宜同食

1. 鸡蛋—兔肉

《本草纲目》云："鸡蛋同兔肉食成泻痢。"

【评析】兔肉性味甘寒冷酸，鸡蛋甘平微寒。二者各有一些生物活性物质，若同炒共食，则易产生刺激胃肠道的物质而引起腹泻，故不宜同食。

2. 鸡蛋—鲤鱼

《本草纲目》云："妊妇以鸡子鲤鱼同食，令儿生疮。"

【评析】鸡蛋与鲤鱼配食，生活中不太多见，因鱼类有腥气，与鸡蛋同烧易生异味。作为两种菜肴同吃，亦为常事。如红烧鱼、炒鸡蛋，未见有相克现象。至于孕妇将"蛋鲤同食，令儿生疮"之说，恐属误解。因婴儿生疮之原因甚多，如本身免疫力弱、卫生条件差、细菌病毒的侵袭、皮肤感染等。若归咎于孕期饮食，并无规律可循。

🍎 3. 鸡蛋—生葱、蒜

《本草纲目》云："鸡子合葱蒜食之，气短。"

【评析】葱、蒜皆辛苦温之品。《本草纲目》云："寇宗奭曰：葱主发散，多吃昏人神。"又，朱震亨曰："大蒜属火，性热喜散。"葱、蒜有特殊气味，皆因含有挥发性物质，有刺激性，能使局部血管扩张，故其性热。鸡蛋甘平性凉，有滋阴镇静作用。葱、蒜与鸡蛋在性味、功效上皆不相合。

至于"气短"，系指个别对刺激性食物或某些蛋白质有过敏现象之人（支气管炎或过敏性支气管哮喘患者）被诱发了哮喘。"鸡蛋与葱蒜合食，令人气短"，此条疑为古人误解。炒鸡蛋加葱，乃司空见惯，一些地区农家鸡蛋、蒜（鸡蛋煮熟去壳，与蒜同捣，加麻油、盐）配食也属常见，并未见有不良后果。

🍎 4. 鸡蛋—豆浆

【评析】豆浆性味甘平，含植物蛋白、脂肪、碳水化合物、维生素 B_1、维生素 B_2、烟酸，矿物质钾、钠、钙、磷、铁等，又含皂苷、胰蛋白酶等，这些成分与鸡蛋中的部分生物活性物质相遇，则发生反应，如蛋清中的卵黏蛋白与豆浆中的胰蛋白酶结合后，则失去营养成分，降低了营养价值。

🫑 牛奶（包括羊奶、马奶）

■ 营养成分

牛奶为完全蛋白质食品，其中约 40% 为乳酪蛋白，其次为乳清蛋白（含硫量比例相当于鸡蛋清），乳糖含量为 5%，奶油中含维生素 A、维生素 D 较多。此外，还含有维生素 B_1、维生素 B_2、维生素 B_6、维生素 C、烟酸等。在人体必需的氨基酸中，牛奶含蛋氨酸和赖氨酸尤为丰富，这些都是植物蛋白所缺乏的。

■ 食物药性

牛奶性甘微寒，具有补虚羸、止消渴、养心肺、解热毒的功效，可治反胃热哕、病后虚弱，又能润肠止痢，除黄疸，解诸毒。

■ 不宜同食

🍎 1. 牛奶—酸性饮料

《本草纲目》引述陶弘景言曰："牛奶与酸物相反。"

【评析】牛奶是一种胶体混合物，具有两性电解质性质，即在酸性介质中以复杂的阳离子态存在，在碱性介质中以复杂的阴离子态存在，在等电离点时（pH 值为 4.6）以两性离子态存在。蛋白质在等电离时溶解度最小（鲜牛奶的 pH 值一般在 6.7 ~ 6.9），如 pH 值下降到 4.6 时，酪蛋白就会沉淀。凡酸性饮料，都会使牛奶的 pH 值下降，使牛奶中的蛋白质沉淀而凝结成块，不利于消化吸收。所以，牛奶中不宜加酸性饮料，如酸梅汤、橘汁、柠檬汁等。同样，在冲食奶粉时也不宜加酸梅晶、山楂晶等作为调味品或共饮。

🍎 2. 牛奶加热—糖

【评析】牛奶为完全蛋白，其中的赖氨酸在高温下能与果糖生成果糖基赖氨酸，这是有毒物质，会对人体产生危害。所以，在煮牛奶时，不宜预先加糖，应在煮沸后，稍稍冷却，再加糖为好。

四 蔬菜类

蔬菜是人体所需维生素和无机盐的重要来源，蔬菜中的纤维素，对人体也有一定的生理意义，如防癌、降血脂、通便等。

就维生素来说，日常膳食中几乎 90% 以上的维生素 A、95% 以上的维生素 C、30% ~ 40% 的维生素 B 都是由蔬菜提供的。维生素是维持人体正常生理功能所必需的营养物质，一旦缺乏，就会使代谢紊乱而引起各种疾病。维生素缺乏的原因，除了偏食、机体吸收障碍和长期不合理的烹调习惯之外，就是含维生素的食物之间的相克和拮抗所造成的维生素的损失和破坏。由于每一种维生素都有自己的生化特性（化合、分解、转化）和特定的理化环境（如光、热、酸、碱），这就使得各种维生素之间，食物之间，维生素、食物与人体之间，发生着复杂的生理、生化作用。这些作用，有的提高了维生素的营养价值，可谓之"协同"；有的破坏维生素的生理活性，可以说是"相克"。

下举几例：如维生素 A（或胡萝卜素）与食物中的维生素 C、维生素 E、磷脂及其他抗氧化剂共存时，则可以增加维生素 A 本身的稳定性，使其免遭氧化破坏，从而提高了营养价值，这可以说是协同的例子。维生素 C 遇碱性物质则易被破坏，在酸性环境中即使遇热亦相当稳定。但一碰到铜离子或含有铜酶的食物，则迅速氧化而被破坏。就目前所知，至少有五种酶系统能促使维生素 C 加速氧化和破坏，它们是抗坏血酸氧化酶、过氧化物酶、多酚氧化酶、细胞色素氧化酶和漆酶。其中，除过氧化物酶外，全是含铜金属酶。这些酶一般在蔬菜中（特别是黄瓜和白菜中）含量较多。又如，当服用维生素 C 时，若多食含维生素 B_2 的食物，则维生素 B_2 能将维生素 C 氧化，而维生素 B_2 自身还原，使二者同时失去生理活性，失去了营养价值，这都是相克的例子。所以，烹调蔬菜时，应注意合理搭配，利用其协同关系，避免其相克配伍。

再说无机盐。蔬菜中含钾、钠、钙、镁、磷、铁等多种无机盐类，其中以钾的含量最多，钙、磷、镁也很丰富。所以，蔬菜是人体所需无机盐的重要来源。无机盐对维持人体的酸碱平衡十分重要。在日常膳食中，富含蛋白质食物（如鸡、鱼、肉、蛋、豆类）所含的硫和磷较多，它们在体内代谢、转化的终末产物多呈酸性，所以称为成酸性食物，可使血液的 pH 值趋向酸性；而蔬菜中含有大量的钾、钠、钙、镁等元素，它们在体内代谢、转化的终末产物多呈碱性，故称为成碱性食物，可使血液 pH 值趋向碱性。膳食中成酸性食物与成碱性食物之间最好形成一定比例，有利于人体维持酸碱平衡，保持正常的 pH 值（正常情况下，人体血液的 pH 值为 7.35～7.45），但人们在日常生活中很难做到这一点。当饮食、疾病、发热或失水导致酸碱平衡失调而不甚严重时，人体的调节系统（缓冲系统）便可自行纠正。

蔬菜中也有些物质妨碍无机盐的利用和吸收，那就是植酸、草酸、磷酸等有机酸及其盐类。若将含草酸、植酸多的蔬菜（如菠菜、蕹菜、苋菜等）与富含钙、铁等的其他食物同时摄食，将使混合食物中铁和钙的吸收率大大降低。因为这些菜中的植酸、草酸、磷酸等有机酸与钙、铁离子相遇，则形成铁盐、钙盐沉淀，吸收率因而降低。反之，若将能促进铁吸收的蔬菜——富含维生素 C 的蔬菜（如辣椒、西红柿、卷心菜等）合理配食，将使铁的吸收量大大增加。

我们在日常膳食中，就是要利用这种协同关系避免食物相克，来提高食物的营养价值，增进我们的健康。

葱

■ 营养成分

葱含有蛋白质、脂肪、糖类、维生素（维生素 B_1、维生素 B_2、维生素 C、维生素 A 原），钙、铁、镁等无机盐，挥发油（葱辣素）、纤维素、黏液质、含硫化合物、水溶性果胶等成分。

■ **食物药性**

葱性味辛温，具有发散解表、利窍通阳、除风湿、解诸毒的功效，可通乳散结，治风寒感冒。

■ **不宜同食**

1. 葱—蜂蜜

《金匮要略》云："生葱不可共蜜食之，杀人。"《饮膳正要》云："生葱不可与蜜同食。"《本草纲目》引述孙思邈言曰："生葱同蜜食，作下痢。"

【评析】按古籍所载，葱与蜂蜜同食有两种后果；一是"食之杀人"，意思是说有剧毒；一是说"作下痢"，不过腹泻而已。关于第一种说法很可能是误解，蜂群采食有毒植物的花，酿成毒蜜，如同海中贝类采食毒藻而带毒是一样的道理。此蜜偶与葱同食因而中毒，误为相克。再看第二种说法，蜂蜜性味甘平，李时珍云："蜜，生则性凉，故能清热；熟则性温，故能补中。"其营养成分比较复杂，除含葡萄糖、果糖、蔗糖（共计 70% ~ 80%）、蛋白质、维生素、多种矿物质外，还含有机酸、乙酰胆碱和多种酶（氧化酶、过氧化酶、还原酶、淀粉酶、转化酶等）。葱与蜂蜜同食后，蜂蜜中的有机酸、酶类，遇到葱里含有的含硫氨基酸等，发生不利于人体的生化反应，或产生有毒物质刺激胃肠道，使人腹泻，故有"作下痢"之说。

又：蜂蜜甘缓濡润，能通大便，润燥结，若加辛温香窜之品，则导泄尤速。《本草纲目》载："蜜煎导法"（出张仲景《伤寒论》，炼蜜为挺纳肛门中，治伤寒阳明燥结，大便不通），加皂角、细辛末少许，其效尤速。皂角、细辛皆辛温香窜之药。葱性辛温，含挥发油，其气熏烈，与蜜同食，令人作痢，机制相同。

2. 葱—狗肉

《金匮要略》云："生葱和雄鸡、白犬肉食之，令人七窍经年流血。"

【评析】狗肉性热，助阳动火；葱性辛温发散，利窍通阳。二者配食，益增火热，素有鼻衄者，尤当忌之。

3. 葱—公鸡肉

《肘后备急方》云："雄鸡肉不可合生葱同食。"《本草纲目》云："鸡肉同生葱食，成虫痔。"

【评析】公鸡肉性味甘温，富含多种激素，中医历来认为是生风发火之物，其性偏热，可发诸病。生葱辛温助火。二者不宜同食。当今菜谱中，鸡肉烹炒，以葱、蒜为作料又属常见。只宜少加，不宜过量，否则易生火热而伤人。

4. 葱—枣

《金匮要略》云："枣合生葱食之，令人病。"《日华子诸家本草》云："枣与葱同食，令人五脏不和。"

【评析】枣，甘辛而热。孙思邈言曰："多食令人热渴膨胀，动脏腑，损脾元，助湿热。"葱性辛热助火。故二者不宜同食。

5. 葱—豆腐

【评析】豆腐中含钙，葱里有一定量的草酸，二者共煮，则结合为草酸钙，人体不易吸收。煮豆腐放葱后菜汤变为乳白色，就是草酸钙沉淀的缘故。所以烹调豆腐，只宜少放葱花，否则影响钙的吸收。

蒜

■ 营养成分

蒜含蛋白质、脂肪、糖、维生素 B、维生素 C，矿物质钙、磷、铁等，蒜中挥发油含量约为 2%，主要成分为大蒜素，为一种无色油状液体，有刺激性强臭，是一种植物杀菌素。新鲜大蒜中有含硫氨基酸、大蒜酶等成分，此氨基酸经蒜酶分解即产生大蒜素。

■ 食物药性

大蒜辛温有小毒，能下气、健胃、杀菌、止痢、驱虫。

■ 不宜同食

1. 大蒜—蜂蜜

《医宗金鉴》云："葱蒜皆不可共蜜食，若共食令人利下。"

【评析】大蒜辛温有小毒，性热，其所含辣素与葱相近，性质亦与蜜相反。《金匮要略》云："独颗蒜更甚。"故不宜与蜜共食。参阅"葱—蜂蜜"条。

2. 大蒜—狗肉

《本草纲目》云："狗肉同蒜食损人。"

【评析】详见"狗肉—大蒜"条。

3. 大蒜—鸡肉

《金匮要略》云："鸡不可合葫蒜食之。"

【评析】详见"鸡肉—大蒜"条。

韭菜

■ 营养成分

韭菜含蛋白质、脂肪、碳水化合物，维生素 B_1、维生素 B_2、维生素 C，胡萝卜素（含量高于一般蔬菜），矿物质钙、磷、铁，纤维素、挥发性油和含硫化合物。

■ 食物药性

韭菜味辛，微酸，性温热，具有补虚益阳、温中下气、止泄精、暖腰膝、壮肾阳、消瘀血的功效。

■ 不宜同食

1. 韭菜—蜂蜜

《金匮要略》云："食蜂蜜后，四日内食生葱韭，令人心痛。"《食疗本草》云："韭不可与蜜及牛肉同食"。

【评析】韭与葱、蒜同科同属（百合科葱属），性皆辛温而热，又均含大蒜素和硫化物，皆与蜂蜜相反，不可同食。

2. 韭菜—白酒

《金匮要略》云：饮白酒、食生韭令人增病。《饮膳正要》云："韭不可与酒同食。"

【评析】白酒甘辛微苦，性大热，含乙醇 60% 左右，1 克乙醇在体内燃烧，产生热量约 30 焦耳（1 卡 =4.184 焦耳），乙醇在肝内代谢，嗜酒者可引起酒精性肝炎、脂肪肝及肝硬化。酒性辛热，有刺激性，能扩张血管，使血流加快，又可引起胃炎和溃疡复发；韭菜性亦属辛温，能壮阳活血。食生韭饮白酒，不啻火上加油，食久动血，有出血性疾病的患者，尤为禁忌。

🍎 3. 韭菜—牛肉

《证类本草》《日华子诸家本草》云："韭不可与蜜及牛肉同食。"

【评析】牛肉甘温，补气助火，韭菜辛温，动火动血，故不可同食。参阅"牛肉"条。

🫑 薤

百合科，葱属，多年生草本，有葱、蒜气味，可作调味品，我国南方各省常有栽培。野生者也称野薤、野蒜、薤白头，入中药，也可作菜肴。

■ 营养成分

薤含蛋白质、挥发油、维生素、矿物质，与蒜略同，含蒜氨酸、甲基蒜氨酸、大蒜多糖等。

■ 食物药性

气味辛温，具有除寒热、去水气、温中助阳、补虚解毒的功效，可治久痢冷泄。

■ 不宜同食

🍎 薤—牛肉

《日华子诸家本草》云："薤不可与牛肉食，令人作癥瘕。"

【评析】葱、韭、薤、蒜，同科同属，性皆辛温，惟薤尚有补虚功能。杜甫咏薤诗云："束比青刍色，圆齐玉箸头；衰年关膈冷，味暖并无忧。"盖言其温补。牛肉甘温性热。二者同食，动火且难消化。参阅"牛肉"条。

🫑 芥菜

芥菜又称腊菜，茎叶可腌制咸菜，亦可生食。子可作齑粉；白芥子大，可入药；雪里蕻也是芥菜的一种。

■ 营养成分

芥菜含蛋白质、脂肪油、黏液质、芥子苷、芥子酶、芥子碱等。其脂肪油酸约占37%，主要成分为芥酸、花生酸、甘油酯及少量亚油酸甘油酯。芥子苷经酶水解，产生异硫氰酸、丙烯酸酯、芥子油、葡萄糖及硫酸氢钾；芥子碱又可以氢氧化钡水解，生成芥子酸和胆碱。

■ **食物药性**

芥菜茎叶气味辛温，能利九窍，明耳目，温中止咳，通肺豁痰，利膈开胃。芥子气味辛热，能同利五脏、温中散寒，治胃寒吐食、肺寒咳嗽，消痈肿，破瘀血，除风寒气痛。

■ **不宜同食**

🍎 1. 芥菜—鲫鱼

《本草纲目》引述孙思邈言曰："芥菜同鲫鱼食发水肿。"

【评析】鲫鱼甘温，其功能之一为消水肿、解热毒。因与芥菜同食，反而发水肿。其过不在鲫鱼而在芥菜。芥菜辛辣，气窜，生食者少，腌食者多，腌菜盐重味咸。水肿患者肾功能不全，过食咸物则易复发，因盐分过高，钠离子加重肾脏负担，水钠潴留，以致水肿复发。又《本草纲目》云："芥菜辛温，归鼻，除肾经邪气。芥子辛热，归鼻，治腰疼、肾冷、肺寒咳嗽。"鼻为肺之窍，可见芥菜归肺、肾二经，其义甚明。中医脏象学说认为，水肿与肺、肾关系密切。芥菜与鲫鱼同食，生化反应中产生某些刺激性物质，进入肺、肾，特别是肾，使二脏宣导失常，亦可引发水肿。

🍎 2. 芥末—兔肉

《本草纲目》引述孙思邈言曰："芥同兔肉食成邪恶病。"

【评析】参阅"兔肉"条。

🍎 姜

■ **营养成分**

生姜含挥发油（油中主要成分为姜醇、姜烯、龙脑、枸橼酸、芳樟醇、桉树脑等）、姜辣素（油性的：姜烯酮；结晶性的：姜酮）、淀粉、树脂及多种氨基酸。

■ **食物药性**

生姜性味辛温，具有发表、散寒、止呕、解毒的功效；干姜辛温大热，温中暖肾，可治脾胃虚冷。

■ **不宜同食**

🍎 **生姜—兔肉**

【评析】参阅"兔肉"条。

🫑 **芫荽**

芫荽俗称香菜，又名胡荽，传说由西域引种。

■ **营养成分**

芫荽含蛋白质、脂肪、碳水化合物，矿物质钙、磷、铁等，维生素含量丰富，每 100 克约含胡萝卜素 3.77 毫克（较番茄、黄瓜高 10 多倍）、维生素 C 41 毫克（也较一般蔬菜高）以及维生素 B_1、维生素 B_2、烟酸等，又含挥发油、黄酮苷、右旋甘露醇等。

■ **食物药性**

芫荽辛温微毒，其气香窜，能消谷健胃，利肠通气，透疹解毒，但多食耗气，发病损人。

■ **不宜同食**

🍎 **芫荽—猪肉**

【评析】参阅"猪肉"条。

🫑 **芹菜**

《本草纲目》作"靳"，有水芹、旱芹之分，旱芹香气更浓，可入药，又称"药芹"。

■ **营养成分**

芹菜含蛋白质（约 2.2%），碳水化合物（约 10%），矿物质钙、磷、铁等，维生素 A 原、维生素 B_1、维生素 B_2、维生素 C、烟酸等，以及挥发油、芫荽苷、甘露醇、肌醇。

■ **食物药性**

芹菜气味甘平无毒，具有养精益气、去脑卒中后发热、除烦渴、消伏热、保血脉的功效，可治崩中带下。现代药学研究认为，芹菜有降压、利尿、镇静及健胃作用。

■ 不宜同食

1. 芹菜—黄瓜

【评析】黄瓜中含有维生素 C 分解酶，由于黄瓜作菜多是生食或凉拌，其中的酶并不失活，若与芹菜同食，芹菜中的维生素 C 将全被分解酶破坏，因而营养价值大大降低。

2. 芹菜—蚬、蛤、毛蚶、蟹

【评析】蚬、蛤、毛蚶、蟹等体内皆含有维生素 B_1 分解酶，此酶加热后虽然也会失效，但人们在食用海鲜时，喜欢生吃，或只用开水烫一烫，这些蛤贝体内的维生素 B_1 分解酶并未失活，若与芹菜同食，可将其中的维生素 B_1 全部破坏。但此酶遇酸会减弱其分解能力，所以进食蛤贝生鱼，可适当加醋，以保存维生素 B_1。

辣椒

辣椒又名番椒，有菜椒与一般辣椒之分。前者体大肉厚，不辣。辣椒又分多种，遍布全国，川湘食椒之风尤盛。

■ 营养成分

辣椒含蛋白质、糖类（菜椒尤多），铁、磷等矿物质，维生素 C 含量为蔬菜之冠，每 100 克青椒含维生素 C 高达 198 毫克，其他维生素也较丰富。

■ 食物药性

辣椒味辛辣性热，具有驱寒、行血、散风发汗的功效，可刺激食欲，增强消化功能。

■ 不宜同食

1. 辣椒—黄瓜

【评析】黄瓜含维生素 C 分解酶，辣椒富含维生素，二者同食，维生素 C 会大量被破坏，故不宜同食。

2. 辣椒—胡萝卜

【评析】胡萝卜除富含大量胡萝卜素外，亦含维生素 C 分解酶，不宜与辣椒同食，否则会使辣椒的营养价值降低。

🍎 3. 辣椒—南瓜

【评析】南瓜亦含维生素 C 分解酶，能破坏辣椒中的维生素 C，故二者不宜配食。

🍎 4. 辣椒—羊肝

【评析】参阅"羊肝"条。

🍎 莴苣

莴苣又称莴笋，《本草纲目》载列数种，有白苣、紫苣、苦苣之别，莴苣另列条目。生态、性味、吃法大同小异。

■ 营养成分

莴苣含蛋白质，碳水化合物，钙、铁、磷，维生素 A、维生素 B_1、维生素 B_2、维生素 C、烟酸等均较丰富。

■ 食物药性

莴苣性味苦冷微毒，具有利五脏、开胸膈、通乳汁、利小便、洁齿明目、利气杀虫的功效。

■ 不宜同食

🍎 1. 莴苣—乳酪

《金匮要略》云："白苣不可共酪食，作䘌虫 [䘌（nì）虫：小虫]。"《饮膳正要》云："莴苣不可与酪同食。"

【评析】莴苣可食部分为茎，五六月抽薹后，剥皮生食。李时珍曰："白苣、苦苣、莴苣，俱不可煮烹，皆宜生挼，去汁，盐醋拌食。"所以，莴苣又叫"生菜。"此菜在种植时，要求肥地，菜农常沃以粪水，人们在生食时，洗涤不净，易受寄生虫污染，如钩虫、蛔虫等。"作䘌虫"恐非与酪共食之故。然酪系油脂性食物，而莴苣性寒，二物同食，易导致消化不良，或腹痛、腹泻。《医宗金鉴》吴谦注云："白苣味苦性寒，乳酪味甘性热，一寒一热而成湿，湿则生虫，故曰不可食。"此言可供参考。

2. 莴苣—蜜

《饮膳正要》云："莴苣不可与蜜同食。"

【评析】蜜含蜡质，有润肠通便作用，且生蜜性凉，苦苣性冷，二者同食，不利肠胃，易致泻痢。

竹笋

■营养成分

竹笋蛋白质中，含有 16～18 种氨基酸，包括在蛋白质代谢过程中占重要地位的谷氨酸和具有维持蛋白质结构作用的胱氨酸，以及其他人体必需的氨基酸，如赖氨酸、色氨酸、苏氨酸、苯丙氨酸等；维生素有维生素 A 原、维生素 B_1、维生素 B_2、维生素 C 等；无机盐如钙、铁、磷、镁等，脂肪与糖的含量则较低，纤维素含量较多。因此，竹笋对中老年肥胖症与高脂血症患者是有益的食品。

■食物药性

竹笋味甘，性微寒，无毒，具有利膈下气、化热消痰、治消渴、利水道、益气、爽胃的功效。

■不宜同食

竹笋—羊肝

《日用本草》云："笋同羊肝食，令人目盲。"《中国民历》云：竹笋与羊肝相克。

【评析】羊肝性味甘苦而寒，含维生素丰富，每 100 克含有 29 900U，对维生素 A 缺乏而引起的夜盲症有治疗作用。中医认为，羊肝能补肝明目，乃从实践得出的结论。

竹笋，味甘微寒，与羊肝的功能、性味并无抵触之处，问题在于竹笋内存在一些生物活性物质，在与羊肝同炒时，产生了某些有害于人体的物质或破坏了其中的营养素（如维生素 A）。竹笋与羊肝偶尔配食可能并无妨碍，如多食、常食则必然产生不良的后果。《本草纲目》引述赞宁（宋代杭州高僧，对竹极有研究，著有《笋谱》《物类相感志》等）云："凡食笋者，譬如治药，得法则益人，反是则有损。""食笋煮之宜久，生必损人。"可见竹笋在食前的炮制非常重要。久煮主要是破坏其中的某些生物活性物质，如酶类。竹笋配羊肝，令人目盲，可能与维生素 A 缺乏有关。

🫑 茄

■ 营养成分

茄含蛋白质、脂肪、糖，矿物质如钙、磷、铁等，以及维生素 A 原、维生素 B、维生素 C、维生素 P、纤维素、植物碱等。

■ 食物药性

茄性味甘寒，滑利，具有散血止痛、宽肠去瘀、消肿利尿的功效，可治肠风下血、热毒疮痈、跌扑青肿。

■ 不宜同食

🍎 茄—螃蟹

【评析】蟹肉性味咸寒，茄子甘寒滑利，二物同属寒性，共食有损肠胃，常导致腹泻，虚寒人尤应忌食。

🫑 黄瓜

■ 营养成分

黄瓜又名胡瓜，含蛋白质，并有多种游离氨基酸、糖类、苷类、维生素 A、维生素 B_1、维生素 B_2，矿物质钙、磷、铁等，还含有维生素 C 分解酶（此酶遇酸或热则减弱或失去活力）。

■ 食物药性

黄瓜性味甘寒有小毒，具有清热、解渴、利水的功效，可治小儿热痢、咽喉肿痛、汤火灼伤。

■ 不宜同食

🍎 1. 黄瓜—辣椒

【评析】辣椒的维生素 C 含量丰富，每克中约含有 185 毫克。黄瓜中含有维生素 C 分解酶，黄瓜生食此酶不失活性。二者同食，则辣椒中的维生素 C 被破坏，降低了营养价值。

🍎 2. 黄瓜—花菜

【评析】花菜中维生素 C 含量也较丰富，每 100 克约含 88 毫克。若与黄瓜同食，花菜中的维生素 C 将被黄瓜中的维生素 C 分解酶破坏，故不宜配炒或同吃。

🍎 3. 黄瓜—菠菜、小白菜

【评析】菠菜每 100 克含维生素 C 90 毫克，小白菜每 100 克含维生素 C 60 毫克，皆不宜与黄瓜配食，不然，将降低营养价值。

🍎 4. 黄瓜—西红柿

【评析】西红柿每 100 克含维生素 C 20 ~ 33 毫克，为保护其中的维生素 C，亦不宜与黄瓜配食或同炒。机制同前。

🍎 5. 黄瓜—柑橘

【评析】柑橘亦含维生素 C，每 100 克约含 25 毫克，做西餐沙拉时，有时亦配以黄瓜，碧玉金黄，色泽绚丽，但橘中的维生素 C 多被黄瓜中的分解酶所破坏。

🫑 南瓜

南瓜又名番瓜、倭瓜，种类繁多，形态各异。在中国北方有骆驼脖（长圆状）、磨盘瓜（扁圆形）、白南瓜（黄白色，相传来自印度，又称笋瓜）、桃南瓜（即金瓜）等。

■ 营养成分

南瓜含蛋白质、碳水化合物、矿物质（钙、磷、铁等）、维生素 B_1、维生素 B_2、维生素 C、烟酸、胡萝卜素、粗纤维、葫芦巴碱、腺嘌呤、精氨酸、天冬氨酸。含有的酶类如维生素 C 分解酶等。

■ 食物药性

南瓜甘温无毒，具有补中益气、健脾暖胃、杀虫解毒的功效。根据日本及中国医学界研究，认为南瓜能促进胰岛素的分泌，可作为糖尿病患者的理想食物，其中的粗纤维能够消除肠道的致癌物质亚硝胺，但由于南瓜含有维生素 C 分解酶，不宜与富含维生素 C 的蔬菜、水果配食。

■ 不宜同食

🍎 1. 南瓜—富含维生素 C 的蔬果（菠菜、油菜、西红柿、圆辣椒、小白菜、花菜）

【评析】由于南瓜含维生素 C 分解酶，故不宜同富含维生素 C 的蔬菜、水果同时吃。维生素 C 分解酶不耐热，南瓜煮熟后这种酶即被破坏。所以，南瓜宜煮熟食，不宜炒食，更不宜与番茄、辣椒等同炒。

🍎 *2. 南瓜—羊肉*

《本草纲目》云："南瓜不可与羊肉同食，令人肠胃气壅。"

【评析】南瓜补中益气，羊肉大热补形，两补同进，令人气壅。同食久食，则致胸闷腹胀，壅塞不舒。

🫑 胡萝卜

胡萝卜有红、黄、紫色诸种，色越红者，含维生素 A 原越多。

■ 营养成分

胡萝卜素含量丰富，每 100 克约含 3.62 毫克，相当于维生素 A 2015U，高于一般蔬菜。维生素 B_1、烟酸、叶酸含量较多。此外，含糖类，钙、磷等无机盐及果胶、甘露醇、木质素等，还含有维生素 C 分解酶。胡萝卜中的木质素、叶酸、胡萝卜素皆有提高免疫力或消除癌细胞的作用。由于维生素 C 分解酶的存在，胡萝卜亦不宜与富含维生素 C 的蔬菜、水果同食或烹炒。

■ 食物药性

胡萝卜甘微辛，性平，无毒，具有健脾补虚、宽中下气、清热解毒的功效。

《本草纲目》曰："胡萝卜下气补中，利胸膈肠胃，安五脏，令人健食。"《日用本草》曰："胡萝卜宽中下气，散胃中邪滞。"后世医家及民间又证实，胡萝卜能补气生血，适于久病虚损、气血亏虚者，故有小人参之称；对脾虚停食、食欲不振者，可宽中下气，增进食欲；又煎汤作饮，有清热透疹作用。因其气味微辛，故又有清透散热作用。

■ 不宜同食

🍎 胡萝卜—富含维生素 C 的蔬果（如菠菜、油菜、花菜、番茄、辣椒等，橘、柠檬、草莓、桃、梨、枣等）

【评析】维生素 C 分解酶也是一种氧化酶，凡是氧化酶多含有重金属离子，起传递电子的作用。前文在肉类中谈到猪肝不宜与富含维生素 C 的蔬菜相配，也提到金属离子问题——猪肝中的铜离子能加速维生素 C 的氧化，破坏维生素 C 的生理活性，降低食物营养价值。归根结底，还是一个重金属离子问题，所以，肝类皆不宜与富含维生素 C 的蔬菜相配。至于维生素分解酶，许多蔬菜、瓜果中都有，在黄瓜、南瓜、胡萝卜内含量较高。为了提高蔬菜的营养吸收，在食用时应适当注意合理搭配，但一些相克食物应避免同食。另外，维生素 C 分解酶不耐热，在 50℃时即被破坏。黄瓜凉拌时加点儿醋，醋可以减弱维生素 C 分解酶的活性，这对保护维生素 C 也有一定的作用。

🫑 金瓜

金瓜系南瓜的一种，又名桃南瓜，体形较小，皮色金黄，可供观赏，亦称看瓜。

■ 营养成分

金瓜含蛋白质、糖类（葡萄糖、蔗糖、多缩戊糖）、脂肪、大量胡萝卜素及维生素 B、维生素 C、葫芦巴碱、腺嘌呤、精氨酸、天冬素等。

■ 食物药性

金瓜性味甘寒无毒，具有下气平喘、清热利痰的功效。民间将此瓜配以生姜、饴糖，治疗支气管哮喘或老年慢性支气管炎。

■ 不宜同食

🍎 1. 金瓜—鲣鱼

【评析】鲣鱼即黑鱼，在《本草纲目》中又称为鳢鱼、鲖鱼，俗称为火柴头鱼。此鱼性味甘寒，功能下气利水，金瓜性亦甘寒，即二者同属寒性，故不宜同食，否则伤肠胃、损正气。药用常配以姜饴等辛温、甘温之品，以折其冷利之性。又金瓜与黑鱼皆含有复杂的生物活性物质与酶类，可能产生不利于人体的生化反应。机制有待进一步研究。

🍎 2. 金瓜—蟹

【评析】蟹肉性味咸寒，金瓜甘寒，二者皆属寒凉之性，同食有损肠胃。其余相克机制参见前条。

🍎 3. 金瓜—鳝鱼

【评析】黄鳝温中补气，金瓜甘寒下气，功用大不相同，同食则功用互相抵消，无益于身体。从营养成分来看，二者生化成分复杂，可能产生不利于人体之化合反应，故不宜同食。

🍎 4. 金瓜—虾

【评析】虾性甘温，能补肾兴阳。与金瓜不合者除性味功效外，也由于二者生化成分复杂，合食对人体不利。机制有待进一步研究。

🫑 菠菜

■ 营养成分

菠菜含蛋白质（约2.3%）、糖（约3.2%）、维生素（每100克菠菜含维生素C 31毫克），又含有胡萝卜素、维生素B_2、烟酸以及矿物质（铁、钙丰富）等。菠菜含草酸较多，对营养不利。

■ 食物药性

菠菜性味甘冷而滑，具有利五脏、通血脉、止渴润燥、下气调中的功效。

■ 不宜同食

🍎 菠菜—鳝鱼

【评析】《本草纲目》引述陈士良（南唐医学家，所著《食性本草》为著名食疗著作之一）："菠菜不宜与鳝同食，发霍乱。"鳝即鳝鱼，味甘大温，补中益气，除腹中冷气。菠菜性甘冷而滑，下气润燥，《本草纲目》云其："通肠胃热"，因此，二者性味、功效皆不相协调。而且鳝鱼油煎多脂，菠菜冷滑，同食易导致腹泻，其症状类似"发霍乱"的状态。

🫑 萝卜

萝卜又名莱菔，有红皮、白皮、青皮和长形、圆形等不同品种。各个品种的性能与所含成分大致相近。

■ 营养成分

萝卜含碳水化合物（如葡萄糖、失水戊糖），粗纤维，木质素，氨基酸（如蛋氨酸、组胺酸等）；维生素A、维生素B、维生素C等；无机盐类如钙、钾、磷、铁、锰、碘、硼、溴等；酶类如淀粉酶、苷酶、氧化酶、触酶等。此外，萝卜还含胆碱、葫芦巴碱、莱菔脑、氢化黏液素、硫脲类物质、芥子油等。

■ 食物药性

萝卜味辛甘，性平，微凉，具有下气消谷、去邪热、利五脏、消痰饮、宽胸膈、化积滞、散瘀血的功效，可治吞酸嗳气、吐衄下血。

▪不宜同食

🍎 1. 萝卜—胡萝卜（民间流传）

【评析】胡萝卜甘辛微温，性质偏补；萝卜甘辛微凉，性质偏利。胡萝卜与萝卜性味、功效不合，两者皆含有多种酶类，特别在生食或凉拌时，极易发生酶类的分解与变化，如萝卜中含有维生素C（每100克萝卜内含30毫克），胡萝卜里含有的维生素C分解酶易于将其氧化破坏而降低营养价值，仅此一例。

🍎 2. 萝卜—橘子

《中国食品报》载：橘子萝卜同食能诱发"甲状腺肿"。

【评析】参阅"橘子—萝卜"条。

🫑 蘑菇

蘑菇属于真菌门，担子菌纲，伞菌目，其品类繁多，如平菇、口蘑、草菇、鸡枞等。

▪营养成分

蘑菇为高蛋白、低脂肪食物，以口蘑为例，约含蛋白质35.6%、脂肪1.4%、糖类14%。其他营养物质也极为丰富，含有维生素B_1、维生素B_2、维生素B_6、维生素C、维生素D、维生素E、维生素K、烟酸、叶酸、维生素H、多种氨基酸、酶类，钙、磷、钾、钠等宏量元素和锌、铜、锰、碘、氟等微量元素，还含有粗纤维、蘑菇多糖等抗癌物质。

▪食物药性

蘑菇性味甘平，具有益肠胃、化痰理气、凉血解毒的功效。

▪不宜同食

🍎 蘑菇—野鸡

《饮膳正要》云："野鸡不可与胡桃、蘑菇同食。"《本草纲目》亦云："野鸡与菌、蕈、木耳同食，发五痔，立下血。"

【评析】野鸡肉性味酸而微寒，能补中益气，蘑菇甘平，能益肠胃，二者性味、功效并无矛盾。野鸡肉或鸡肉常用蘑菇配炒配炖，味道鲜美，未见不良后果。所谓"发痔下血"可能因以下情况：①李时珍曰："雉肉，诸家言其发痔下痢，人不可食"，即野鸡肉本身即能发痔疮，非系与蘑菇同食；②野鸡肉性味酸寒，烹炒时，多加入姜、椒、调料等辛辣刺激之物，皆可发痔；③蘑菇中有些毒菇，含有溶血毒素，误食导致出血（参阅"野鸡"条）。

五 果品类

《黄帝内经》曰："五谷为养，五果为助，五畜为益，五菜为充"，五果在古代指的是桃、李、杏、梨、枣，实际上是水果、干果的总称。水果含有人体所需要的各种营养素，如糖类、维生素、无机盐、有机酸、果胶等。

水果中的糖类有葡萄糖、果糖和蔗糖。葡萄、草莓等浆果内含葡萄糖较多，苹果、梨等含果糖最为丰富，这两种糖可直接被人体吸收利用，蔗糖在转化酶的作用下也可转化为葡萄糖、果糖。糖是人体热能的来源，机体每天所消耗的热能大都是通过糖代谢产生的。

水果中的维生素含量极为丰富，尤以维生素 C 含量最多，如鲜枣每 100 克含维生素 C 540 毫克，山楂每 100 克含维生素 C 80 毫克，柑橘、柚子、柿子、草莓等的维生素 C 含量都很丰富。此外，果品中的 B 族维生素和胡萝卜素含量也很可观。

在无机盐方面，枣、山楂含钙多，果脯、鲜枣含铁丰富，磷的含量以瓜子最多，如 100 克瓜子含磷高达 400～800 毫克。

维生素与无机盐的生理功能，在蔬菜中已经提及。至于水果中所含的果酸，是其他食物所没有的，果酸不仅能促进食欲，帮助消化，而且有些果酸可以抑制糖类转化为脂肪；果胶还可以协助机体排除多余的胆固醇，对预防血管硬化，甚有裨益。水果与食物相克的机制，大致与蔬菜相同。在食物药性上，有寒、热、温、凉之分，在性质、功效上也有相反相克之例。

再从水果的营养成分来看，它们都含有复杂的有机物质，其中的一些有机酸（鞣酸）易与其他食物中的蛋白质或无机盐类发生反应，生成不易溶解或难以吸收消化的物质（如鞣酸蛋白和其他络合物）。又如有些瓜菜（如黄瓜、胡萝卜、南瓜等）含有维生素 C 分解酶，水果中的维生素 C 一旦与之相遇，则容易被破坏而使营养价值大大降低。

古籍所载果品与食物相克条目中，有些很符合科学道理，有些则是以讹传讹，也有些至今机制不明，有待研究。今试加评析，以供大家参考。

李

李为中国古老果品之一，历代诗赋中题咏甚多，有红、紫、黄、绿等多种。目前市场上常见者有美人李（浙）、蜜李（闽）、秋李（辽）、玉皇李（皖）等。北京、四川省、山东省、河南省皆有名贵品种，风味极佳。

■ 营养成分

李含丰富的糖分、果酸及多种氨基酸（如甘氨酸、脯氨酸、丙氨酸等）。各种维生素、无机盐含量也很丰富。上述成分使李味道甜美，芳香四溢，风味隽永。

■ 食物药性

李性味甘酸微温，具有调中益肝的功效，可去骨间劳热。但不宜多食，多食则助湿生痰，酸温则易致血热。

■ 不宜同食

1. 李一鸡蛋

《饮膳正要》云："李子不可与鸡蛋同食。"

【评析】李性味甘酸微温，鸡蛋甘平，李能除骨间劳热，鸡蛋能除心下烦热，两物性味、功效并无抵触。《大明本草》云："李子多食，令人胪（腹部）胀发虚热。"民间亦谓，李多食损人，每致鼻衄。食李过量而致病，每归咎于同食之物，实属误解。

从食物药性讲，李性偏热。但《本草纲目》谓："李可去骨间劳热"，后世食疗方书中亦说，鲜李汁可治疗肺结核发热。古今医籍屡载，恐非虚构。盖李汁确有清除潮热之作用，但成分与机制尚不明。

2. 李一鲭鱼

【评析】鲭鱼肉含蛋白质、脂肪、碳水化合物、维生素 B_1、维生素 B_2、烟酸，矿物质钙、磷、铁等。其性味甘平，具有益气化湿、养胃醒脾的功效。但李酸温多汁，助湿生热，故食鲭鱼后，不宜多食李。脾胃虚弱、消化不良、血热患者，尤应忌食。

3. 李一蜂蜜

《食疗本草》云："李合蜜食，损五脏。"《饮膳正要》云："李子、菱角不可与蜜同食。"

【评析】李味甘酸温；蜂蜜味甘平，能调中益肝，兼除劳热，润燥解毒，二者药性、功效并无反克。近世蜜饯果品中，也有李脯。可见"损人五脏"之说，并不可信。但如食李过量，或蜂蜜含毒，皆可伤人。二物同食，或单食间隔不久，皆可误以为食物相克。

蜂蜜含有多种酶类，李的生化成分亦很复杂，二者同食后有无不良生化反应有待研究。

🍎 4. 李—雀肉

《食疗本草》云："李不可合雀肉食。"

【评析】参阅"雀肉"条。

🍎 5. 李—鸡肉

陶弘景曰："鸡肉不可合葫、蒜、芥、李食。"

【评析】参阅"鸡肉"条。

🫑 梅

梅的种类繁多，此处指的是果梅，可分为青梅、白梅和花梅三类。青梅可以酿酒，也可加工成乌梅入药。白梅、花梅成熟较迟，既可鲜食，也可加工成话梅、果品、调味品。

■ 营养成分

梅含蛋白质、糖类、多种维生素（以维生素 C 含量最丰）、无机盐和有机酸（如柠檬酸、苹果酸、琥珀酸等）。

■ 食物药性

梅性味酸涩，温平无毒，具有除烦满、安心神的功效。乌梅则能开胃生津，止痢安蛔。主要作为药用。

■ 不宜同食

🍎 1. 梅子—羊肚

《饮膳正要》云："羊肚不可与小豆、梅子同食，伤人。"

【评析】参阅"羊肚"条。

2. 梅干—鳗鱼

【评析】梅干酸甘性温，鳗鱼性味甘平。从性味来看，并不相悖。惟梅干中含苦杏仁苷，在酶的作用下分解，生成氢氰酸和苯甲醇，这些都是有毒物质，可能是导致中毒的原因。

有些鳗鱼是有毒的，《本草纲目》云："鳗鱼肉气味甘平有毒。"吴瑞曰："鳗鱼腹下有黑斑者毒甚。"汪机曰："鳗水行昂头者不可食，尝见舟人食之，七口皆死。"李时珍曰："鳗四目者，杀人，背有白点无鳃者，不可食。"

因为这两种食物有的本身有毒，极易误认为食物相克。

柿

《本草纲目》作柹，有朱紫红、牛心等品种。

营养成分

烘熟的鲜柿中，含糖量高达15%左右，维生素 C 含量丰富，每100 克约含 43 毫克。此外，柿中还含有胡萝卜素、维生素 B_1、维生素 B_2、烟酸，矿物质如钙、钾、磷、铁等，鞣质以生柿含量最多，熟柿中仍含有相当数量。

食物药性

柿味甘涩性寒，具有补脾胃不足、润肺涩肠、去痰止咳、通耳鼻气、去胃间热的功效。

不宜同食

1. 柿—蟹

《饮膳正要》云："柿梨不可与蟹同食。"《本草纲目》云："蟹不可同柿及荆芥食，发霍乱，动风。"

【评析】参阅"蟹"条。

2. 柿—章鱼及富含蛋白质食物

【评析】《本草纲目》云：章鱼气味甘，咸寒，无毒。其性冷而不泄，可养血益气。柿，干涩性寒，故二物不宜同食，否则有损肠胃，易致泄泻。另外，章鱼亦为高蛋白食物，蛋白质与柿中的鞣酸相遇，易凝结成块——形成鞣酸蛋白，聚集于肠胃中，可引起呕吐、腹痛、腹泻等症状。故凡进食蛋白质含量丰富的食物后，均不宜马上吃柿子。

🍎 3. 柿—酒

《本草纲目》引述陈藏器言："饮酒食红柿，令人易醉或心痛欲死。《别录》言解酒毒，失之矣！"

【评析】酒味甘辛微苦，性大热有毒，柿性寒，故二者不宜同食。饮酒时往往多用肉类等菜肴下酒，蛋白质食物则与柿相克，形成凝块。而酒类入胃刺激肠道分泌，柿中鞣酸与胃酸相遇，又形成稠黏状物质，易与纤维素绞结成团，形成柿石，造成肠道梗阻。"柿可解酒"之说不可信。

🍎 4. 柿—红薯

【评析】食红薯后，极易产生胃酸，薯内又多纤维素，这些物质与柿中的胶酚、果胶结合，更易凝成柿石。故柿不可与红薯同食。

🍎 梨

梨有秋梨、白梨、砂梨、西洋梨等品种。北京的秋梨、莱阳的雪花梨（白梨）、砀山的酥梨（砂梨），都属于国内优良品种。

■ 营养成分

梨含葡萄糖、蔗糖、维生素 A、维生素 B_1、维生素 B_2、维生素 C、烟酸、有机酸（如柠檬酸、苹果酸等）及矿物质钙、磷、铁等。

■ 食物药性

梨味甘微酸，性寒，具有清热止渴、润肺凉心、消痰降火、通热结、解酒毒的功效。

■ 不宜同食

🍎 1. 梨—蟹

《饮膳正要》云："柿梨不可与蟹同食。"

【评析】参阅"蟹"条。

🍎 2. 梨—开水（民间食忌）

【评析】梨性甘寒冷利，吃梨喝开水，必致峻泄，乃一冷一热刺激肠道的缘故。《本草纲目》云："梨甘寒，多食成冷痢。"又云："多食令人寒中萎困。"所以梨一忌多食，二忌与油腻之物同食，三忌冷热杂进。

柑、橘

柑橘同属，但略有区别，《本草纲目》云："橘实小，皮薄而红；柑大于橘，其皮稍厚而黄。"

营养成分

柑、橘含葡萄糖、果糖、蔗糖和大量果酸，少量蛋白质、脂肪，维生素 C 含量丰富（每 100 克含 34 毫克），并含有维生素 B_1、维生素 B_2 及胡萝卜素等；无机盐以钙最为丰富（每 100 克含 56 毫克），富含磷、铁。

食物药性

橘，味甘酸性温。甘能润肺，酸则聚痰，具有开胃、止消渴的功效。李时珍曰："橘皮下气消痰，其肉生痰聚饮，表里之异如此，凡物皆然。"故不宜多食。明代医学家宁原曰："多食恋膈生痰，滞肺气。"

柑，味甘大寒。《本草纲目》引述马志（北宋时医学家，编《开宝本草》）曰："多食令人肺冷生痰，脾冷发痼疾，大肠泻痢。"

不宜同食

1. 柑、橘—蟹

《本草纲目》引述吴瑞曰："橘同螃蟹食，令人患软痈。"

【评析】柑、橘药性虽有偏温、偏寒之别，但聚湿生痰之弊则同。蟹性寒凉，若与柑、橘同食，必致痰凝而气滞。气管炎患者，尤忌二物共食。

2. 柑—蛤

【评析】蛤类品种众多，常供食用者有沙蛤、文蛤等，营养丰富，味道鲜美，含蛋白质、脂肪、碳水化合物，矿物质钙、镁、磷，微量元素铁、铜、碘，维生素 A、维生素 B_1、维生素 B_2、烟酸等，还含有一些酶类（如维生素 B_1 分解酶等）。蛤类海产，大多咸寒，有时因进食藻类有毒，其性与蟹类略同；柑、橘为聚痰之物，故皆不宜同食多食。

3. 橘—萝卜

《中国食品报》载：橘子萝卜同食，诱发甲状腺肿。

【评析】萝卜辛甘性平，橘则甘酸性温，性味并无反克。但萝卜含酶类较多，摄食后可产生一种硫氰酸盐，此盐在代谢过程中产生一种抗甲状腺物——

硫氰酸，可阻止甲状腺摄取碘，抑制甲状腺素的形成。橘中含有类黄酮物质，在肠中被细菌分解后，可转化成羟基苯甲酸及阿魏酸。它们能加强硫氰酸抑制甲状腺的作用，从而诱发或导致甲状腺肿。

🫑 山楂

山楂又称赤瓜子、棠球。山里红为野生山楂，多入药。

▪ 营养成分

山楂中维生素 C 含量丰富（每 100 克含 89 毫克），另含胡萝卜素等多种维生素；果酸含量丰富，主要有山楂酸、柠檬酸、酒石酸、苹果酸等；还含有糖类、蛋白质、脂肪，钙、铁、磷等物质及黄酮类内酯和苷类等成分。

▪ 食物药性

山楂味酸甘，性微温，具有健胃消食、行气活血的功效，主治饮食积滞、胸腹痞满、血瘀经闭等症。山楂中的苷具有强心作用，内酯有扩张血管作用，故又有强心、降血压的功效。

▪ 不宜同食

🍎 1. 山楂—猪肝

【评析】山楂富含维生素 C，猪肝中含铜、铁、锌等金属微量元素，维生素 C 遇金属离子，则加速氧化而被破坏，降低了营养价值，故食猪肝后，不宜食山楂。

🍎 2. 山楂—黄瓜、南瓜、胡萝卜、笋瓜

【评析】黄瓜、南瓜、胡萝卜、笋瓜中皆含维生素 C 分解酶，若与山楂同食，维生素 C 则被分解破坏。

🍎 3. 山楂—海味

【评析】一般海味（包括鱼、虾、藻类）除含钙、铁、磷、碘等矿物质外，都含有丰富的蛋白质，而山楂、石榴等水果，都含有鞣酸，若混合食用，会化合成鞣酸蛋白，这种物质有收敛作用，会导致便秘，增加肠内毒物的吸收，引起腹痛、恶心、呕吐等症状。

🍎 菱角

菱角又名芰实。菱有紫菱、白菱、青菱之分，按形态又有四角、三角、二角之别，我国江南各省产区广大，江苏省、浙江省、广东省、北京、天津等地皆有优良品种。

■ 营养成分

菱角含碳水化合物 24%～46%，并含蛋白质、脂肪、无机盐、维生素等营养成分。菱粉为直链淀粉，白润宜人，药食皆宜。

■ 食物药性

菱肉甘平无毒，生食性冷利，具有安补五脏、清热解暑的功效，久食轻身延年，多食伤人脏腑。

■ 不宜同食

🍎 菱角—蜜

《饮膳正要》云："李子、菱角不可与蜜食。"

【评析】李时珍曰："菱寒欠暖""生者性冷而干者性平"。孟诜曰："菱，生食性冷利，多食伤人脏腑（令人腹胀），损阳气，痿茎，生蛲虫。"可见生菱属于凉性，多食令人腹胀；生蜜性凉滑润。二者同食，易致消化不良、腹胀腹泻。故生菱与生蜜不宜同食。

《名医别录》云："菱，蒸暴，和蜜饵之，断谷长生。"此言菱不仅不与蜜相克，和蜜食之反可以"断谷长生。"此处指熟菱配蜜而食，有益于身体。可见生食与熟食，其性能就迥然不同。《饮膳正要》所云菱、蜜不可同食之说，盖指前者。

🍎 银杏

银杏又名白果。

■ 营养成分

银杏果仁中约含蛋白质 13%、淀粉 68%、粗脂肪 3%、糖 7%，又含多种氨基酸如银杏酸、氢化白果酸、氢化白果亚酸、白果醇，以及多种维生素、无机盐等。果仁内胚乳中，还含有核糖核酸酶及一种有毒物质，故不可多食。

■ 食物药性

白果味甘、苦，性温，有小毒。熟食能温肺益气，定喘嗽，缩小便，止白浊；生食可降痰、解酒、消毒、杀虫。

■ **不宜同食**

🍎 **银杏—鳗鱼**

《日用本草》云："银杏同鳗鲡鱼食，患软风（一种四肢痿软的神经系统症状）。"

【评析】《本草纲目》云："鳗鱼肉性味甘平有毒。"白果性温有小毒。二者均有较复杂的生物活性物质，同食则产生不利于人体之生化反应。且白果本身含有毒物质，多食令人"气壅膈胀昏顿"。食鳗鱼勿食白果，小儿尤忌。

🍎 **栗子**

■ **营养成分**

栗子含碳水化合物40%～43%，还含有蛋白质、脂肪、脂肪酶及多种维生素，如胡萝卜素、维生素C、维生素B_1、维生素B_2、烟酸，以及微量元素锌、锰等。

■ **食物药性**

栗子甘咸性温，具有益气、厚肠胃、补肾气、令人耐饥的功效，可疗筋骨断碎，治肿痛瘀血。

■ **不宜同食**

🍎 **栗子—牛肉**

《饮膳正要》云："牛肉不可与栗子同食。"

【评析】参阅"牛肉—栗子"条。

🍎 **核桃**

核桃又名胡桃，相传从国外引种。

■ **营养成分**

核桃果仁含蛋白质、脂肪（含量为40%～50%，主要为亚油酸、甘油酯）、碳水化合物（五碳糖），维生素A、维生素B、维生素C、维生素E，钙、磷、镁以及微量元素铁、锌、锰等。

■ **食物药性**

核桃甘温性热，具有温肺润肠、壮肾补脑、乌须发、补下焦、益命门、利小便、强筋健骨的功效。

■ **不宜同食**

🍎 **1. 核桃—白酒**

〔宋〕马志《开宝本草》云："饮酒食核桃令人咯血。"

【评析】核桃性热，多食生痰动火，白酒甘辛大热，入血分，二者同食，易致血热。有咯血宿疾者，尤当禁忌。如支气管扩张、肺结核患者，饮白酒即可引起咯血，不与核桃共食，亦可致病。

🍎 **2. 核桃—野鸡肉**

《饮膳正要》云："野鸡不可与胡桃、蘑菇同食。"

【评析】参阅"野鸡—胡桃"条。

🍎 香榧

在我国主要品种有香榧、米榧、芝麻榧、寸金榧、茄榧、小果榧子等。

■ **营养成分**

香榧果仁中脂肪含量较高，约为51.7%，脂肪中有棕榈酸、亚油酸甘油酯、硬脂酸挥发油等；蛋白质含量约为10%，碳水化合物约为29.8%，葡萄糖、多糖等；还含有鞣质及无机盐，钙、磷、铁等。香榧壳中有一些特殊成分，可提炼芳香油，含柠檬醛、乙酸芳樟酯等。

■ **食物药性**

榧实味甘涩，性平无毒，具有行营卫、助阳道、消谷、滑肠、治五痔、去三虫的功效，常食可明目轻身。

■ **不宜同食**

🍎 **1. 香榧—鹅肉**

《本草纲目》引述吴瑞曰："香榧性热，同鹅肉食生断节风。"

【评析】孟诜《食疗本草》云："鹅肉性冷，多食令人霍乱，发痼疾。"榧实富含脂肪，与鹅肉同食，易致滑泄。又香榧油中含多种醛类、醇类（如坚果醛、坚果醇、榧树醛、新榧树醇等），有广泛的驱虫作用。这些成分可能与鹅肉的某些成分产生不利于人体的化合物。

🍎 2. 香榧壳—绿豆

《本草纲目》云："榧子皮反绿豆，能杀人也。"并引述陈藏器曰："绿豆反榧子壳，害人。"

【评析】绿豆性味甘寒，解金石、砒霜、草木一切诸毒。由于榧壳并非食物，与绿豆同食机会甚少，其毒理如何，迄今无人验证。姑存疑待考。

🍎 花生仁

■ 营养成分

花生仁含脂肪 39.2%，主要为油酸、硬脂酸、花生油酸及亚麻仁油酸的甘油酯；蛋白质含量约为 26.2%，含有十几种人体必需的氨基酸、淀粉、粗纤维；维生素 B_1、维生素 B_2、维生素 C、烟酸，以及矿物质钙、铁、磷等。花生仁外面的红皮（花生衣），能抗纤维蛋白溶解，并可促进造血功能，缩短凝血时间，起到止血作用。

■ 食物药性

花生仁性味甘平，具有养血健脾、润肺化痰、补虚增乳、润肠通便的功效。

■ 不宜同食

🍎 1. 花生仁—毛蟹

【评析】花生富含油脂，毛蟹性寒、冷利，二物同食，多则导致腹泻，且二者生化反应复杂，机制有待研究。

🍎 2. 花生仁—黄瓜（民间传说）

【评析】黄瓜性味甘寒，生食为多，花生仁多油脂，凡寒凉之物与油脂相遇，更增加其滑利之性，故二者同食、多食易致泄泻。相克成毒之说并不可信。

六 饮料与调味品

饮料与调味品也是人们日常生活中不可缺少的物品。茶、咖啡、酒类是最常用的饮料，它们各含有许多特殊的有机成分，这些成分有些对人体有一定作用，尤其对人体有刺激和兴奋作用，如提神开胃、促进血液循环。但若大量持久地饮用，易形成嗜好，对身体也会有不同程度的危害。如茶与咖啡中均含有一定数量的单宁，它与蛋白质结合成不被消化的成分，由于所有酶（包括各种金属酶）都是蛋白质，可与消化酶结合降低其活力，从而抑制了人体对铁、钙等重要矿物质和微量元素的吸收。有营养学家认为，常喝咖啡的人容易引起结石，因为咖啡中的单宁降低了钙的吸收。大量的钙除了一部分排出体外，余下的往往容易形成结石。

至于酒类，主要成分为酒精。当人体血液中的酒精浓度达到 0.05%～0.2% 时，神经即处于兴奋状态；浓度达到 0.4% 就会发生酒精中毒，表现为消化吸收功能紊乱，体温下降，呼吸缓慢，脉快而弱。经常酗酒的人，会引起体内普遍缺乏各种维生素。这是由于酒精经胃壁吸收后，刺激消化道发生痉挛，造成胰液排泄受阻（在进食时，胰液分泌增加），于是胰小管及腺泡内压力升高而破裂，胰液外溢。当胰液与胰组织接触后，就会影响各种消化酶的正常功能，造成体内明显缺乏各种维生素的症状。据检测，嗜酒者普遍缺乏维生素 A、维生素 B_1、维生素 B_6、维生素 B_{12}、维生素 C、维生素 D、维生素 E 等。

另外，酒类能提高某些药物（如苯巴比妥等）的溶解度并加大其吸收量，即使在常规用量的情况下，也能引起药物中毒。

茶与咖啡中的单宁以及其他物质，酒中的乙醇，都会与食物中的一些有机成分发生某些生化反应。所以，在饮料中也存在一些相克与禁忌问题，不可不知。

日常饮食中的调料，如油、盐、酱、醋、蜜、糖、香料也各含有特殊的营养物质与化学成分，它们与鸡鱼肉蛋、荤素菜肴在配伍上也各有宜与不宜的讲究。配伍适当，则可做出色香味形俱佳、富有营养、有益健康的肴馔；配伍不当会破坏营养，造成身体损害的后果。这不能不引起人们的注意。

🍎 茶

茶叶成品种类繁多，由于制作工艺不同，分为红茶、绿茶、花茶、砖茶、乌龙茶等。

■营养成分

茶叶所含化学成分近 400 种，主要有茶单宁、咖啡因、茶碱、可可碱、黄嘌呤、黄酮类、麦角甾醇、芳香油化合物、碳水化合物、蛋白质、氨基酸、维生素 A 原、维生素 B、维生素 C、维生素 E、维生素 P、叶酸，以及微量元素铁、锰、钼、氟、碘等。

■ **食物药性**

茶叶苦而性寒，能清心提神、降火除烦、下气消食、利尿消痰。现代药理学认为，茶叶中的芳香族化合物能溶解脂肪，去腻消食；咖啡因能促进人体血液循环，具有兴奋中枢神经和强心利尿作用；微量元素铁、锰能促进血液再生能力，对防止恶性贫血有一定作用；茶中的维生素C可促使脂肪酸化，具有促进胆固醇排除的功能，绿茶中的叶绿素也有降低血中胆固醇的作用。

■ **不宜同食**

🍎 **1. 茶—酒**

《健康报》载："浓茶解酒，火上加油。"

【评析】酒精对心血管的刺激性很大，而浓茶同样具有兴奋心脏的作用，酒后饮茶，使心脏受到双重刺激，兴奋性增强，更使心脏负担加重，这对于心脏功能不佳的人，是很不适宜的。

同时，对肾脏也不利。因为酒后饮茶，茶碱产生利尿作用，这时酒精转化的乙醛[酒精在消化道被吸收后，90%被肝脏的醇脱氢酶转化为乙醛（对肾脏有毒性），乙醛又被醛脱氢酶转化为乙酸，然后再分解为二氧化碳和水排出体外]尚未完全分解，即因茶碱的利尿作用而进入肾脏，乙醛对肾脏有较大的刺激性，从而易对肾功能造成损害。

🍎 **2. 茶—狗肉**

《中国食品》载："食狗肉后忌喝茶。"

【评析】参阅"狗肉—茶"条。

🍎 **3. 茶水—白糖**

《中国食品报》载："喝茶水不宜加白糖。"

【评析】茶叶味苦性寒，人们饮茶的目的就是借助茶叶的苦味刺激消化腺，促使消化液分泌，以增强消化功能；并利用茶的寒凉之性，达到清热解毒的效果。如茶中加糖，就会抑制这种功能。

但古籍中不乏茶叶配白糖疗疾的偏方，作为食疗是可以的，若平时饮茶则不宜配糖。但也有饮红茶加糖的习惯。

咖啡

■营养成分

咖啡主要成分是咖啡因（占 1%～2%），还含有蛋白质、脂肪、碳水化合物、无机盐和维生素等。

■食物药性

咖啡芳香，微苦性平，具有提神健脑、增进食欲、强心利尿、解毒的功效。多饮令人不寐，久饮可以成瘾。能使血糖升高诱发糖尿病，使血胆固醇升高，并使心率加快，故高血压、冠心病患者及老年人不宜常饮。

■不宜同食

咖啡—烟

《健康报》载："吸烟并饮咖啡，增大患胰腺癌风险。"

【评析】《中国医药报》报道，美国科学家通过调查发现，吸烟者若每日饮三杯或更多的咖啡，则使他们患胰腺癌的可能性增加 4 倍。

咖啡因对正常细胞有不良影响，它可以促使细胞老化。美国学者经过流行病学调查和研究，确认咖啡是一种有潜在危险的饮料，认为咖啡因对胰腺癌的形成有不可忽视的影响，常饮咖啡的人比不饮咖啡者患胰腺癌的可能性大 2～3 倍。目前美国每年大约有 2 万人死于胰腺癌。查克马洪博士指出，其中 50% 以上是由于饮用咖啡而引起的，这就可能与吸烟有关。

酒

酒的种类甚多，有白酒、黄酒、果酒、啤酒等。正宗的酒以高粱酿制，黄酒用稻米酿成，果酒以果汁发酵，啤酒则以大麦为原料。

■营养成分

白酒的主要成分为酒精，由于原料与酿造工艺不同，所含成分亦有所区别。白酒除乙醇外，另含 10 多种高级醇（杂醇油）、20 多种有机酸，30 多种酯类、醛类等。有的白酒含有甲醇和氰化物，对人的神经系统和视网膜有毒害作用，应引起检验部门的足够重视。

黄酒含酒精 15%～20%，并含有糖、糊精、有机酸、氨基酸、甘油、酯类及维生素等，具有一定的营养价值，既是饮料，又常用作烹饪中的调味剂和除腥剂。

果酒品类繁多，酒精含量为 12%～14%，其他成分为糖、蛋白质、氨基酸、果胶、芳香剂、鞣酸、酸性盐、矿物质和维生素 B_1、维生素 B_2、维生素 B_{12}、维生素 C、维生素 P 等。

啤酒酒精含量一般为 3.6% ~ 3.9%，含蛋白质、蛋白胨、人体所必需的 17 种氨基酸、维生素 B_1、维生素 B_2、维生素 H、烟酸、叶酸等，还含有糖类、二氧化碳、无机盐、单宁等成分。由于啤酒营养价值很高，故有"液体维生素""液体蛋白质"和"液体面包"之称。

■ **食物药性**

酒味苦，甘辛大热，有毒，具有通血脉、厚肠胃、润皮肤、散冷气、行药势、杀百邪、除风下气的功效。

■ **不宜同食**

🍎 **1. 酒—柿**

《本草纲目》云："饮酒后食红柿，令人易醉或心痛欲死。"

【评析】参阅"柿—酒"条。

🍎 **2. 酒—茶**

《本草纲目》云："酒后饮茶伤肾脏，腰脚重坠，膀胱冷痛，兼患痰饮水肿、消渴挛痛之疾。"

【评析】嗜酒又好饮浓茶的人，久而久之造成肾损害，出现膀胱冷痛、水肿、消渴等肾功能不全的症状。参阅"茶—酒"条。

🍎 **3. 酒—奶**

《本草纲目》引述陈藏器言："酒后乳饮，令人气结。"

【评析】奶，味甘微寒，能补虚润肠、清热解毒；白酒，甘辛大热，能散冷气，通血脉，除风下气。性味功效皆相反。从现代营养学观点分析：①乙醇有抑制脂肪氧化分解和促进脂肪合成的作用，可使脂肪在肝中蓄积，从而诱发脂肪肝的形成；而奶类多含脂肪，若与乙醇合饮，更促使脂肪向肝中流入量增加。②酒中除乙醇外，有的还含有一些有害成分，如甲醇、醛类、杂醇油、铅（由蒸馏污染）等。其中醛类是有毒物质，如甲醛是细胞原浆毒，能使蛋白质凝固；而奶类蛋白质含量很高，故酒类不宜和奶类合饮，否则，不仅降低奶类的营养价值，而且有害健康。

4. 酒类—牛肉

《本草纲目》引述陈藏器言："酒同牛肉食，令人生虫。"

【评析】参阅"牛肉—白酒、韭、薤、生姜"条。

5. 酒—糖

《本草纲目》引陈藏器语："凡酒忌甜食。"

【评析】糖类味皆甘，甘生酸，酸生火。饴糖、红糖尤甚。酒类甘辛大热，故酒与糖不宜相配，久则生热动火，有损身体。

现代营养学认为，乙醇能影响糖的代谢。这是由于乙醇氧化形成过剩的还原型辅酶Ⅰ，从而使三羧酸循环受到抑制，利用的葡萄糖数量因而降低，导致血糖上升。吃糖时饮酒，影响糖的吸收，更容易产生糖尿。

6. 酒—芥、辣物

李时珍曰："酒后食芥及辣物，缓人筋骨。"

【评析】酒性本为大辛大热，芥及辣物又皆属热性，刺激性较强，二者同食，不啻火上加油，生火动血，贻害无穷，阳盛阴虚之人，尤应切忌。又辛辣动火之物，皆能刺激神经、扩张血管，更助长酒精的麻醉作用，使人疲惫痿软，故曰"缓人筋骨"。

7. 啤酒—腌熏制品

《中国食品报》载："饮啤酒不宜同时吃腌熏食品。"

【评析】腌熏食品中多含有机胺，有的在加工或烹调过程中，产生了多环芳烃类，如苯并芘、氨甲基衍生物等。常饮啤酒的人，血铅含量往往增高。铅与上述物质结合，有致癌或诱发消化道疾病的可能。

8. 啤酒—水垢

《中国食品报》载："不宜用带有水垢的容器装啤酒。"

【评析】水垢中含多种沉淀的金属成分，如汞、铬、砷、铅等，这些有毒金属可被酸性溶液所溶解，而啤酒带有酸性，遇到水垢会将这些有毒物质溶入酒中，饮后对人体有很大危害。

酱、酱油

酱有豆酱、甜酱之分。豆酱用大豆或蚕豆经过发酵制成；甜酱以麦面作原料，带有甜味。酱油是由豆酱提取的汁液。酱与酱油味道鲜美，营养价值很高，为日常烹饪中不可缺少的调味品。

■ 营养成分

豆酱每 100 克约含蛋白质 14.2 克、脂肪 5.2 克、碳水化合物 11.2 克、钙 96 毫克、磷 188 毫克、铁 7.9 毫克，并含有多种 B 族维生素。

■ 食物药性

酱与酱油性味咸寒冷利，麦酱甘咸，具有除热止烦，解百药、鱼肉及汤火诸毒的功效。

■ 不宜同食

1. 麦酱—鲤鱼

《本草纲目》引述苏颂言："麦酱与鲤鱼食，生口疮。"

【评析】中医学认为，口疮的起因，多由于心火或胃热。麦酱性味甘咸，制作时必放辣椒、花椒、茴香等香料，此皆辛热动火之物。寇宗奭曰："鲤鱼至阴之物，阴极则阳复。"《黄帝内经素问》云："鱼热中，多食之能发风热。"麦酱与鲤鱼皆能引发风热。心火上炎则舌疮，胃火上炎则口糜。故鲤鱼与麦酱合食，久之必发口疮。

2. 豆酱—羊肉

《本草纲目》云："羊肉忌豆酱。"

【评析】参阅"羊肉—豆酱"条。

醋

《本草纲目》作酢，又称苦酒、醯。南方以米作原料，故称米醋，北方多以高粱为原料酿制。我国的镇江香醋、山西老陈醋最著名。

■ 营养成分

醋含蛋白质、碳水化合物、钙、磷、铁、烟酸等。醋中醋酸为主要成分，并含有乳酸、琥珀酸、柠檬酸、β- 苹果酸等有机酸，使醋的香味醇美。

■ 食物药性

醋，味酸微甘，性温无毒，具有散瘀解毒、软坚破结、消痈肿、化食积、杀菌止痢、下气消食的功效。

■ 不宜同食

🍎 1. 醋—海参

《中国食品》载："烹制海参不宜加醋。"

【评析】醋性酸温，海参味甘、咸，性温。药性并无反克。海参就其成分与结构而言，属于胶原蛋白，并由胶原纤维形成复杂的空间结构，当外界环境发生变化时（如遇酸或碱）就会影响蛋白质两性分子，从而破坏其空间结构，蛋白质的性质随之改变。如果烹制海参时加醋，会使菜汤中的 pH 值下降；在接近胶原蛋白的等电点（pH 值为 4.6）时，蛋白质的空间结构即发生变化，蛋白质分子便会出现不同程度的凝集、紧缩。这时的海参，吃起来口感发艮，味道差。

🍎 2. 醋—羊肉

《本草纲目》引述汪机言："羊肉同醋食伤人心。"

【评析】羊肉大热，醋性甘温，与酒性相近，二物同食，容易生火动血。羊肉汤中不宜加醋，平日心脏功能不好及常有出血性疾病的人尤应忌之。参阅"羊肉—豆酱"条。

🍎 3. 醋—奶（奶粉）

《本草纲目》引述陈藏器言："牛奶与酸物相反，令人腹中癥结，患冷气人忌之。"

【评析】醋中含醋酸及多种有机酸。牛奶是一种胶体混合物，具有两性电解质性质，而且本身就具有一定的酸度（其 pH 值为 6.7 ~ 6.9）。当酸度增加到等电点 4.6 以下时，则发生凝集、沉淀，不易消化吸收。肠胃虚寒之人，更易引起消化不良或腹泻。古人云："奶与酸物相反"，实为经验之谈，故饮用牛奶或奶粉，不宜立即进食醋制食物。

🍎 蜂蜜

按蜂群所采的蜜源不同而区分蜂蜜品类，如枣花蜜、槐花蜜，其药性各随花之温凉而大同小异。

■ 营养成分

蜂蜜主要成分有果糖（约 39%）、葡萄糖（约 34%）、蔗糖、蛋白质，矿物质钾、钙、镁、磷、铁、铜、锰等，酶类如氧化酶、还原酶、过氧化酶、转化酶、淀粉酶等，以及维生素 B_1、维生素 B_2、维生素 B_6、烟酸、维生素 D、维生素 K、维生素 E、维生素 P 等。

■ 食物药性

蜂蜜甘平，具有益气补中、安五脏、和百药、清热润燥、解毒止痛的功效。李时珍曰："生则性凉，故能清热；熟则性温，故能补中；甘而和平，故能解毒；柔而濡泽，故能润燥；缓和去急，故能止心腹、肌肉、疮疡之痛；和可以致中，故调和百药而与甘草同功。"又蜂蜜主用寒滑，多食令人作泄，胃肠虚者不宜用。呕恶中满，饮酒者不宜用。

■ 不宜同食

🍎 1. 蜂蜜—葱、蒜、韭

《金匮要略》云："食蜜糖后，四日内食生葱韭，令人心痛。"《医宗金鉴》云："葱蒜皆不可共蜜同食。"

【评析】参阅"葱""蒜""韭"各条。

🍎 2. 蜂蜜—莴苣

《本草纲目》云："蜜不可与莴苣同食，令人利下。"

【评析】参阅"莴苣—蜂蜜"条。

🍎 3. 蜂蜜—李子

《饮膳正要》云："李子、菱角不可与蜜同食。"

【评析】参阅"李子—蜂蜜"条。

🍎 4. 生蜜—豆腐

【评析】《本草纲目》云：豆腐味甘咸，性寒有小毒，能清热散血，下大肠浊气，生蜜甘凉滑利，二物同食，易致泄泻。又生蜜中含多种酶类，豆腐中又含多种矿物质、植物蛋白及有机酸，二者混食，易产生不利于人体之生化反应。故食豆腐后，不宜食生蜜，更不宜同食。

糖

有白糖、红糖之分，通常经过提纯，去掉杂质，其结晶即为白糖，或称白砂糖。红糖是粗制的糖，其营养价值优于白糖。

营养成分

白糖的主要成分为蔗糖。红糖含钙、铁（皆为白糖的 3 倍）、锌、铬、锰等元素及胡萝卜素、维生素 B_2、烟酸等。

食物药性

白糖性味甘寒冷利；红糖性温，能和中助脾、缓肝调气，故治疗脾胃及泄肝药用为先导。李时珍曰："砂糖性温，殊于蔗浆，故不宜多食，与鱼笋之类食之皆不宜人，今人每用为调和，徒取其适口，而不知阴受其害也。本草言其性寒，苏恭谓其冷利，皆昧此理。"

不宜同食

1. 红糖—竹笋

《本草纲目》云："食物禁忌，竹笋忌砂糖。"

【评析】红糖甘温，竹笋甘寒，药性稍有抵触，但主要问题在于二者生化成分复杂。竹笋蛋白中含有 16～18 种氨基酸，其中的赖氨酸在与糖共同加热的过程中，会形成赖氨酸糖基。这种物质对人体不利，如同煮牛奶时不宜放糖是一样道理。《本草纲目》中所言，为从实践中得出的结论。

2. 砂糖—鲫鱼

《本草纲目》引述孟诜言："砂糖与鲫鱼食，成疳虫。"

【评析】参阅"鲫鱼—砂糖"条。

3. 糖—含铜食物

《中国食品报》载："食糖过多会阻碍人体对铜的吸收。"

【评析】铜为人体必需的重要微量元素之一，参与体内多种激素酶的组成，如血浆铜蓝蛋白、细胞色素 C 氧化酶、过氧化物歧化酶等。这些酶在人体内部都有着重要的生理、生化功能。如亚铁氧化酶（铜蓝蛋白）是一种多功能氧化酶，其重要作用之一是催化 Fe^{2+} 氧化成 Fe^{3+}，从而有利于体内铁储备的功用和食物中铁的吸收。细胞色素 C 氧化酶和胞液的过氧化物歧化酶，是人体需氧代谢的两种关键酶，人体所利用的大部分氧（90%）是由细胞色素 C 氧化酶催化的，而过氧化物歧化酶则负责清除需氧代谢中产生的具有毒性的过氧化物离子。这种酶主要存在于红细胞、肝脏及脑组织中，它能将过氧化物阴离子（O_2^-）迅速分解成氧和水，从而保护机体组织。

近年来美国科学家提出警告：果糖和砂糖会阻碍人体对铜的吸收。因为糖中的有机酸可与铜形成难溶性复合物，这可能是砂糖和果糖阻碍人体铜吸收的主要机制。美国规定，铜的日摄取量为 2～3 毫克。但 1979 年调查，美国人平均日摄取量仅为 0.78 毫克。本来日摄取量已经不足，加上糖对铜摄取和吸收的影响，遂使人们缺铜十分严重。这一现象，在我国亦同样存在。

缺铜可以引起铁代谢紊乱、贫血、缺氧、骨骼病变、发育迟缓。由于锌／铜比值的增大，干扰胆固醇的正常代谢，导致冠心病的发生。缺铜又会引起心肌细胞氧化代谢紊乱，造成各种各样的心肌病变。

日常食物中，含铜较多者如核桃、贝类、肝、肾、豆荚、葡萄干等。

食糖过多会降低含铜食物的营养价值。因此，在人体缺铜，需以含铜食物弥补时，最好少吃糖。

🍎 4. 红糖—牛奶

【评析】红糖为粗制品，未经提纯，含非糖物质及有机酸（如草酸、苹果酸等）较多。奶中的蛋白质遇到酸、碱易发生凝集或沉淀。牛奶中加入红糖，当有机酸达到一定浓度时，蛋白质即凝集变性，营养价值大大降低。所以，牛奶中不宜放红糖。

第四章

药物与食物相克

食以养生，药以疗病，食物种类繁多，药物成分复杂。食物进入人体，再与多种腺体分泌液、酶类以及其他具有生物活性物质相遇，所产生的生化反应千变万化。虽然当前的人体生理、生物化学、药物化学、营养卫生学与食品化学皆在迅速发展，但至今仍有许多生化机制不能解释。在中医学中，自古以来就很讲究服药忌口。

从营养化学观点来讲，每一种食物、药物都有其复杂的化学属性，它们相遇后必然产生复杂的生化反应，如酸与碱的中和、氧化或还原，凝集或溶解，螯合或置换等。从中医学观点来讲，食有食性，药有药性，食物与药物皆有升降浮沉、寒热温凉属性，药食之间也存在着相辅相成、相克相反的关系。因此，服药期间应注意饮食与药物的配合。配合恰当，可以提高药效；配合不当，则会影响药物的吸收与代谢，改变药物的活性以致降低药效，甚至产生不良反应，造成不良后果。常见的药物与食物的不良反应如下。

1. 酪胺反应

服用单胺氧化酶抑制剂类降压药（如帕吉林，俗称优降宁）的高血压患者，若随后进食大量的酪胺食品（如干酪、酸奶、酒、腌鱼、香肠、巧克力等），则容易引起高血压危象和脑出血。这种反应谓之酪胺反应。其机制是饮食中的酪胺必须借助于单胺氧化酶，才能在肝内正常氧化脱氨，完成代谢过程。如果单胺氧化酶受到抑制，造成酪胺蓄积，会导致机体释放内源性去甲肾上腺素增多而引起血压升高，甚至发生高血压危象和脑出血。

2. 戒酒硫样反应和低血糖反应

这两种不良反应都是饮酒引起的。服用乙醛脱氢酶抑制剂（常见者如甲硝唑、甲苯磺丁脲、氯磺丙脲、异氰酸钙等）的患者，如果大量饮酒，就会导致体内乙醛蓄积中毒，出现"戒酒硫样反应"，症状为血压降低、呼吸困难、恶心呕吐，口苦并有金属味道。因为乙醛是酒精在体内代谢的中间产物，必须经过乙醛脱氢酶的氧化，解除其毒性，才能完成它的代谢过程（参阅"茶—酒"

条）。由于乙醛脱氢酶抑制剂妨碍了乙醛脱氢酶的作用，大量乙醛不能被氧化而蓄积于体内，造成中毒。低血糖反应有两方面原因：首先，乙醇能增加降血糖药物的降糖作用；其次，乙醇能抑制肝糖原的分解。从而使血糖过度降低，体内不能调节，引起严重的低血糖反应。

🍎 3. 络合反应

服用四环素类药物（包括四环素、土霉素、多西环素、金霉素等）时，若进食富含钙、铁、镁的食物，则可干扰药物的吸收与代谢，进而大大影响药效。这是由于四环素族药物可与食物中钙、铁、镁等发生络合反应，产生难以吸收的金属络合物，降低了机体对药物成分的吸收和利用，也就减弱了药物的抗菌效力。食物与药物相克，还有许多例证。

在中药方面，〔元〕忽思慧《饮膳正要》中列服药食忌36种，李时珍在《本草纲目》中又增加至87种。由于当时的学术发展水平与分析手段的局限，他们尚不可能以生物化学或药物化学的理论来阐释，只是从中医的传统经验或民间流传的说法中整理总结，予以记录。但这些都是古人在经验教训中得来的，很值得我们重视和研究。

一 西药

为了减少或避免食物与药物之间的不良反应，现从食药相克的角度提出西药四忌。

🍎 1. 忌酒的药物

酒中的乙醇可提高一些药物的溶解度。同时，它又可使血管扩张，血液循环加快，从而加大药物的吸收量，喝酒时即使服用常量药物（特别是镇静药）也能中毒。前面说过，低血糖反应、戒酒硫样反应，也是由酒类引起的；酒还可促进胃酸分泌，如饮酒时服用阿司匹林，可损伤胃部导致溃疡出血。

现将服药时不宜饮酒的常用药物介绍于下。

（1）镇静药。巴比妥类——巴比妥、苯巴比妥、司可巴比妥（速可眠）；安定类——甲丙氨酯（眠尔通）、氯氮（利眠宁）、氯普噻吨（泰尔登）等；其他催眠药——甲喹酮（安眠酮）、格鲁米特（导眠能）、水合氯醛。

上述药物，即使服用常量也不可饮酒，否则可使中枢抑制增强，甚者危及生命。

（2）抗心绞痛药。如硝酸甘油片、异山梨酯（消心痛）等。二药溶于酒精可导致血压过度降低，并使心率增快，心脏负荷加重，引起猝死。

（3）抗抑郁药。如阿米替林等药除有抗抑郁作用外，尚有一定的镇静作用，可引起嗜睡，若服本药再饮酒，则使中枢神经抑制加强，甚至危及生命。

（4）降压药。服用肼苯哒嗪、胍乙啶等降压药不宜饮酒。因酒精使皮肤血管扩张，抑制交感神经及血管运动中枢，使心肌收缩力减弱，服降压药并饮酒极易发生意外。

（5）降血糖药。如果服用甲苯磺丁脲（甲糖宁）、苯乙双胍（降糖灵）等药，或在胰岛素治疗中，均不宜饮酒。因为酒精能增强降血糖作用，易诱发严重的低血糖昏迷；特别是苯乙双胍（降糖灵）与酒，还可引起血压骤降而导致休克。

（6）解热镇痛抗风湿药。如服用阿司匹林、布洛芬、吲哚美辛（消炎痛）等不宜饮酒，因此类药对胃黏膜具有强烈刺激，若再与酒精混合，相加协同，必然加重对胃黏膜的损害，引发胃溃疡乃至胃出血。

（7）口服四氯化碳（驱虫药）不宜饮酒。因为酒精能加重本药对肝脏的损害。

（8）口服呋喃唑酮（痢特灵）不宜饮酒。因为容易导致戒酒硫样反应，出现腹痛、恶心、呕吐、头痛、心动过速等不良反应。

🍎 2. 忌茶的药物

因茶叶中含有咖啡因、茶碱、鞣酸等成分，有时会降低某些药物的治疗作用，有时与药物结合成不溶解物质，影响吸收而降低药效。

（1）安神药与安眠药。如服用地西泮（安定）、氯氮（利眠宁）、苯巴妥类以及中药安神片、安神糖浆之类的药物不宜饮茶，因茶中咖啡因、茶碱能兴奋神经中枢，使安神药失效。

（2）含铁类药物。服用治疗缺铁性贫血的药物，如硫酸亚铁、枸橼酸铁铵、碳酸亚铁、富马酸亚铁等不可饮茶，因茶叶中的鞣酸与铁分子结合，变成鞣酸亚铁，则不易吸收，使药效降低或丧失。

（3）消化酶类药物。服用蛋白酶、多酶片、胰酶粉等药也不宜喝茶，因为酶类都是蛋白质，茶叶中的鞣酸与这些酶类相遇，化合为鞣酸蛋白，也不易溶解吸收。

🍎 3. 忌油的药物

有些驱虫药如山道年制剂，服前应忌食油腻，否则会使药效降低；患消化系统疾病服药时，也要少食油腻性食物，否则药物不能充分发挥作用。

🍎 4. 忌奶的药物

服用四环素族药物、铁剂时，不宜同时喝牛奶，吃海带、豆制品等高蛋白食物，否则影响药物正常吸收，使药效降低。

二 中药

中药包括动物、植物、矿物各种门类，所含天然成分极为复杂，包括蛋白质、脂肪、糖类、有机酸、醌类、酮类、苷类、萜类、挥发油、苦味素、木脂素、生物碱、无机盐、矿物质、微量元素等。就其性味功效来讲，有四气、五味、升降浮沉之分。因此，无论从化学成分上和性味功效上，均难免与食物发生相克或协同作用。在这方面，直至目前仍所知甚少，只能根据中药学的传统见解，略举其要而言之。

《饮膳正要》有服药食忌一节，李时珍在《本草纲目》中又补充归纳："凡服药不可杂食肥猪、犬肉、油腻、羹鲙、腥臊、陈臭诸物。""凡服药不可多食生蒜、胡荽、生葱、诸果、诸滑滞之物……"古人这样总结是很有道理的，我们可以归纳为四个方面。

一忌生冷。生冷之物，性多寒凉，难以消化，如服温经通络、祛寒逐湿之药或健脾暖胃之剂，不可不忌，否则使药效降低，使病程延长。

二忌辛辣。辛辣之物性多温热，耗气动火，如服清凉败毒、养阴增液之药，或凉血滋阴之剂，不可不忌，否则抵消药效，促发炎症，伤阴动血。上述两条，亦"用寒远寒，用热远热"之意，古人早有告诫，应当记取。

三忌油腻。油腻之物，助湿生痰，滑肠滞气，且难消化。服药期间，若使荤腻之物充塞肠胃，势必影响药物的吸收。不仅痰湿较重、脾胃虚弱的泄泻患者列为禁忌，对所有服中药的患者，均不相宜。

四忌腥膻。多数中药均有芳香气味，特别是芳香化湿或芳香理气药，均含有大量挥发性芳香油，赖以发挥治疗作用。此芳香物质与腥膻气味最不相容，若服中药期间不避腥膻，往往影响药效。如鱼虾腥气，牛羊膻味，过敏性哮喘、鼻炎、湿疹、荨麻疹、皮肤瘙痒等患者，尤应禁忌。

此外，民间流传，服中药忌食绿豆，认为绿豆是解药性的。其实，不是所有中药均忌绿豆。绿豆药性清凉解毒，服温热类中药时，理当禁忌，以免抵消药性，而遇暑热烦渴、温病伤津、疮痈肿毒、麻疹痘疫等症，反需重用，方收显效（绿豆有时用量达到 50～100 克）。

至于单味中药与食物之相克禁忌，许多由古人经验中来，略举如下。

人参与禁忌食物

人参：忌食萝卜

【成分药理】人参含有人参烯、人参皂苷、人参酸、糖类、维生素、酶、挥发油、植物甾醇和多种氨基酸。人参既能兴奋中枢神经系统，加快神经传导，增强条件反射，提高分析功能，又能兴奋垂体-肾上腺皮质系统，增强肾上腺皮质功能，提高机体对外界不良刺激的抵抗能力，故有强化作用。人参能增加体重，改善睡眠，提高工作效率，缓解疲劳，对心肌和血管有直接作用，小剂量时兴奋心肌，大剂量时产生抑制作用。人参还有促性腺激素作用，可增强男女性腺功能；对于高血糖有抑制作用，对胆固醇代谢有调节作用。

【性味功效】人参味甘微苦，性微温，具有大补元气、益肺健脾、生津止渴、宁神益智的功效。

【禁忌食物】人参：忌食萝卜。

【评析】人参味甘温，为补气强壮之药；萝卜（莱菔）味辛性凉，为下气、泄气之品。李时珍云："莱菔大下气，消谷和中，去痰癖，化积滞，散瘀血""生食则噫气，熟则泄气"。由于萝卜能损耗正气，故服食人参者，不宜进食萝卜，否则抵消药效。

白术、苍术与禁忌食物

【成分药理】白术为菊科苍术属植物，其根茎部分入药，含挥发油 1.5%，油中主要成分为苍术醇和苍术酮，并含维生素 A 样物质。白术的药理作用在于抑制肾小管重吸收功能，增加对钠的排泄量，因而有利尿作用。此外，还有降低血糖、促进肠胃分泌、保护肝脏和改善血液循环的作用。

苍术为菊科苍术属植物，茅苍术或北苍术的根状茎，含挥发油在 5% 以上，油中主要成分为苍术醇、β- 桉油醇、苍术炔等。其气味辛烈，较白术为甚，药理作用亦有所不同。苍术除有降血糖、利尿作用外，还作用于呼吸、循环和神经系统；小剂量能调节血压和心律，大剂量能麻痹呼吸和神经系统。

【性味功效】白术味甘苦、性温，具有补脾益气、燥湿利水、固表止汗的功效；苍术味辛苦性温，具有祛风胜湿、健脾止泄、散寒解表的功效。古方二术通用。自宋以来，医家始言苍术苦辛气烈，白术苦甘气和。苍术用于燥湿健脾，白术用于益气健脾。脾湿实证，用苍术以运脾；脾弱虚证，用白术以补脾。若脾虚湿困，须补运兼施者，则可二术同用。

【禁忌食物】

🍎 **1. 白术、苍术：忌食雀肉、鲭鱼**

《本草纲目》云："苍术、白术忌雀肉、鲭鱼。"

【评析】雀肉甘温，功能壮阳补肾；鲭鱼甘平，主治脚气湿痹。从性味功效而言，似无抵触之处，但古籍屡有所载。《日华子诸家本草》云："服术人忌鲭鱼。"《饮膳正要》云："有术勿食雀肉、鲭鱼等物。"其相克机制，在于术类中所含苍术酮、苍术炔、苍术醇、β- 桉油醇等物质与雀肉、鲭鱼中的某些成分起不良反应，可能对人体有害或降低术类药效。

🍎 **2. 白术、苍术：忌食桃、李**

《饮膳正要》云："有术勿食桃、李。"

【评析】桃性味甘酸，性热，多食令人生火。吴瑞曰："服术人忌食之。"李味甘酸性温，多食令人膹胀，发虚热。寇宗奭曰："服术人忌食李。"从食物药性看，桃、李皆可生热，苍、白术皆苦温燥湿之品。在药方中用术时，不宜食桃、李，否则温热加燥易干扰药效，产生不良作用。

🍎 **3. 白术、苍术：忌食白菜、芫荽、大蒜**

《本草纲目》《饮膳正要》云："有苍白术，忌食菘、胡荽、蒜。"

【评析】菘，即白菜，性味甘冷。李时珍曰："气虚胃冷人，多食恶心，吐沫。"孟诜曰："发冷风，内虚人不可食之。"术类性温，功用在于燥湿健脾，而白菜性冷，与之相悖，故服术时应忌食白菜。

芫荽、大蒜皆辛温香窜之品，含挥发油类，易与术类中的挥发油互相融合而干扰，往往改变其药性，使之趋于燥烈，故应禁食。

🫑 茯苓与禁忌食物

🍎 茯苓：忌食醋、酸物

【成分药理】茯苓为多孔菌科茯苓属植物，含茯苓酸、层孔酸、松苓酸等多种三萜酸类化合物，又含 β-茯苓糖，水解后变为葡萄糖，还含有麦角甾醇、胆碱、腺嘌呤、维生素酸、蛋白质、卵磷脂、脂肪、酶、糖及无机盐类。茯苓有利尿作用，这与其中含钾盐有关。另外，茯苓还有调节血糖和镇静神经作用。

【性味功效】茯苓甘平，具有利水渗湿、健脾补中、宁心安神的功效。

【禁忌食物】茯苓：忌食醋、酸物。

《饮膳正要》云："有茯苓，勿食醋。"

【评析】醋味酸温，含多种有机酸。李时珍曰："酸属木，脾病勿多食酸，酸伤脾，肉胎而唇揭。"《本草纲目》云："服茯苓、丹参，人不可食醋。"醋是有机酸，可能削弱茯苓有效成分的药效，故以茯苓配药时应忌食醋及酸物。

🫑 甘草与禁忌食物

【成分药理】甘草含甘草甜素（即甘草酸），是一种三萜皂苷，水解后产生葡萄糖醛酸和甘草次酸，还含有甘露醇、苹果酸、烟酸、天冬酰胺、葡萄糖、蔗糖、淀粉等。甘草甜素有利尿、解毒、祛痰及保护黏膜作用。其机制包括葡萄糖醛酸的解毒作用、甘草次酸的类肾上腺皮质激素作用、甘草甜素的吸附作用等。

【性味功效】甘草性味甘平，生用偏凉，炙用性温，具有补脾润肺、益气复脉、缓急止痛、清热解毒的功效。主治脾胃气虚，中气不足，腹痛挛急，疮疡肿毒，又能调和药性，解百药毒。

【禁忌食物】

🍎 1. 甘草：忌食猪肉

《本草纲目》云："甘草忌猪肉，菘菜，海菜。"

【评析】猪肉酸冷，有滋腻阴寒之性，且富脂肪，难吸收，不利于肠胃。若以甘草补益脾胃时，显然应忌食猪肉，不仅如此，凡脾胃虚寒服用温补脾胃之中药时，皆不宜食猪肉。两者性能相悖。

甘草与猪肉在药理及生化方面之相克机制，有待于进一步研究。

🍎 2. 甘草：忌食菘菜（白菜）

【评析】菘菜性味甘冷，气虚胃冷人不可食。孟诜曰："菘菜发冷风，内虚人不可食。"此菜与甘草功能相悖，故服用甘草者，应忌食菘菜。

🍎 3. 甘草：忌食海菜

【评析】中药"十八反"谓："藻戟遂芫具战草。"海藻与甘草相反，自古已有成说。《本草纲目》所言海菜，乃泛指海产中之藻类，如海带、石莼、紫菜、石花菜、鹿角菜等，性皆咸寒冷滑，与海藻相同，均为含碘丰富之食物，可能与甘草中某些成分发生不良反应。海产植物入药者，向以海藻为代表，故海藻反甘草，乃为人所共知，其实与甘草相克者绝不止海藻一味。再按五味五行言之，甘味属土，咸味属水，甘咸之间，乃有相克相侮关系，必然影响到药性之相畏相克。甘草补气健脾，当配甘温之品，而海藻咸寒、冷利，是所不宜。故服甘草者，应禁食海菜。

🫑 地黄与禁忌食物

【成分药理】地黄有鲜地黄、生地黄、熟地黄之分，其性能有很大区别，所含成分亦有差异。生地黄含地黄素、甘露醇、葡萄糖、生物碱、梓醇、多种氨基酸、脂肪酸及维生素 A 样物质。生地黄中的某些成分作用于心肌和肾脏血管，故有强心利尿、解热消炎作用，并有促进血液凝固和降低血糖的作用。生地黄经用黄酒拌焖反复蒸晒，变为黑色光润柔软的块状物，即为熟地黄。在炮制过程中，许多物质转化，成分与性能均有很大变异。熟地黄的主要成分为地黄素、梓醇、甘露醇、糖类、维生素 A、有机酸类，其中梓醇具有滋阴和降血糖作用。

【性味功效】生地黄甘苦性寒，具有清热滋阴、凉血止血、生津止渴的功效；熟地黄甘而微温，主要功效为滋肾育阴、补血调经。

【禁忌食物】

🍎 **1. 地黄：忌食诸血**

《本草纲目》云："地黄忌诸血、葱、蒜、萝卜。"

【评析】猪、牛、羊血皆咸平，狗血咸温，驴血咸凉，马血有毒（见《本草纲目》）。咸为阴寒之味。李时珍曰："服地黄、何首乌诸药者忌之，云能损阳也。"动物血均含复杂的有机成分，如与地黄中的一些生物活性物质相遇，则易发生不良生化反应。故服地黄应忌诸血。

🍎 **2. 地黄：忌食萝卜**

【评析】萝卜辛甘性平，辛能发散，下气消谷，宽胸化积；熟地黄滋阴补血，生地黄凉血清热。性能功效皆不相合。萝卜中含多种酶类，地黄中含梓醇，有滋阴凉血、利尿作用，若与酶相遇则发生分解而失效，故服用地黄应忌萝卜。

🍎 **3. 地黄：忌食葱、蒜**

【评析】葱、蒜中皆含蒜辣素，气味辛辣，其性燥热，能耗津动火，伤阴化燥，与地黄功用相反。故药中有地黄时，应禁食葱、蒜、辣椒等物。

🫑 **何首乌与禁忌食物**

【成分药理】何首乌含卵磷脂与甲氧基蒽醌衍生物，以大黄酚、大黄素为最多，其次为大黄酸、大黄素甲醚及食用大黄苷，还含有多种有机酸、淀粉、脂肪等。其所含卵磷脂为人体神经组织（特别是脑脊髓）的主要成分之一，且有强心作用，能降低胆固醇，缓解动脉粥样硬化的形成。蒽醌衍生物能促进肠道蠕动，故有通便作用。此外，何首乌有类似肾上腺皮质激素的作用。

【性味功效】何首乌味甘、苦、涩，性微温，具有补肝肾、益精血、乌头发、强腰膝、滋阴潜阳、镇静安神、通便截疟的功效。

【禁忌食物】

🍎 **1. 何首乌：忌食诸血**

《本草纲目》云："地黄、何首乌忌一切血、葱蒜、萝卜。"

【评析】马志（北宋人，曾编《开宝本草》）与李时珍皆曰：何首乌忌铁器。从药物化学方面理解，何首乌所含有机酸中，亦有鞣酸存在。鞣酸遇铁则形成不易溶解之物质（参阅"铁锅—富含鞣酸的食物"条），且影响其他有效成分的吸收。而动物血中皆含铁质，故何首乌亦忌诸血。

🍎 2. 何首乌：忌食葱、蒜、萝卜

【评析】何首乌的功用在于补益肝肾、滋阴养血。葱、蒜为辛辣动火之物，萝卜亦辛散破气之品。故服何首乌者，应忌食葱、蒜、萝卜，以免降低药效。

🍎 当归与禁忌食物

🍎 当归：忌食湿面

【成分药理】当归含挥发油、水溶性生物碱、脂肪油、棕榈酸、维生素 B_{12}、维生素 E、烟酸、蔗糖等。

【性味功效】当归味甘、苦、辛，性温，具有补血调经、活血止痛、润肠通便的功效。

【禁忌食物】当归：忌食湿面。《本草纲目》云："当归忌湿面。"

【评析】当归甘补辛散，苦泄温通，既补血活血，又行气止痛。常用于气血凝滞、风湿痹痛诸症。当归又辛香善走，有血中气药之称。湿面必配盐酱，咸寒多汁，与当归药性不相协调。特别湿困中焦、气血凝滞而使用当归者，尤忌湿面。李东垣在《脾胃论》中，曾多次提到忌湿面问题，其义相同。

🍎 牛膝与禁忌食物

🍎 牛膝：忌食牛肉

【成分药理】牛膝含皂苷及甾类化合物，水解后生成葡萄糖醛酸样物质和齐墩果醇酸，并含生物碱、黏液质等。川牛膝所含生物碱有镇痛、降压及兴奋子宫作用，并能扩张血管。

【性味功效】牛膝味苦酸，性平，具有活血通经、利尿通淋、利痹舒筋、引血下行的功效。

【禁忌食物】牛膝：忌食牛肉。《本草纲目》云："牛膝忌牛肉。"

【评析】牛膝入肝、肾二经，以宣导下行为主，除活血通经、舒筋利痹外，还可以治血热上炎之咽喉肿痛、吐血衄血、高血压头痛等症。而牛肉甘温，补气助火，故服药中有牛膝者，当忌牛肉。

补骨脂与禁忌食物

【成分药理】补骨脂含多种呋喃香豆素、补骨脂素、补骨脂乙素，还含有豆甾醇、棉籽糖、脂肪油、挥发油及树脂等。补骨脂乙素有扩张冠状动脉作用，并能兴奋心脏，提高心肌工作效率。补骨脂素有增加皮肤黑色素的作用，全药有升高白细胞计数的作用。

【性味功效】补骨脂味辛、苦、涩，性温，功能补肾壮阳、固精缩尿，并能温脾止泄。

【禁忌食物】

1. 补骨脂：忌食猪血

《本草纲目》云："补骨脂忌猪血，芸苔。"

【评析】补骨脂性温助阳，猪血咸寒损阳（见《本草纲目》猪血注），故二者不合。用补骨脂时忌食猪血。

2. 补骨脂：忌食油菜

【评析】《日华子诸家本草》注："油菜性凉。"孟诜曰："油菜多食损阳气。"其药性与补骨脂相悖，故服补骨脂者，勿食油菜。但《本草纲目》云："油菜气味辛温。"在附方主治中，列有赤火丹毒、天火热疮、风热肿毒等，诸火热症候，似与其性味不符。故仍以《日华子诸家本草》为是。

仙茅与禁忌食物

仙茅：忌食牛肉、牛奶

【成分药理】仙茅的根状茎中含鞣质（约40%）、树脂、脂肪及淀粉，还含有生物碱、黏液质（由甘露糖、葡萄糖、葡萄糖醛酸组成）。

【性味功效】仙茅性味辛热，有小毒，具有温肾壮阳、强筋壮骨、祛寒逐湿、通痹止痛的功效。

【禁忌食物】

仙茅：忌食牛肉、牛奶。

【评析】仙茅辛热，牛肉甘温助阳。用仙茅时再食牛肉，益增火热之性。因仙茅辛热性猛，阳过盛则伤阴。阴虚阳亢之体，尤当禁忌。再从化学成分看，牛肉、牛奶皆高蛋白食物，而仙茅中含有鞣质，二者相遇形成鞣酸蛋白，药效、营养皆有损失。

附子、乌头与禁忌食物

【成分药理】附子与乌头含多种生物碱，主要为乌头碱，有剧毒，在稀酸或沸水中，水解为乌头次碱、乌头原碱，其毒性逐渐降低。附子对垂体–肾上腺皮质系统有兴奋作用，又能兴奋迷走神经中枢而具有强心作用。此外，尚有镇痛和局部麻醉作用。

【性味功效】附子味辛，性大热，有毒，通行十二经，具有强心回阳、温里散寒、助阳行水的功效。峻补下焦之元阳，祛逐内里之寒湿。

【禁忌食物】

1. 附子、乌头：忌食豉汁

《本草纲目》云："附子、乌头、天雄忌豉汁、稷米。"

【评析】豆豉气味苦寒或咸寒。李杲曰：豆豉，阴中之阴也。附子大辛大热，为温里回阳之药，药性相反，功用亦乘，故服用附子时，忌豆豉、豉汁、盐豉等物。

2. 附子、乌头：忌食稷米

【评析】《本草纲目》云："稷米甘寒，益气退热，凉血解暑。"孟诜曰："稷米发冷病，不可与附子同服。"可见，稷米属于凉性，附子大热，故应相忌。

天冬、麦冬与禁忌食物

天冬、麦冬：忌食鲤鱼、鲫鱼

【成分药性】天冬、麦冬均为百合科植物。麦冬中含甾体皂苷、β- 谷甾醇、葡萄糖、果糖、黏液质等，天冬含天冬素、β-谷甾醇、糖类、天冬酰胺等，有镇咳、祛痰和抑菌作用。

【性味功效】麦冬味甘，微苦，性微寒，具有清心润肺、养胃生津的功效；天冬甘苦，大寒，功能滋肾润肺、清热化痰。

【禁忌食物】天冬、麦冬：忌食鲤鱼、鲫鱼。《饮膳正要》云："用天门冬勿食鲤鱼。"《本草纲目》云："麦门冬忌鲫鱼。"

【评析】天冬、麦冬皆为养阴生津、清热化痰之药，鲤鱼、鲫鱼皆能利水消肿。用天冬、麦冬者，多为肺肾之阴不足，意在滋养阴液，鲤鱼、鲫鱼则利水消肿，与天冬、麦冬功能不协。至于化学成分方面的不良反应，机制有待研究。

黄连与禁忌食物

黄连：忌食猪肉、冷水

【成分药理】黄连含多种生物碱，主要为小檗碱（黄连素），其次为黄连碱、棕榈碱及青荧光酸等。小檗碱有广泛的抑菌作用，并有松弛平滑肌和降压功能，还能增加胆汁的形成，使胆汁变稀，从而发挥利胆作用。此外，小檗碱还有抗箭毒、抗肾上腺素作用，在小剂量时能增强乙酰胆碱的作用，大剂量时则对抗之。因此，它又具有阿托品样作用。

【性味功效】黄连苦寒，具有清热泻火、健胃燥湿、抑菌解毒的功效。

【禁忌食物】黄连：忌食猪肉、冷水。〔唐〕甄权曰："黄连忌猪肉、冷水。"

【评析】黄连苦寒、燥湿，猪肉多脂，酸寒滑腻。服用黄连时食用猪肉，则使药效降低，且易致腹泻。同时，还应忌喝冷水，冷水冷利，二冷相加，必伤肠胃。

半夏与禁忌食物

【成分药性】半夏含 β- 谷甾醇及葡萄糖苷，又含辛辣醇类、三萜烯醇、胆碱和多种氨基酸、生物碱。此外，尚含微量挥发油、棕榈酸、异油酸、亚麻仁油酸、硬脂酸、淀粉及黏液质。制半夏有镇咳和镇吐作用，但生半夏有催吐作用。

【性味功效】半夏辛温有毒，具有燥湿祛痰、降逆止呕的功效。因半夏辛温行散，能行水湿、降逆气，湿去则脾健痰消，气降则胃和而呕止。

【禁忌食物】

1. 半夏：忌食羊肉、羊血

《本草纲目》云："半夏忌羊肉、羊血、饴糖。"

【评析】羊肉苦甘大热，半夏辛温性燥，服半夏复食羊肉，则损阴而伤津。汪机云："羊肉反半夏、菖蒲。"除从药性考虑外，概因羊肉、羊血中某些有机成分与半夏所含的醇类、生物碱、有机酸发生某些不良反应。其相反机制，有待进一步研究。

2. 半夏：忌食饴糖

【评析】饴糖味甘，大温。朱震亨曰："饴糖属土，而成于火，大发湿中之热"。李时珍曰："凡中满吐逆，秘结牙蟹，赤目疳病者，故宜忌之，生痰动火最甚。"半夏辛温而燥，饴糖生痰动火，二者功用不协，故应禁忌。

菖蒲与禁忌食物

菖蒲又名香菖蒲、药菖蒲、石菖蒲。

【成分药理】菖蒲中含挥发油，油中主要成分为细辛醚，还含有菖蒲酮酚类、软脂酸、氨基酸及糖类。挥发油成分对动物有镇静作用，对皮肤真菌有抑制作用。

【性味功效】菖蒲辛苦性温，具有开窍除痰、醒神健脑、化湿健胃的功效。

【禁忌食物】

1. 菖蒲：忌食羊肉、羊血

【评析】菖蒲之开窍醒脑作用，全赖其所含之芳香性挥发油；羊肉、羊血，其气膻腥，极易干扰菖蒲药性，故服用菖蒲者，应忌膻腥。

2. 菖蒲：忌食饴糖

【评析】菖蒲能开窍、除痰、化湿；饴糖发湿中之热，生痰动火，故服用菖蒲者，不宜食饴糖。

厚朴与禁忌食物

厚朴：忌食豆类

【成分药理】厚朴皮中含挥发油，油中主要成分为厚朴酚，还含有少量生物碱、木兰箭毒碱、鞣质及微量烟酸。厚朴煎剂对葡萄球菌、链球菌、巴氏杆菌、霍乱弧菌等有较强的抗菌作用，对横纹肌强直有一定缓解作用。

【性味功效】厚朴味苦辛，性温，具有行气化湿、温中止痛、降逆平喘的功效。

【禁忌食物】厚朴：忌食豆类。李时珍曰："服厚朴者忌豆，食之动气。"

【评析】厚朴中含鞣质，豆中富含蛋白质，二者相遇起化学反应，形成不易消化吸收的鞣质蛋白。此外，二者所含有机成分甚为复杂，可能还会产生其他不良化学反应，使豆类难以消化，形成气体，充塞肠道，以致腹胀。故有"食之动气"之说。

荆芥与禁忌食物

【成分药理】荆芥含挥发油 1% ~ 2%，油中主要成分为右旋薄荷酮、消旋薄荷酮及右旋柠檬烯。这些成分能使汗腺分泌旺盛，并有解痉作用，又能改善皮肤血液循环，对治疗皮肤病、促进表皮新陈代谢有一定作用；荆芥炒炭后又有止血作用。

【性味功效】荆芥性味辛温，具有疏风解表、宣毒透疹、散瘀止血的功效。

【禁忌食物】

1. 荆芥：忌食驴肉

《本草纲目》云："荆芥忌驴肉，反河豚、无鳞鱼、蟹。"

【评析】荆芥辛温，驴肉甘凉，二者性味相反。吴瑞曰："食驴肉，饮荆芥茶，杀人。"（见《本草纲目》）"杀人"言之过甚，但荆芥与驴肉中某些生物活性物质可能起不良生化反应，有害于人体或减低药效则可信。

2. 荆芥：忌食河豚、无鳞鱼、蟹

【评析】荆芥含挥发油，辛温芳香，鱼类气腥，配以酱豉等咸寒之物烹调，必然削弱其药效。蟹肉性寒，与荆芥尤不相容。河豚有毒，处理不当，易

误认为与药反克。无鳞鱼发诸病，服中药者均当忌之，非独荆芥一味。

🫑 紫苏与禁忌食物

🍎 紫苏：忌食鲤鱼

【成分药理】紫苏茎叶含挥发油，主要成分为左旋紫苏醛、紫苏酮，具有特异香气，还含有左旋柠檬烯、榄香素、紫苏红色素、腺嘌呤及精氨酸等。紫苏煎液有解热、抑菌、缓解支气管痉挛及促进消化液分泌等作用。

【性味功效】紫苏辛温，具有散寒解表、健胃止呕的功效，可理气安胎，解鱼蟹之毒。

【禁忌食物】紫苏：忌食鲤鱼。《本草纲目》云："紫苏忌鲤鱼。"

【评析】紫苏辛温芳香，以气胜，亦忌腥膻气味干扰；鲤鱼含组织蛋白酶及十几种游离氨基酸，还有一些生物活性物质，易与紫苏中的某些成分起生化反应，妨碍药效发挥。

🫑 薄荷与禁忌食物

🍎 薄荷：忌食鳖肉

【成分药理】薄荷全草含挥发油，油中主要成分为薄荷甾、薄荷酮、乙酸薄荷酯以及其他萜烯类化合物。上述成分有兴奋中枢神经作用，传导至末梢神经，可使皮肤毛细血管扩张，促进汗腺分泌，增加散热，故有发汗解热作用，还有解痉、对抗乙酰胆碱作用。

【性味功效】薄荷辛凉，具有疏风散热、透疹止痒、清头目、利咽喉、理气郁、辟秽恶的功效。

【禁忌食物】薄荷：忌食鳖肉。《本草纲目》云："薄荷忌鳖肉。"

【评析】薄荷辛凉，其气香烈，盖因挥发油中所含薄荷脑的作用，有解热发汗之功效。鳖属鱼类，具有腥气，与薄荷气味互相干扰。《本草纲目》引述李九华云："鳖肉主聚，鳖甲主散"，薄荷更主散，是以二者功用不相协调。又言："薄荷煮鳖，能害人。"除气味不投外，二者化学成分恐亦有相克之处。故用薄荷者，当忌食鳖肉。

🍎 细辛与禁忌食物

🍎 细辛：忌食生菜

【成分药理】细辛含挥发油，其主要成分为甲基丁香酚、细辛酮、细辛素及龙脑、甲基胡椒酚等，还含有软脂酸。其挥发油有局部麻醉及解热镇痛作用，并能兴奋呼吸中枢，且能使麻醉动物血压下降，但细辛煎剂则使血压上升。

【性味功效】细辛辛温，具有散寒解表、祛痰止咳、祛风止痛的功效。

【禁忌食物】细辛：忌食生菜 *。

【评析】白苣苦寒，莴苣苦冷，皆属凉性，通利五脏；细辛辛温，发散解表，两者功能、性味皆不相合，故以细辛配方疗病者，勿食生菜，否则使药效降低。

　　* 生菜：即莴苣。李时珍曰："白苣、苦苣、莴苣，俱不可煮烹，皆宜生挼去汁，盐醋拌食"，故曰生菜。

🍎 桔梗与禁忌食物

🍎 桔梗：忌食猪肉

【成分药理】桔梗含皂苷，水解产生桔梗苷元，为三萜酸的混合物，还含有菊糖、桔梗聚糖、α-菠菜甾醇等。桔梗煎剂能促进支气管黏膜分泌物增多而有祛痰作用。桔梗的溶血作用也相当强。

【性味功效】桔梗苦辛平，具有宣肺祛痰、排脓消痈的功效。

【禁忌食物】桔梗：忌食猪肉。《饮膳正要》云："有黄连、桔梗勿食猪肉。"

【评析】桔梗味苦辛，性微温，味厚气轻，主升宣，为肺经引药，能消肺气，利咽喉，祛痰定喘，养血排脓。而猪肉酸寒肥腻，滋阴润燥，久食令人生痰湿。其性质功效，与桔梗相悖，故服桔梗者，应忌猪肉。

🍎 牡丹皮与禁忌食物

🍎 牡丹皮：忌食蒜、胡荽

【成分药理】牡丹根皮，含芍药苷、丹皮酚、苯甲酸、甾醇、糖类、挥发油、鞣质等。牡丹皮煎剂有降血压、退热、抗菌、抗惊厥作用。

【性味功效】牡丹皮苦辛微寒，具有清热凉血、活血化瘀、清肝降压的功效。

【禁忌食物】牡丹皮：忌食蒜、胡荽。

【评析】大蒜辛温有臭，胡荽辛温香窜，牡丹皮苦辛微寒，气味不相投，药性亦相反。大凡香窜之物，多为损气耗阴之品，与牡丹皮凉血清肝之功用相悖。故服用牡丹皮应忌葱蒜、胡荽。

丹参与禁忌食物

丹参：忌食醋、酸物

【成分药理】丹参含丹参酮Ⅰ、丹参酮Ⅱ、丹参酮Ⅲ、丹参酸、丹参酚、鼠尾草酚及维生素 E 等。丹参制剂既能扩张血管，特别是扩张冠状动脉，改善心肌缺血状况，又能降低血压，有镇静安定、降血糖和抗菌作用。

【性味功效】丹参味苦，微寒，具有活血去瘀、除烦安神、消炎止痛的功效。

【禁忌食物】丹参：忌食醋、酸物。

【评析】醋味甘酸，性温，凡酸味之物，在五行属木，木能生火，多属温热之性，又皆收敛。丹参微寒，能活血化瘀，扩张血管。故就性味功效而言，丹参与醋皆不相合。此外，二者化学成分皆甚复杂，其相克机制有待研究。

附：不宜与丹参合用的西药

丹参与丹参制剂为中老年心脑血管疾病的常用药，但不宜与下列药物合用。

（1）止血药，如维生素 K、氨甲苯酸等。丹参能抑制血小板凝集，激活纤溶酶系统，促进纤维蛋白原溶解、拮抗纤溶药物，降低上述两种药物的止血效果。

（2）抗酸药，如复方氢氧化铝（胃舒平）、三硅酸镁、氧化镁合剂、胃得乐、胃必镁等。丹参中的主要成分丹参酮Ⅰ、丹参酮Ⅱ、丹参酮Ⅲ及隐丹参酮等均可与抗酸药物中的金属离子络合成螯合物而使药效降低。

（3）阿托品，阿托品类药物能解除迷走神经对心脏的抑制，使心率加快，而丹参所具有的降压效果，可被阿托品阻断，从而失去疗效。

（4）细胞色素 C，是含铁的蛋白质。丹参中除含有丹参酮外，还有三个酸性成分，易与细胞色素 C 中的铁产生络合反应，生成丹参酚 - 铁络合物，使二者药效下降。

（5）维生素 B_1、维生素 B_6、麻黄素、山梗菜碱、士的宁等，皆不宜与丹参配合使用。丹参中所含的水溶性成分（如儿苯酚酸、二羟基苯乳酸等活性成分），均具有类似鞣质的性能，可与上述药物结合产生沉淀化合物而使药效降低。

（6）雄性激素药物。丹参酮具有拮抗激素的作用，可降低甲睾酮、丙酸睾酮等雄性激素的作用，所以不能配合使用。

威灵仙与禁忌食物

【成分药理】威灵仙根含白头翁素、白头翁醇、甾醇、皂苷及糖类，有对抗组胺、溶解尿酸、解热镇痛及利尿作用，对葡萄球菌、铜绿假单胞菌有较强的抗菌作用，能解除骨鲠后局部挛缩，使之松脱。

【性味功效】威灵仙味辛、咸，性温，走十二经，具有追风祛湿、通络止痛、行气化滞、消痰逐饮的功效。

【禁忌食物】

1. 威灵仙：忌饮茶

《本草纲目》云："威灵仙忌茶、面汤。"

【评析】威灵仙辛温善走，通经达络，可驱在表之风，能化在表之湿，为风寒湿痹要药；而茶味苦性寒，清心降火，饮用时必以水浸泡，饮茶者可增加水湿。故以威灵仙治疗风湿病时，应当忌茶，否则影响药效。

2. 威灵仙：忌食面汤

【评析】《脾胃论》中多处有忌湿面之说，盖指湿困中焦，脾阳不振者而言。风寒湿痹，乃湿邪伴随风寒，流滞于关节之中。威灵仙辛温走窜，通行十二经脉，以发挥其追风逐湿作用。在方剂中，常与苍术、薏苡仁、茯苓、羌活、独活之类相辅相成，或辛温，或淡渗，意在祛湿。而湿面、面汤多食则湿重，若佐以盐、豉、酱类益增其咸寒、多湿之性，故用威灵仙等药时，不宜多食面汤。

🫑 乌梅与禁忌食物

🍎 乌梅：忌食猪肉

【成分药理】乌梅中含苹果酸、柠檬酸、酒石酸、琥珀酸、β- 谷甾醇、醋醇、三萜等成分。乌梅煎剂能使胆囊收缩，促进胆汁排泄，并有抗过敏性休克的作用。体外实验表明，乌梅对多种致病菌有抗菌作用，内服可治肠炎、痢疾及原因不明的泄泻。乌梅中的多种有机酸能与生物碱结合成盐，使之易溶于水而便于吸收。故含生物碱较多的中草药，在性味功效协同条件下配以乌梅可提高疗效。

【性味功效】乌梅味酸涩，性温，具有涩肠止泄、敛肺止咳、和胃安蛔、生津止渴的功效。

【禁忌食物】乌梅：忌食猪肉。〔金〕李杲（金代名医，著有《脾胃论》）曰：乌梅忌猪肉。

【评析】《本草纲目》云："乌梅酸温平涩，去痰，治疟瘴，敛肺涩肠，止久嗽泻痢。"猪肉酸冷滋腻，滑肠助湿。故凡以乌梅配方用以涩肠止泄、敛肺止咳者，应忌食猪肉。

🫑 常山与禁忌食物

【成分药理】常山又名蜀漆，主要成分为常山碱甲、常山碱乙、常山碱丙，都有一定毒性，其中常山碱丙抗疟效力最强（相当于奎宁的 40～50 倍），常山碱乙、常山碱丙均有催吐作用。常山碱具有抑制流感病毒的功能，煎剂有解热作用。此外，还有常山次碱、常山素 A、常山素 B 等成分。

【性味功效】常山苦寒有小毒，具有截疟杀虫、催吐行水的功效。

【禁忌食物】

🍎 1. 常山：忌食生葱

《饮膳正要》云："有常山勿食生葱、生菜。"

【评析】葱性辛温助热，常山苦寒退热，二者性味功效均相悖。故凡配方中有常山者，当忌食葱、蒜。

2. 常山：忌食生菜

【评析】莴苣气味苦寒，功能利五脏、通经脉、解酒毒、止消渴、通乳利便。其性味功效与常山并无相反之处，可能所含的某些物质与常山生物碱相遇，发生不良的生化反应。其机制有待研究。

巴豆与禁忌食物

【成分药理】巴豆仁中含巴豆油 40% ~ 60%，有强烈的致泄作用，还含巴豆毒素（一种毒性蛋白）、巴豆苷、精氨酸、赖氨酸、解脂酶、生物碱等。巴豆油对皮肤黏膜有刺激，内服有峻泄作用，有很强的杀虫抗菌能力。巴豆中毒主要表现为急性肠胃炎症状，如呕吐、腹泻、白细胞升高等。

【性味功效】巴豆辛热有大毒，为热性泄下药，具有温肠泄积、逐水消胀，涤荡肠胃中沉寒痼冷、宿食积滞的功效。外疗疮疡，破积解毒。

【禁忌食物】

1. 巴豆：忌食菰笋、芦笋

《本草纲目》云："巴豆忌菰笋、芦笋。"

【评析】菰笋即茭白，性味甘冷而滑。苏颂（北宋人，著《图经本草》）曰："菰之种类皆极冷，不可过食，甚不宜人。"芦笋，味微甘，性冷。宁原曰："芦笋忌巴豆。"此二物皆冷，而巴豆辛热，故不相宜，凡服用巴豆治病者，不宜吃茭白和芦笋。否则冷热杂进，可产生不良后果。

2. 巴豆：忌食酱豉、冷水

《本草纲目》云："巴豆忌酱豉、冷水。"

【评析】酱豉咸寒冷利，冷水之性寒凉，巴豆为大热之药。服用巴豆时，若食用酱豉或喝冷水，往往疗效降低。巴豆的特性：得热则助泄，遇冷则泄止。如利用巴豆的热泄作用，清除胃肠中的冷积宿食，若不忌酱豉、冷汤，则可能使药物不起作用而达不到预期效果。

3. 巴豆：忌食野猪肉

《饮膳正要》云："有巴豆勿食芦笋及野猪肉。"

【评析】野猪肉甘平无毒，能补肌肤，益五脏，炙食治肠风泄血，故具有平补性质；而巴豆辛热峻泄，与野猪肉功用相悖。李时珍曰："服巴豆药者忌之。"野猪肉为高蛋白食品，有机成分复杂，可能与巴豆中某些成分相克。其机制有待进一步研究。

商陆与禁忌食物

商陆：忌食狗肉

【成分药理】商陆含商陆毒素、商陆碱、氧化肉豆蔻酸、皂苷、硝酸钾和淀粉等。商陆的煎剂、商陆碱有祛痰和镇咳作用，对肺炎球菌、志贺菌属有抑制作用。小剂量可兴奋血管运动中枢，使肾血流量增加而利尿；大剂量可致中枢神经麻痹、呼吸障碍、心肌抑制而中毒死亡。

【性味功效】商陆苦寒（一说辛平）有毒，具有消脾肾之水肿、解疮痈之肿毒的功效。内服可治肾性水肿、肝硬化腹水、胸腔积液，外敷可医疮痈肿毒。

【禁忌食物】商陆：忌食狗肉。《饮膳正要》云："有商陆勿食犬肉。"

【评析】狗肉酸咸而性温，功能益气壮阳，补胃强身。李时珍曰："商陆苦寒，沉也，降也，阴也，其性下行，专于行水，胃气虚弱者不可用。"商陆与狗肉，性味功效皆不相合，故用商陆者应忌狗肉。

龙骨、龙齿与禁忌食物

【成分药理】龙骨主要含碳酸钙、磷酸钙、乙酸、丙酸、丁酸、戊酸、己酸等，还含有少量的铁、镁、钾、钠、铝等无机盐和氯、硫酸根等离子。因含大量钙，故能促进血液凝固，减轻骨骼肌的兴奋，有镇静止血作用。

【性味功效】龙骨甘涩性平，具有镇心安神、平肝潜阳、收涩固脱、敛疮生肌的功效，用治惊狂烦躁、心悸失眠、自汗盗汗、久泄久痢等症。龙齿功效略同，但重在宁心安神。

【禁忌食物】

1. 龙骨：忌食鲤鱼

《本草纲目》云："龙骨忌鲤鱼。"

【评析】鲤鱼性味甘平，功能利水消肿，其性偏于通利，而龙骨则重在收涩固脱。故用龙骨止汗止泄者，不宜食鲤鱼。此外，鱼中多含组织蛋白酶，可能与龙骨中的某些成分起不良化学反应，而削弱药效。其机制如何，有待进一步研究。

2. 龙骨：忌用铁器

甄权曰："龙骨忌鱼及铁器。"

【评析】龙骨中的氯离子与硫酸根离子，在加热情况下易与铁起化学反应，因而降低药效，或产生有毒物质，故用龙骨配制药剂，忌用铁器。

朱砂

【成分药理】朱砂主要成分为硫化汞，并混有氧化铁、黏土及少量有机杂质等，有镇静、安眠作用，外用能抑杀皮肤细菌及寄生虫。

【性味功效】朱砂甘、微寒，有毒，具有镇心清火、定惊安神、疗疮解毒的功效。内用分量宜轻，且不宜久服，否则易积蓄中毒。

【禁忌食物】

1. 朱砂：忌食鲤鱼

《本草纲目》云："丹砂忌鲤鱼。"

【评析】朱砂（主要成分硫化汞）有毒，可能与鲤鱼中某些有机成分起生化反应，生成难以吸收的或有毒的物质，机制有待研究。

2. 朱砂：忌用铁器、忌食诸血

《饮膳正要》云："有朱砂勿食血。"

【评析】朱砂忌铁器，因硫化汞遇铁，则起化学反应（置换成硫化亚铁和汞），使朱砂失去其药理作用且增加毒性。又多种动物血中皆有铁的成分，故朱砂亦忌诸血。凡丸药以朱砂为衣，或以朱砂配制者（如磁珠丸、天王补心丹等），服用时最好忌食诸血，以免减低药效。

第五章 食物与季节

食物与季节、气候的关系，在古代人们就很有讲究，如《金匮要略》云："春不食肝，夏不食心，秋不食肺，冬不食肾，四季不食脾。"虽然并不完全合乎科学道理，却说明了在一定的季节与气候条件下，某些食物不宜吃或不宜多吃。现代食品卫生学中，也逐渐注意到食物与季节的关系，如卵毒鱼类在产卵季节就不宜吃，否则容易中毒。

中医学中，关于季节与食物的宜忌，主要根据阴阳五行学说和"天人合一论"的观点。阴阳五行学说认为，天地间万物的生存与发展，离不开阴阳的变化。阴阳是一对互相依存的矛盾，在斗争中互有消长，在对立统一中保持平衡。阴阳失去平衡就是疾病；调整阴阳，使之恢复平衡，就是医疗。一旦平衡恢复，疾病也就痊愈了。所以，《黄帝内经素问·生气通天论》云："阴平阳秘，精神乃治；阴阳离决，精气乃绝。"人生活在大自然中，其生理与生命活动，与大自然的变化息息相关，所以有"人身小天地"的说法。大自然的季节气候、风雨寒暑，日常的饮食起居，都会影响到人体内部的阴阳平衡，而五行生克是阴阳平衡学说的内容与体现。古人把天地的五种基本物质——金、木、水、火、土作为代号，通过它们的基本属性、生克乘侮，来阐明事物之间相互联系与相互制约的关系，外应四时，内应五脏，形成中医学的理论基础。它不仅揭示了五脏之间的相互制约与联系，而且说明了五脏在一年四季中各有所旺，各有所衰。如春季木旺而土衰，在人则肝旺而脾衰。如春季过食酸物或食肝以补肝，则肝气更旺，脾气更衰，木旺则克土，就可能破坏肝脾之间的平衡而致病。再从浅近的道理讲，一年中有最寒冷和最炎热的月份，也有最干燥和最潮湿的季节，而在食物中，有的性质寒凉，有的性质温热，有的伤津耗液，也有的聚湿生痰。于是，在不同的季节中，对食物就不得不进行适当的选择或避忌，特别是那些身体素质衰弱或阴阳偏盛的人们更应当注意。如血热阳亢患者在炎热的天气食羊肉，或在干燥的季节食辛辣刺激性食物，就很容易致病。

从现代食品卫生学观点来讲，许多种细菌性食物中毒，带有季节性。如沙门菌属食物中毒，虽全年均有，但以六至九月为最多；副溶血性弧菌和大肠埃希菌所致的食物中毒，也是春季和夏、秋季节常见的。有些毒鱼、毒蜜的中毒也有一定的季节性，这与鱼类的生殖季节和有毒蜜源的花期有密切关系。

古籍所载季节气候与食物宜忌，多以中医理论解释，有些是合乎科学道理的，也有些是牵强附会或带有迷信成分的，应当去其糟粕而取其精华。今取古籍所载及今世流传说法，试加评析，以供参考（以下月份，均系农历）。

一　春季

🍎 1. 正月

《金匮要略》云："正月勿食生葱，令人面生游风。"

【评析】游风是一种面部皮肤病。《医宗金鉴》云："此症生于面上，初发面目浮肿，痒若虫行，肌肤干燥，时起白屑，次后极痒，抓破，热湿盛者，津黄水；风燥盛者，津血，痛楚难堪。"此症由于平素血燥，过食辛辣厚味，以致胃经湿热，外受风邪而成。

正月初春，甲木当令，各种疾病，皆易复发，此时血热血燥、湿邪内蕴的患者，若多食生葱则易引起面部游风发作。因葱性辛温，善走头面而通阳气的缘故。葱为日常调味菜蔬，少食、熟食无妨，生食、多食有刺激性。游风发作有其内在的病理基础，不是一般人正月吃葱都会发病。

🍎 2. 二月

（1）《金匮要略》云："二月勿食蓼，伤人肾。"《饮膳正要》云："二月勿食蓼，发病。"

【评析】蓼为蓼科蓼属，一年生草本植物，多生于水旁湿处，品种甚多，分布于全国各地。《本草纲目》列有青蓼、香蓼、水蓼、马蓼、紫蓼、赤蓼、木蓼 7 种。李时珍曰："古人种蓼为蔬，收子入药。故《礼记》烹鸡豚鱼鳖，皆实蓼于其腹中而和羹脍，亦须切蓼也，后世饮食不用，人亦不复栽。"可见蓼在古代是一种相当普遍的蔬菜，现我国某些农村贫困地区仍有食者。

蓼气味辛温发散，能走肾经，《医宗金鉴》云："二月，卯木主令，肾主闭藏，若食之伤肾。"《本草纲目》云："蓼，久食令人寒热，损髓减气少精，妇人月事来时，食蓼蒜，变为淋。"可见蓼于肾不利。农历二月，蓼苗初生鲜嫩，多食则伤肾。

（2）《食品卫生学》记载：二至五月不食河豚。

【评析】河豚内脏所含毒素的量，因季节与部位的不同而异，一般认为它们的卵巢和肝脏有剧毒，其次为肾脏、血液、眼睛和皮肤。

每年二至五月为卵巢发育期，此时肝脏、卵巢毒性最强。鱼死后，内脏毒素溶于体液中，并逐渐渗入肉内，故二至五月吃河豚，最易中毒。

🍎 3. 三月

《金匮要略》云："三月勿食小蒜，伤人志性。"《饮膳正要》云："三月勿食蒜，昏人目。"

【评析】李时珍云："家蒜有两种，根茎俱小而瓣少，辣甚者，小蒜也；根茎俱大而瓣多，辛而带甘者，大蒜也。"中国民间原来皆种食小蒜，张骞出使西域始得大蒜，后引种于内地。因大蒜出胡地，故又名葫。蒜为五荤之一，其气辛臭，昏神伐性。农历三月，天气渐暖，阳气上升，多食或久食蒜类，令人神昏乏力，耳目不聪，故曰伤人志性。

二 夏季

🍎 1. 四月

（1）《金匮要略》云："四月八月勿食胡荽，伤人神。"《饮膳正要》云："四月勿食胡荽，生狐臭。"

【评析】胡荽辛温香窜，其性散，耗气伤神。《金匮要略直解》云："辛芳之气，损人精神。四月心火正旺，八月肺将敛，以心藏神而肺藏魄，食此走散之物，必能伤神也。"大凡芳香辛窜之物，皆能耗气，气虚则乏力而精神不振，故曰伤神。魂魄之说，似涉迷信。生狐臭的说法，未经验证，机制不明。《本草纲目》引述华佗云：狐臭、口臭、蠶虫及脚气金疮人，皆不可食（胡荽），病更加甚。芫荽含挥发物质，其气辛烈，能加重狐臭的说法可信。令人"生狐臭"，则未必。

（2）《本草纲目》云："四月勿食抱鸡肉，令人作痈成漏，男女虚乏。"

【评析】"抱鸡"是发情中的老母鸡，其肉内富含雌激素，或另有其他有毒物质，对人体不利，故不宜食。不仅四月，其他月份食之亦不利。四月初夏，人体阳升火旺，更不宜食。

🍎 2. 五月

（1）《金匮要略》云："五月勿食韭，令人乏力气。"《饮膳正要》云："五月食韭昏人五脏。"

【评析】韭性辛温。寇宗奭《本草衍义》云："韭，春食则香，夏食则臭，多食则昏神暗目。"孟诜曰："五月多食韭，乏气力。"五月初夏，天气渐热，韭菜辛温，故多食韭菜更令人乏力。神疲倦怠，似五脏皆衰，所以《饮膳正要》又云："昏人五脏。"

（2）《饮膳正要》云："五月勿食鹿，伤神。"

【评析】五月为纯阳之月，天气始热，而鹿为纯阳之兽，其肉甘温，性暖，热天多食发热之物，每致阳盛血热、阴阳失衡而致病。如肝阳上亢，心火炽盛，均影响人的神志。平素血热及阴虚阳亢者，尤忌五月食鹿。孟诜曰："鹿，九月以后、正月以前堪食，他月不可食。"

（3）《金匮要略》云："五月五日勿食一切生菜，发百病。"

【评析】按《本草纲目》云：莴苣又名生菜，民间亦有此名。莴苣有多种，如白苣、紫苣、苦苣、莴苣等。凡生菜性皆寒凉或苦冷。五月五日天中节，为纯阳日。《金匮要略直解》云："纯阳日，人当养阳以顺节令，若食生菜则伐天和，故生百病。"《黄帝内经》云："夫四时阴阳，万物之根本也，所以圣人春夏养阳，秋冬养阴，以从其根。"凡平素阳虚之人，往往肢冷乏力，肠鸣泄泻。五月天气温暖，当趁此季节养阳疗病，可多食温暖肠胃之物，以顺天和；不宜多食生冷寒凉之物，以增疾病。

（4）五至十月，勿食贝类。

【评析】五至十月期间，某些海域中膝勾藻大量繁殖，形成"赤潮"，膝勾藻系有毒海藻，含石房蛤毒素，此时的贝类摄食海藻，即成毒贝，人食用贝肉以后，毒素迅速被释放出来，使人中毒。石房蛤毒素系神经毒，中毒严重者常在 2～12 小时内因呼吸麻痹而死亡。

🍎 3. 六月

《中国食品报》记载："六月，不食羊肉。"

【评析】农历六月，天气炎热，人体阳气亦盛，羊肉甘苦大热，乃冬令佳品，夏季不宜食羊肉。孙思邈《千金要方》载："六月不食羊肉，伤人神气。"

三 秋季

🍎 1. 七月

（1）《本草纲目》云："七月勿食生蜜，令人暴下霍乱。"

【评析】蜜蜂采了有毒植物的花，酿成的蜜也是有毒的。如钩吻植物的花蜜中，可以分离出钩吻碱甲；山踯躅花蜜，含有一种毒苷；曼陀罗花蜜中含有颠茄生物碱（东莨菪碱），这些有毒物质，都能引起中毒。我国有些地区有大量的有毒植物，如雷公藤、昆明山海棠、南烛花等，来自这些植物的花蜜，都含有剧毒的生物碱。而上述植物，很多在七月份开花，所以云南、四川、福建、广西、湖南等地，近年常有蜂蜜中毒的报道。

食用雷公藤和昆明山海棠的花蜜，其中毒症状主要表现为头痛乏力，四肢酸麻，口干口苦，恶心呕吐，腹痛腹泻。重者血压降低，心率缓慢，发绀明显，肝大，柏油样便。一般预后尚好。

所以说"七月勿食生蜜"是有道理的。

（2）《饮膳正要》云："六、七月勿食雁。"

【评析】雁是一种候鸟，在我国，天寒则自北向南，多止于衡阳，天热则自南向北，多归于雁门。陶弘景曰："雁在江湖，夏当产伏（产卵孵雏），故皆往北，因雁门北人不食之也。"农历七月雁在孵化幼雏，同"抱窝鸡"一样，其体内的雌激素分泌旺盛，此时雁也比较瘦，肉不好吃。孙思邈亦云："七月勿食雁，伤人神。"

🍎 2. 八月

（1）《饮膳正要》云："八月后可食蟹，余月勿食。"

【评析】螃蟹味道鲜美，为民间传统佳肴。但吃蟹有一定的季节，最好在秋末冬初，下霜后吃。俗语云："菊黄蟹正肥。"陶弘景曰："蟹未被霜，甚有毒，乃食水莨（葛洪云：菜中有水莨，叶圆而光，生水旁有毒，蟹多食之，人误食之，狂乱如中风状或吐血，以甘草汁解之）所致，人中之，不疗多死也。"李时珍亦云："蟹,霜前食物,故有毒,霜后将蛰,故味美。"蟹至中秋后始生黄,重阳节蟹黄饱满正堪食。

(2)《金匮要略》云："八九月勿食姜,伤人神。"

【评析】姜性热,味辛辣,辛主发散。八九两月,正是中秋、晚秋,秋主收敛,内应肺金。按《黄帝内经》"秋冬养阴"之说,应食养阴润肺之物以保养肺脏。此时若多食生姜,违反"秋主收敛"之义,易生秋燥而致咳嗽。咳则耗气伤神,故曰:"伤人神"。

🍎 3. 九月

《饮膳正要》云:九月"勿食犬肉,伤神。"

【评析】狗肉温热壮阳,而秋冬宜养阴。九月属晚秋季节,阴虚之人不宜多食狗肉。阳虚之人,但食无妨。

四 冬季

🍎 1. 十月

(1)《金匮要略》云:十月"勿食椒,损人心,伤人脉。"

【评析】椒有多种(秦椒、蜀椒、地椒、胡椒、崖椒、蔓椒等),性味皆辛温,辛则发散,温则助阳。十月初冬,万物收藏,食椒宣发,亦违秋冬养阴之义。阳虚之人寒天食椒有益,阴虚之人四时皆忌,非独十月。此外,尚有进食数量多少、平素阴阳盛衰之不同,当因人而异,不可拘泥于一说。

椒粒皮壳中含有挥发油,油中主要成分为牻牛儿醇和异茴香醚等,能引起血压下降,反射性的心跳加快、呼吸兴奋。动物实验表明,大量使用则引起抑制,有轻度麻醉作用。故有损心伤脉之说。

(2)《金匮要略》云:十月"勿食被霜生菜,令人面无光,目涩,心痛,腰疼或发心疟,发时手足十指爪皆青,困萎。"

【评析】《金匮要略直解》云:"生菜性冷,经霜则寒,寒冷之物能损阳气,食之能发上症。"从上述症状看,很可能是亚硝酸盐中毒。当菜地土壤中缺钼时,很多蔬菜能从土壤中浓集更多的硝酸盐,如莴苣、萝卜、芥菜、韭菜都会有这种情况。如果蔬菜保存不善,温暖潮湿,通风不良,有利于某些还原菌

（如大肠埃希菌、摩根氏变形菌、产气荚膜梭菌和革兰氏阴性球菌等）的生长和繁殖，则促进硝酸盐还原为亚硝酸盐。菜中亚硝酸盐的含量，随腐烂程度而增长。

冬季蔬菜中毒，往往因为蔬菜保存时间过长，亚硝酸盐含量增高。十月的莴苣有毒，不一定是经霜的缘故。

亚硝酸盐的中毒症状：口唇、指甲以及全身皮肤发绀，并有心律不齐，头晕头痛，呼吸急促，烦躁不安，恶心呕吐，腹痛腹泻，严重者可有昏迷、嗜睡、血压下降等现象。由于硝酸盐可将二价铁离子氧化成三价铁离子，致使正常的血红蛋白失去载氧能力，造成组织缺氧，引起呼吸困难、循环衰竭、血压下降。

解救方法：早期应洗胃导泻，排出毒物，及时服用特效解毒剂——亚甲蓝，要求少量、多次应用；静脉注射维生素 C、细胞色素 C，也是有效疗法。

🍎 2. 十一月

《营养与食品卫生学》记载：十一月"慎食四季豆。"

【评析】四季豆品种甚多，包括扁豆、芸豆、小刀豆、豆角等，它们都含有皂苷、亚硝酸盐、胰蛋白酶抑制剂和植物凝集素等有毒物质。

四季豆中毒虽一年四季均可发生，但以秋末、冬初下霜前后较为常见。

中毒症状主要为恶心、呕吐、腹痛、腹泻等肠胃炎症状，头痛、头晕或四肢麻木、心慌、背痛等神经系统症状，一般预后良好。

预防四季豆中毒，要用开水烫泡，炒煮时要烧熟煮透直至绿色消失、无生硬感，毒素方可彻底破坏，确保安全。

🍎 3. 十二月

《金匮要略》云：（十一月）十二月"勿食薤，令人多涕唾。"

【评析】薤，性味辛温而滑，含挥发性物质，生食有刺激性，引人涕唾。孟诜曰："薤发热病，不宜多食，三四月勿食生者。"《日华子诸家本草》云："薤，生食引唾涕，不可与牛肉同食，令人作癥瘕。"

薤之引人唾涕，主要在于生食，其刺激性较强，类似生葱，似乎与季节无关。

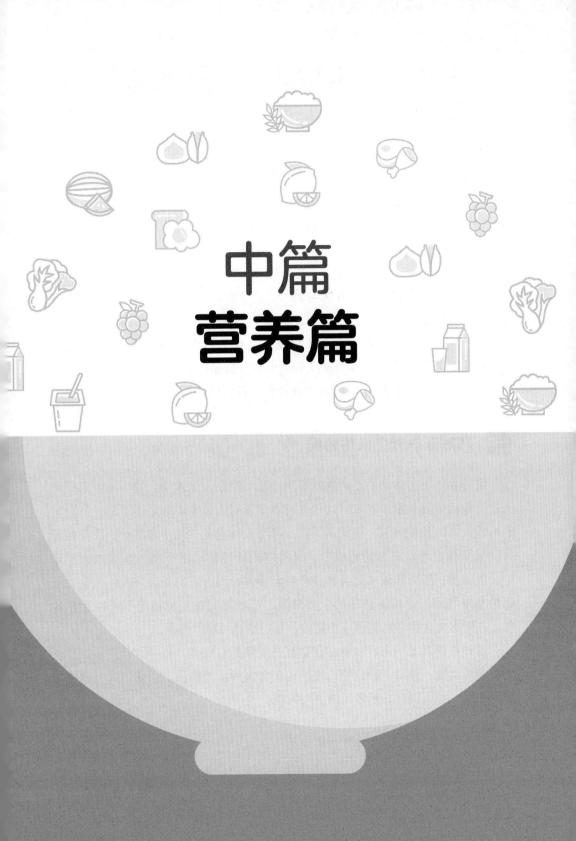

中篇
营养篇

第六章　**营养素与食物协同**

　　这里所说的协同是以有益于人体健康和机体内正常的生理平衡为前提。在饮食营养问题上离开了人体，孤立地谈食物相克与协同，就没有什么实际意义。因此，可以这样认为："当两种或两种以上食物进入人体后，进行有益于机体营养和生理平衡的生化反应，产生提高营养价值、促进机体健康的效应，谓之协同作用。"在选择食物时，注意其协同作用，在烹调过程中，安排合理的配伍（包括荤素搭配、维生素与无机盐的平衡、蛋白质互补等），以提高营养效益，实现膳食平衡，最后达到预防营养性疾病、提高健康水平的目的。

　　近年来随着社会经济发展和人民物质文化生活水平的提高，不仅要吃得饱，而且要吃得好，讲求膳食平衡。随着营养与食品科学的发展和营养卫生知识的普及，这个问题也越来越为全社会所关注，我们尽可能在这方面做一些探讨。

一　产热营养素之间的协同

　　维持人体生命活动的基础物质有蛋白质、脂肪、碳水化合物、维生素、无机盐（包括微量元素）和水。这六大营养要素对人体来说都是不可缺少的，它们构成人体的各种细胞、组织、器官，参与人体内的一切生命活动，既互相配合，又互相制约，在相辅相成中，维持体内环境的动态平衡。在这六大要素中，蛋白质、脂肪和碳水化合物是产热营养素，因为它们是参与人体内生物氧化的基本物质，是机体热能的主要来源，三者之间在某种情况下可以互相转化，在碳水化合物和脂肪供应不足时，蛋白质也可供给热量。

　　各种营养素无不来自食物，食物都是复杂的有机体，每一种营养素，往往来自多种食物，而每一种食物，往往也包含多种营养物质。因此，探讨食物的协同关系，必须以营养素之间的协同为纲。

🍎 1. 碳水化合物—脂肪—蛋白质

　　【评析】当膳食中供给充分的糖和脂肪时，可使蛋白质免于为供给热量而消耗，用于最需要、最适宜的地方，这叫作碳水化合物和脂肪对蛋白质的保护作用，实际上就是一种协同作用。因为在这种情况下，节约了蛋白质，有利于体内的氮平衡，增加了体内的氮储留量。若热量供给不足，达不到机体最低需求量，只提高蛋白质供应量，既不能有效地改善氮平衡，又会造成浪费（蛋白质会被作为热量消耗掉）。反之，若蛋白质供应不足，不能满足最低生理需求量，单纯供给碳水化合物或脂肪以提高热量，则改善氮平衡的效果将受到限制，因为蛋白质是氮的主要来源。由此可见，碳水化合物、脂肪与蛋白质，必须都达到适当的供应量，相互配合，发挥协同作用，才能有效地保持机体的氮平衡。

氮平衡主要是指人体在特定时间内（如 24 小时内）摄入与排出的氮量大致相等。对正常的成年人来说，当膳食中蛋白质适量时，吸收的氮主要用于组织蛋白的更新，并不储存多余的氮，机体处于氮平衡状态。至于发育成长中的婴幼儿、青少年，为满足机体新组织细胞形成的需要，在机体内需储存一部分蛋白质，所以摄入蛋白质的量大于排出量，这种情况称为"正氮平衡"。反之，在某些患者体内，可能由于大量组织细胞破坏分解，机体对氮的排出量超过摄入量，称为"负氮平衡"。氮平衡用以下公式表示：

摄入氮 ＝ 尿氮 ＋ 粪氮 ＋ 通过皮肤排出的氮

🍎 2. 脂肪与蛋白质

类脂中的磷脂、胆固醇与蛋白质结合成脂蛋白，构成了细胞的各种膜，如细胞膜、核膜、线粒体膜、内质网等，保证了细胞的正常生理和代谢。

🍎 3. 糖与蛋白质

糖可与蛋白质结合成糖蛋白，如某些抗体酶和激素等，共同发挥着重要的生理功能。糖蛋白中的黏蛋白是构成软骨、骨骼、眼球结膜和玻璃体的成分之一。

🍎 4. 糖与脂肪

糖也可与类脂结合成糖脂，它既是一种神经组织的组成成分，又是细胞膜上具有识别功能的成分。

三大营养物质，在体内代谢过程中有着密切的协同关系，如碳水化合物对体内蛋白质的代谢甚为重要。因蛋白质在消化过程中被分解为游离氨基酸，氨基酸在体内重新合成为机体需要的蛋白质以及进一步代谢，都需要较多的能量，而这些能量主要由碳水化合物提供。所以，摄入蛋白质并同时摄入糖类，可以增加 ATP 的形成，有利于氨基酸活化与蛋白质的合成。

碳水化合物与脂肪在三羧酸循环中，也有密切的协同关系。脂肪在体内代谢所产生的乙酰基必须与草酰乙酸结合进入三羧酸循环，才能被彻底氧化燃烧，而草酰乙酸的形成，正是葡萄糖在体内氧化燃烧的结果。

如上所述，从组织结构上，也可以理解为三大营养素之间的协同作用。

【食物来源】在日常食物中，鸡、鱼、肉、蛋、奶提供了动物蛋白，豆类、米、薯、麦则提供了植物蛋白；动物脂肪来自动物的膘肉，植物油脂来自黄豆、芝麻、油菜籽、花生等；碳水化合物则来自谷类、薯类的淀粉和糖类水果之中。显而易见，为了保证营养素之间的协同与均衡，在饮食中必须荤素搭配，实现膳食平衡。

二 维生素之间的协同

维生素是维持人体正常生理功能必不可少的有机化合物，分为水溶性维生素（维生素 B_1、维生素 B_2、维生素 B_6、维生素 B_{12}、维生素 B_3、维生素 M、维生素 H、维生素 C、维生素 P）和脂溶性维生素（维生素 A_1、维生素 A_2、维生素 D_2、维生素 D_3、维生素 E、维生素 K_1、维生素 K_2）两大类。它们共同的特点：①在机体内不提供能量；②不是机体的构造成分；③机体只需要极少的数量，即可满足维持正常生理功能的需要，但却绝对不可缺少，缺少就会引起疾病；④维生素大都存在于天然食物中，一般在体内不能合成，有些能在体内合成者数量也甚少，不能满足机体需要，所以，必须经常从食物中摄取。

在人体中，各种维生素含量保持平衡非常重要，如果过量摄入一种维生素，则可以引起或加剧其他维生素的缺乏。如膳食中缺乏多种 B 族维生素时，若只给予大量的维生素 B_1 来补充，就会加剧烟酸缺乏症的病情。

🍎 1. 维生素 E—维生素 A

维生素 E 能促进维生素 A 在肝脏内的储存。

【评析】维生素 A 属于脂溶性长链醇，通称为视黄醇，可溶于脂肪和脂肪溶剂而不溶于水。植物界的维生素 A 原（类胡萝卜素）往往也以酯化醇形式存在，它们对氧、酸、紫外线都很敏感，在高温下氧化破坏更快。在消化过程中，首先胰脂酶水解维生素 A 的酯化醇，游离出维生素 A，接着它很快被肠黏膜吸收，并重新酯化为视黄醇软脂酸酯；随着乳糜粒被运至肝脏储存，在其他组织需要维生素 A 时，再从肝脏释出，通过血液运输到其他组织。而维生素 E 的主要功能就是抗氧化作用，它与硒合作，保护不饱和酸，使其不受氧化破坏，从而维持细胞膜的正常脂质结构和生理功能。因此，它能够抗衰老，也是最好的脂肪抗氧化剂。在肠道内，维生素 E 能保护维生素 A 免遭氧化破坏，所以，也就能促进维生素 A 在肝脏内的储存。

【食物来源】

（1）**维生素 A**：有维生素 A_1（视黄醇）和维生素 A_2（3- 脱氢视黄醇），二者生理功能相似，维生素 A_1 主要存在于海产鱼类肝脏中，维生素 A_2 则主要存在于淡水鱼肝脏中；各种动物的肝脏、鱼卵、全奶及禽蛋中的含量也很丰富。一般植物性食品不含维生素 A，但在绿色蔬菜如菠菜、油菜、雪里蕻、胡萝卜中，含维生素 A（胡萝卜素）较多（表 6-1）。

（2）**维生素 E**：广泛分布于含油的植物组织中，特别是植物种子油中含量最丰富，每 100 毫升中生育酚可达 50 毫克，其中活性最高的是 α- 生育酚。绿芸苔叶和柑橘皮含量也很多，其他如禾本科植物、大豆、种子的胚、牛奶、蛋类等都含有少量维生素 E。另外，几乎所有的绿叶植物都含有此种维生素（表 6-2）。

表 6-1 日常食物中胡萝卜素及维生素 A 的含量（毫克 /100 克）

名称	含量	名称	含量	名称	含量	名称	含量
米	0	菠菜	3.74	海带	0.57	对虾	360
麦面	0	莴笋	0.02	葡萄	0.04	鸡肝	维生素 A 8 700U
小米	0.19	芹菜	0.11	苹果	0.08	羊肝	维生素 A 29 900U
玉米面	0.13	大葱	1.20	柑橘	0.55	牛肝	维生素 A 18 300U
黄豆	0.40	蒜苗	0.20	梨	0.01	鸡肝	维生素 A 50 900U
绿豆	0.22	韭菜	3.21	桃	0.06	鸭肝	维生素 A 8 900U
鲜毛豆	0.20	菜花	0.08	杏	1.79	鳕鱼肝油	维生素 A 60 000U
鲜豌豆	0.15	茭白	微量	龙眼	0.00	牛奶	维生素 A 400U
鲜豇豆	0.89	南瓜	2.40	菠萝	0.08	黄油	维生素 A 2 700U
黄豆芽	0.03	冬瓜	0.01	香蕉	0.25	人造黄油	维生素 A 2 970U
绿豆芽	0.04	黄瓜	0.13	西瓜	0.17	干酪	维生素 A 1 386U
山芋	1.31	丝瓜	0.32	甜瓜	0.03	鸡蛋	维生素 A 1 440U

名称	含量	名称	含量	名称	含量	名称	含量
马铃薯	0.01	茄子	0.04	栗	0.24	鸭蛋	维生素 A 1 380U
胡萝卜	3.62	西红柿	0.37	核桃	0.17	皮蛋	维生素 A 940U
萝卜	0.01	辣椒	0.39	鲭鱼	148.00	植物油	0.03
藕	0.02	雪里蕻	1.55	沙丁鱼	100.00	猪油	0.00
冬笋	0.08	紫菜	1.23	大河蟹	5 960.00	蜂蜜	0.00
白菜	2.95	木耳	0.03	海蟹	230.00	茶叶	5.46

注：U 为国际单位。

表 6-2　维生素 E 的主要食物来源（毫克/100 克）

名称	含量	名称	含量
麦类	0.84	鸡蛋	20.00
麦芽	12.50	柑橘	0.23
稻米	< 0.23	牛肉	0.47
花生	4.60	牛肝	1.40
西红柿	0.27	牛奶	0.10
莴苣	0.29	猪肉	0.63
胡萝卜	0.45	羊肉	0.62

🍎 2. 维生素 B_1—维生素 B_2

对机体能量代谢有协同作用。

【评析】维生素 B_1 被吸收后，在体内与 ATP 反应，生成焦磷酸硫胺素（辅羧酶），这是一种重要的生物催化剂，在糖类氧化中起着特别重要的作用。维生素 B_1 缺乏时，则此种酶活力下降，造成糖代谢障碍，发生脚气病。维生素 B_2 在组织中以磷酸酯的形式构成两种辅酶，即黄素单核苷酸（FMN）和黄素腺嘌呤二核苷酸（FAD），这两种辅酶在生物氧化过程中都是递氢体，在能量代谢中发挥着重要的生理作用。维生素 B_2 缺乏时，则发生舌炎、口角炎、阴囊炎、视物模糊等症。因此，含糖量高的食物需要大量维生素 B_1，而高蛋白食物则需要更多的维生素 B_2 和维生素 B_6，所以维生素 B_1 和维生素 B_2 在机体的生物氧化与能量代谢中，是相辅相成、互相协同的，它们在人体中的需要量与能量代谢密切相关，并彼此保持平衡。维生素 B_1 和维生素 B_2 在体内都不储存，达到需要量的平衡以后，多余的排出体外。当维生素 B_1 缺乏时，辅羧酶活力下降，碳水化合物代谢发生障碍，影响整个机体能量代谢过程，能量代谢减弱则维生素 B_2 的利用率降低，组织中的维生素 B_2 水平下降而尿中排出量增高。

【食物来源】维生素 B_1 广泛分布在植物种子和根茎、秆叶中，谷胚中含量尤高；豆类、坚果、酵母、乳品、蛋黄、瘦肉等，也都是维生素 B_1 的丰富来源（表 6-3）。

表 6-3　日常食物中维生素 B_1 的含量（毫克 /100 克）

名称	含量	名称	含量
麦粉:全粉	0.36 ~ 0.50	鲤鱼	微量
麦粉:八五粉	0.30 ~ 0.40	甲鱼	0.62
麦粉:七三粉	0.07 ~ 0.10	带鱼	0.01
大米:全米	0.50	虾	0.01
大米:精米	0.30	豌豆	0.54
米糠	0.23	其他豆类	0.40 ~ 0.60
玉米面	0.37	黄豆芽	0.17
猪肉	1.00	马铃薯	0.08 ~ 0.10
猪肝	0.40	白菜	0.03
羊肉	0.10 ~ 0.20	菠菜	0.04
牛肉	0.60	南瓜	0.05
牛奶	0.05	柑橘	0.08
奶粉	0.15	苹果	0.01
家禽肉	0.10	鲜枣	0.06
鸡蛋	0.16	花生仁	0.26
鸭蛋	0.15		

维生素 B_2 的最好来源是动物性食品，尤以肝、心、肾含量最多，蛋黄、奶类含量也不少。许多绿叶蔬菜和豆类含量较多，谷类和一般蔬菜中则较少（表 6-4）。

表6-4 日常食物中维生素 B_2 的含量（毫克/100克）

名称	含量	名称	含量
全麦粉	0.10 ~ 0.20	柑橘	0.03
精白面粉	0.04 ~ 0.08	苹果	0.01
精大米	0.03	梨	0.01
籼米	0.07	鲜枣	0.04
黄豆	0.25	猪、羊瘦肉	0.10 ~ 0.30
黄豆芽	0.11	猪肝	2.11
豆腐	0.03	猪肾	1.90
扁豆	0.18	羊肝	3.57
马铃薯	0.04	牛肉	0.19
西红柿	0.02	牛肝	2.30
茄子	0.04	牛奶	0.14 ~ 0.18
黄瓜	0.04	干酪	0.30 ~ 0.70
大白菜	0.04	啤酒	0.05
鲜蘑菇	0.16	酸制酵母	5.90
鸡蛋(个)	0.40	甲鱼	0.37
黄鱼	0.10	虾	0.11
带鱼	0.09	蟹	0.71

3. 维生素 B_1、维生素 B_2 —维生素 C

维生素 B_1、维生素 B_2 能促进维生素 C 的合成。

【评析】维生素 B_1 与维生素 B_2 都能促进体内维生素 C 的合成，所以当这两种维生素缺乏时，体内维生素 C 水平急剧下降；维生素 C 在体内代谢中具有很多功能，主要是参与机体的羟化反应和还原反应。如类固醇中的羟化色氨酸合成 5- 羟色氨酸时，其中的羟化酶都需要维生素 C 的参与。在羟化反应中，它促进组织中胶原的形成。维生素 C 严重缺乏时，可引起维生素 C 缺乏病，表现为牙龈和毛囊四周出血，重者皮下黏膜也有出血现象，常有鼻衄、月经过多和便血等症。这些症状都与维生素 C 缺乏影响胶原的正常形成有关。

【食物来源】维生素 C 的来源主要是新鲜蔬菜和水果，动物肝脏中也含有一定的数量。由于维生素 C 对氧很敏感，更容易被氧化酶所破坏（蔬菜中含量较多），所以要讲究烹调方法，避免久煮和接触铜、碱，还要保持新鲜，不宜久贮，否则将大量损失营养价值。常见蔬菜、水果中的维生素 C 含量见表6-5。

表6-5　常见蔬菜、水果中维生素 C 的含量（毫克/100 克）

名称	含量	名称	含量
西红柿	20.00 ~ 33.00	大葱	14.00
辣椒	185.00	韭菜	39.00
茄子	3.00	韭黄	9.00
胡萝卜	36.00	大白菜	19.00
白萝卜	30.00	小白菜	60.00
藕	25.00	油菜	51.00
蒜苗	42.00	菠菜	90.00
莴苣	16.00	冬瓜	16.00
芹菜	6.00	苦瓜	84.00
雪里蕻	83.00	丝瓜	8.00
茭白	3.00	甜瓜	13.00
金针菜	33.00	桃	1 000.00
马铃薯	16.00	橘	25.00
鲜毛豆	25.00	柠檬	50.00
鲜豌豆	14.00	杨梅	60.00
鲜豇豆	19.00	香蕉	10.00
黄豆芽	4.00	梨	25.00
绿豆芽	6.00	苹果	5.00
南瓜	4.00		

🍎 4. 维生素 B₁—烟酸

维生素 B_1 与烟酸之间，在糖类代谢中有协同作用。

【评析】各种维生素之间，在人体内的需要量必须保持平衡，如果过量摄入一种维生素，可引起或加剧其他维生素缺乏症。可见维生素之间有一种密切的协同关系。我们已经知道维生素 B_1 在糖代谢中起着主要作用，而烟酸也参与糖代谢，特别是果糖的代谢需要的烟酸更多。烟酸参与辅酶Ⅰ（NAD）与辅酶Ⅱ（NADP）的组成，这两种辅酶都是细胞内呼吸氧化系统中的氢载体，参与糖代谢的重要环节。因此，维生素 B_1 与维生素 B_2 之间存在着需要量的平衡，在 B 族维生素普遍缺乏的情况下，若只增加维生素 B_1，也就是说满足糖代谢中对维生素 B_1 的需要，结果在促进糖代谢的过程中，则会加重烟酸缺乏症的发展。烟酸缺乏症是以皮肤和消化器官的代谢失调为特征，如皮肤粗糙、皮炎（癞皮病），消化系统症状有口角炎、舌炎、腹泻、食欲不振等。

【食物来源】烟酸广泛存在于动物、植物性食物中，它往往与维生素 B_1、维生素 B_2 同时存在，但相互比例并不一定合适。在动物内脏、花生、酵母及谷类中含量较多。但在谷类食物中，它主要以结合形式存在，不易为机体所利用。一些以玉米为主食的地区，人与动物往往有烟酸缺乏症，习惯以石灰水浸泡或加热处理（烘烤、暴晒），对提高食物中游离型烟酸含量有一定效果（表6-6）。

表6-6　日常食物中烟酸的含量（毫克/100克）

名称	含量	名称	含量
全麦粉	4.80 ~ 5.50	肝	20.70
麦粉：八二粉	0.90 ~ 1.10	牛奶	0.07 ~ 0.40
麦粉：七三粉	0.70 ~ 0.80	蛋	0.03
玉米粉	2.00	干酪	1.00 ~ 2.00
马铃薯	0.90	沙丁鱼	12.40
胡萝卜	0.70	鳟鱼	6.90
西红柿	0.90	鲑鱼	10.70
甘蓝	0.90	鲭鱼	7.10
猪肉(熟)	11.00	鳕鱼	4.80
牛肉	8.10	咖啡(速溶)	45.70
火腿(熟)	8.00	啤酒	0.70

🍎 5. 维生素 C——叶酸

维生素 C 在叶酸转化中有重要作用。

【评析】叶酸进入人体后必须转化为四氢叶酸（FH_4）才具有生物活性。其过程为叶酸在肠壁、肝及骨髓组织中，经叶酸还原酶催化，以维生素 C 和还原型辅酶 Ⅱ（NADPH）为氢供体，先还原成二氢叶酸（FH_2），再生成具有活性的四氢叶酸（FH_4），储存于肝脏。在此过程中，需要相当数量的维生素 C。因此，当维生素 C 缺乏时，也会伴随叶酸缺乏症状。很明显，维生素 C 与叶酸的这种关系，就是一种协同关系。

叶酸缺乏，容易发生巨幼红细胞贫血，同时伴有白细胞减少症。因为四氢叶酸是机体"一碳单位"转移酶系统的辅酶，它对氨基酸代谢，核酸、蛋白质的生物合成都有重要作用，一旦四氢叶酸合成不足，就会引起氨基酸代谢和蛋白质合成紊乱，发生巨幼红细胞贫血。

【食物来源】叶酸的盐类广泛存在于所有绿叶蔬菜中，如菠菜、豆类，各种水果中含量较为丰富，动物肝、肾，肉、蛋、乳品中含量较多，麦、米粮食中也有一定含量。另外，人的肠道中，某些细菌也能合成叶酸，以供机体吸收利用（表 6-7）。

表 6-7　日常食物中叶酸的含量（微克 /100 克）

名称	含量	名称	含量
大米	3.60	荠菜	167.00
小麦	49.00	莴苣	88.80
玉米	26.50	胡萝卜	8.00
黄豆	210.00	黄瓜	6.00
绿豆	121.00	茄子	1.57
豌豆	59.30	青椒	15.80
花生	124.00	葱	20.70
马铃薯	7.20	核桃	77.00
山芋	52.00	牛、猪肉	1.00 ~ 5.00
芹菜	7.00	小牛肝	30.00 ~ 150.00
白菜	46.10	猪肾	6.00 ~ 30.00
菠菜	20.90	鸡蛋(个)	4.00

三 维生素与产热营养素之间的协同

维生素与其他营养素之间的协同关系千头万绪，不胜枚举，现就日常膳食中所常见者，略举数例，可见一斑。

1. B 族维生素（维生素 B₁、维生素 B₂、烟酸等）—碳水化合物

【评析】碳水化合物又称为糖，是人体内最主要的功能物质。它在人体内消化后，以葡萄糖的形式被吸收，参与体内的生物氧化，给机体提供能量。在糖的分解代谢中有许多辅酶是由水溶性 B 族维生素组成的，如硫胺素焦磷酸由维生素 B_1 参与组成，黄素腺嘌呤二核苷酸（FAD）由维生素 B_2 参与组成，辅酶 A 由烟酸参与组成，辅酶Ⅰ（NAD）与辅酶Ⅱ（NADP）由烟酸参与组成等。

维生素 B_1 与腺苷三磷酸（ATP）反应生成的辅羧化酶是 α- 酮酸的脱羧反应和酮基移换酶反应中的重要辅酶；维生素 B_2 参与组成的黄素腺嘌呤二核苷酸（FAD）和黄素单核苷酸（FMN）都是重要脱氢酶的辅酶，它们可以进行脱氢和加氢反应；烟酸参与组成的辅酶Ⅰ（NAD）和辅酶Ⅱ（NADP）也是许多脱氢酶的辅酶。上述这些辅酶，都是递氢体，在糖类代谢中具有极为重要的作用。烟酸是辅酶 A 的组成成分，辅酶 A 的主要功能是作为羧酸的载体，把羧酸转移到其他基团上，如与乙酸结合形成高能键的"活性乙酸"，与草酰乙酸结合形成柠檬酸，然后进入三羧酸循环等。

总之，这些维生素与碳水化合物之间，在糖类的分解代谢和机体的能量代谢中，有着不可分割的协同关系。正是这种协同关系才保证了机体能量代谢的顺利进行。

【食物来源】碳水化合物的主要食物来源为谷类、蔬菜、根茎食物和各种单糖、双糖，如食糖、麦芽糖、果糖等。蔬菜、水果只是纤维和果胶的来源。维生素 B_1、维生素 B_2、烟酸的来源见前表所列。

烟酸广泛地存在于动、植物组织中，如谷类（原粮）、豆类、鲜果、畜禽肉类和肝脏中。此外，酵母中含量最丰富，如 100 克酵母可含 20 毫克烟酸（表6-8）。

表 6-8　日常食物中烟酸的含量（毫克 /100 克）

名称	含量	名称	含量
小麦	1.20	豌豆	2.20
全麦粉	0.50	花生	2.80
大米	0.22	芝麻	0.38
玉米	0.64	山芋	0.80
黄豆	1.60	马铃薯	0.46
绿豆	2.50	菜豆	0.65
芹菜	0.43	莴苣	0.36
菠菜	0.31	葱	0.17
荠菜	0.21	柑橘	0.60
黄瓜	0.24	核桃	0.97
胡萝卜	0.18	猪、牛瘦肉	0.30 ~ 0.50
茄子	0.23	牛奶	0.40
青椒	0.23	鸡蛋	1.08
白菜	0.21		

2. 维生素 B_6、维生素 B_2、叶酸、维生素 H—蛋白质

【评析】维生素 B_6 是吡啶衍生物，它在人体内有吡哆醇、吡哆醛、吡哆胺三种形式，这三种形式在机体内可以相互转化。在代谢过程中维生素 B_6 多以磷酸吡哆醛或磷酸吡哆胺的形式出现，它是氨基酸代谢中多种辅酶的因子（包括转氨酶类、脱羧酶类、消旋酶类、合成酶类、羟化酶类等），不仅与许多氨基酸（如色氨酸、含硫氨基酸、丝氨酸、谷氨酸、甘氨酸等）的正常代谢有关，还对机体的许多物质合成也有重要影响，如作用于合成血红素的前体 δ- 氨基 -γ- 酮戊酸，以及与一些激素互有影响等。

前面说过维生素 B_2 参与组成 FAD 和 FMN，这些辅酶与各种酶蛋白结合形成各种黄素蛋白，并作为电子转移系统参与机体中复杂的氧化还原反应。这都与蛋白质的代谢密切相关。所以，进食高蛋白食物则需要更多的维生素 B_6 和维生素 B_2。

叶酸：在维生素 C 和叶酸还原酶的协同作用下，将叶酸转变为四氢叶酸；

它为机体碳单位的转移所必需，对氨基酸代谢核酸的合成、蛋白质的生物合成，均有重要作用。人体各种细胞的生长都必须有叶酸的参与。

维生素 H（生物素）：是蛋白质、糖和脂肪中间代谢的一个重要辅酶，参与很多羟化反应，在各种氨基酸分解代谢中（转羟基作用），在动物的嘌呤和嘧啶合成中，都起着主要作用。

【食物来源】蛋白质的来源在动物性食品中有鱼、肉、蛋、奶，在植物性食品中有豆类、花生、核桃、莲子等，谷类中含蛋白质一般为 6%～10%，而薯类中只有 2%～3%。为了解决氨基酸的互补问题，最好动物蛋白与植物蛋白按比例进食，如动物蛋白占总蛋白的 20%～30%，对蛋白质的利用及其营养价值会有很大提高。

维生素 B_6 主要分布在禾本科植物种子的外部及其胚芽部，肉、蛋、奶类和蔬菜中含量也较为丰富。此外，人体肠道细菌也可合成少量维生素 B_6，并为人体所吸收（表 6-9）。

表 6-9　日常食物中维生素 B_6 的来源（毫克 /100 克）

名称	含量	名称	含量
小麦	0.44	黄瓜	0.04
全麦粉	0.40	胡萝卜	0.70
麦粉:八二粉	0.10～0.30	茄子	0.09
麦粉:七三粉	0.08～0.16	青椒	0.27
大米	0.11	白菜	0.15
玉米	0.40	莴苣	0.20
黄豆	0.82	葱	0.22
绿豆	0.47	柑橘	0.05
豌豆	0.13	核桃	0.96
山芋	0.27	猪、牛肉(瘦)	0.08～0.30
马铃薯	0.19	牛奶	0.03～0.30
芹菜	0.16	干酪	0.09～0.80
菠菜	0.43	鸡蛋(个)	0.25
荠菜	0.16		

维生素 H 最理想的来源是酵母和动物的肝脏、肾脏，蛋黄、牛奶中含量较少。此外，它以低浓度广泛存在于各种动、植物组织之中。维生素 H 通常与蛋白质结合在一起，消化时被酶水解才释放出来。生蛋清的蛋白质与蛋黄中的维生素 H 化合，往往生成较稳定的化合物，不被肠壁吸收。所以，鸡蛋最好是煮熟吃，不要生吃（表 6-10）。

表 6-10　日常食物中维生素 H 的含量（微克/100 克）

名称	含量	名称	含量
大麦	20.00	猪肉	12.00
小麦	7.00	猪肝	204.00
全麦粉	7.00	猪肾	623.00
麦粉:八二粉	1.40 ~ 3.00	猪心	80.00
麦麸	14.00	羊肉	20.00
米糠	3.50	羊肝	437.00
精米	4.00 ~ 6.00	牛肉	20.00
豌豆	11.00	牛肝	253.00
马铃薯	1.70	牛肾	405.00
菠菜	48.00	牛心	40.00
西红柿	100.00	牛奶	4.70
胡萝卜	40.00	乳酪	1.80
白菜	6.20	鸡肉	40.00
甜菜	3.50	蛋黄	100.00
苹果	6.00	蛋白	50.00
面包酵母	70.00	海鱼	0.10 ~ 3.00

🍎 3. 维生素 A、维生素 D、维生素 E、维生素 K—脂肪

【评析】维生素 A、维生素 D、维生素 E、维生素 K 与脂肪在机体的营养代谢中，有着不可分割的协同关系。首先，维生素 A、胡萝卜素、维生素 D、

维生素 E 和维生素 K，都溶于脂肪，所以统称为脂溶性维生素，它们往往与油脂同时存在，在油脂酸败时，它们也受到不同程度的破坏。油脂有帮助人体吸收这些维生素的作用，大量研究资料证明，使用脂肪烹调的食品，其中的脂溶性维生素在人体内的吸收率均有明显提高。如人体对维生素 A 原（胡萝卜素）的吸收率，新鲜萝卜为 1%，新鲜菠菜为 45%，加油烹调后，吸收率分别增加到 19% 与 58%。这说明，脂肪能保护维生素，并增加其吸收率，提高营养价值。维生素 E 有抗衰老作用，能使血中胆固醇降低，防止动脉硬化。其作用的主要机制：与微量元素硒协作，保护多不饱和脂肪酸，使其不受氧化破坏，从而维护了细胞膜的正常脂质结构和生理功能。

脂肪是甘油和各种脂肪酸所形成的甘油三酯混合物，其中不饱和脂肪酸多、在室温中为液体的，称为油，如豆油、菜油、花生油、麻油等，也含有少量类脂和脂溶性维生素；含不饱和脂肪酸少、室温中为固体的，称为脂，如猪、羊、牛的脂肪。

类脂是一些能溶于脂肪或脂肪溶剂的物质，在营养学上特别重要的有磷脂和固醇两大类，脂蛋白也属于类脂。

【食物来源】

脂肪：膳食中脂肪的摄取，首先要考虑必需脂肪酸。

构成脂肪的脂肪酸，可以分为饱和脂肪酸与不饱和脂肪酸。在不饱和脂肪酸中，有几种多不饱和脂肪酸（指含有两个和两个以上双键的高度不饱和脂肪酸，现称为"多不饱和脂肪酸"）在人体内不能合成，必须由食物供给，一般称为"必需脂肪酸"，包括亚油酸和 α- 亚麻酸（表 6-11）。

表 6-11　部分食油、食物中亚油酸的含量（%）

名称	含量	名称	含量
棉籽油	55.60	黄油	3.60
豆油	52.20	猪瘦肉	13.60
芝麻油	43.70	猪心	24.40
花生油	37.60	猪肝	15.50
菜油	14.20	猪肾	16.80
米糠油	34.00	牛肉	5.80

名称	含量	名称	含量
玉米胚油	47.80	羊肉	9.20
鸡油	24.70	鸡肉	24.20
鸭油	19.50	鸭肉	22.80
猪油	6.30	兔肉	20.90
牛油	3.90	鲤鱼	16.40
羊油	2.00	蛋黄粉	13.00

必需脂肪酸的最好来源是植物油类，动物油中含量较少（表6-12）。

表6-12　常用油脂中必需脂肪酸的含量（%）

名称	含量	名称	含量
棉籽油	35.00	黄油	1.90 ~ 4.00
豆油	56.00 ~ 63.00	猪油	5.00 ~ 11.10
花生油	13.00 ~ 27.00	羊油	3.00 ~ 7.00
葵花籽油	52.00 ~ 64.00	牛油	1.10 ~ 5.00

维生素 A、维生素 E 来源见表6-1、表6-2所列。

维生素 D：仅在动物性食品中存在，含量最多的是鱼的肝脏（维生素 D_3），蛋黄和奶制品中只含有少量。但维生素 D 原却广泛存在于低等植物中，如酵母、真菌等。

体内的麦角甾醇经紫外线照射即可转变为维生素 D_3。人体内的胆固醇在转变为 7- 脱氧胆固醇后，储存在皮下，经紫外线照射后，也可合成维生素 D_3。因此，日光浴是促使机体合成维生素 D_3 的一个重要途径（表6-13）。

表6-13　维生素 D（维生素 D_3）的主要食物来源及含量（U/100 克）

名称	含量	名称	含量
牛奶	2 ~ 20	家禽肝脏	< 40

名称	含量	名称	含量
乳酪	10	鲭鱼、沙丁鱼	200 ~ 1 800
黄油	40 ~ 80	鳕鱼肝油	8 000 ~ 30 000
蛋黄	160 ~ 400	比目鱼油	20 000 ~ 40 000
全蛋	40 ~ 60	海鱼油	0 ~ 50 000
人造黄油	80 ~ 360		

注：40U 维生素 D_3=1 微克维生素 D_3。

维生素 K：在自然界分布广泛，它存在于绿叶蔬菜和鱼肝油中（表 6-14）。

表 6-14　维生素 K 的主要食物来源（毫克 /100 克）

名称	含量	名称	含量
瘦肉	0.100 ~ 0.200	马铃薯	0.080
牛肝	0.100 ~ 0.200	菠菜	0.600
猪肝	0.400 ~ 0.800	白菜	0.400
蛋	0.020	胡萝卜	0.010
牛奶	0.002	鲜豌豆	0.010 ~ 0.030
人奶	0.020	西红柿	0.400

🍎 4. 维生素 B_1、维生素 B_6—油脂

【评析】人体在吸收碳水化合物时，需要大量的维生素 B 以促进吸收，维生素 B_1 与糖代谢密切相关。近年有实验表明，如果进食油脂较多，即使减少维生素 B_1 的摄取量，也不会引起维生素 B_1 缺乏症。可见油脂能节约维生素 B_1 的消耗。这主要是由于脂肪摄取量增多，碳水化合物摄取量就会自然减少，糖的消耗量也随之下降，因此，维生素 B_1 的消耗也就节约了。

有些动物实验表明，摄取油脂也可以节约维生素 B_6 的需要量，这与维生素 B_6 在人体内与碳水化合物合成脂肪的作用有关。如果适量摄取油脂，还可使碳水化合物转化为脂肪的数量大大减少，降低了因维生素 B_6 缺乏而引起的

脂肪肝的发病率。

由此可见，维生素 B_1、维生素 B_6 与油脂之间，也有较为密切的协同关系。

【食物来源】见表 6-3、表 6-9 所列。

🍎 5. 维生素 F——食用油（主要是植物油）

【评析】维生素 F 最初由月见草油中分离出来，其化学结构与亚油酸相似（亚油酸为 18 碳二烯酸，维生素 F 为 18 碳三烯酸），直到 20 世纪 70 年代其作用机制才被认识，确定为人体内不可缺少的不饱和脂肪酸。

维生素 F 参与人体内重要的生理代谢过程。

（1）维生素 F 是前列腺素的前体物质。前列腺素是前列腺的内分泌激素，其生理活性较为广泛，涉及心脑血管、消化和生殖系统，有扩张外周小动脉、降低血管阻力和降低血压的作用；有抑制血小板凝集、防止血栓形成的作用；对支气管、胃肠道、子宫和中枢神经系统也有明显的作用。

（2）维生素 F 有降胆固醇作用。1986 年，我国学者首先将月见草油用于治疗动脉硬化、高脂血症和肥胖症。据测定，维生素 F 降胆固醇的作用是亚油酸的 163 倍。现为天然药物中降胆固醇最有效的药物。

（3）维生素 F 的减肥作用。它可以促进脂肪线粒体的活性，消耗热量，抑制体内糖类转化为脂肪的酵素活性，防止脂肪蓄积。

一般食品中不含维生素 F，但亚油酸经脱氢酶作用可转化为维生素 F，然后再合成前列腺素。而亚油酸在许多食品中含量丰富，特别是植物油含量较多。

【食物来源】参见表 6-11。

四　无机盐之间的协同

人体是由化学元素组成的，在各元素中除了碳、氢、氧、氮主要以有机化合物形式出现外，其余各元素不管其含量多少，统称为无机盐，因它们是以金属盐的形式存在的。

元素依其在人体内的含量多少，分为宏量元素与微量元素。凡占人体总重量万分之一以上者，为宏量元素，如钙、磷、镁、钠、钾、氯、硫等；凡占人体总重量万分之一以下者，为微量元素，如铁、铜、锌、钴、锰、铬、硒、碘、氟、钼、镍、锗、钒等。

无机盐对人体有着极重要的生理意义，是构成机体组织的重要成分。它们在水的协同下，维持机体细胞的渗透压与酸碱平衡；无机离子，特别那些微量元素是很多酶系统的激活剂或组成成分。保持一定比例的钾、钠、钙、镁离子又是维持神经肌肉兴奋性和细胞通透性的必要条件。无机盐是人体内生命活动不可或缺的物质，所以列为六大营养要素之一。

在维持机体生命活动、促进机体营养代谢过程中，无机盐各元素之间，都存在密切的协同关系。这些协同关系的表现形式大致为：①相互之间保持一定比例，达到量的平衡（如钾、钠、钙、镁等无机盐相互之间都有量的比例）；②相互之间有加强溶解或增进吸收的作用（如铜影响铁的吸收利用，锰能促进铜的吸收和利用等）；③共同参与组成具有主要生理功能的物质，如铜蓝蛋白含有的亚铁氧化酶等。

1. 钾—钠—钙—镁

【评析】人体的钙有 99% 集中在骨骼和牙齿中，1% 的钙以离子状态存在于软组织、细胞外液与血液中，统称为混溶钙池。混溶钙池的钙虽然只占 1%，但它却发挥着维持所有细胞正常生理功能的重要作用。钙能降低毛细血管及细胞膜的通透性和神经肌肉的兴奋性，因此，它对肌肉的收缩、心肌的功能和神经肌肉的应激性，均有重要作用。

钠在人体中 75% ~ 85% 分布于细胞外液，其余的存在于细胞和骨质中。钠的重要生理功能，一是维持细胞外液的渗透压，二是维持神经肌肉的正常兴奋性；而体内的钾主要分布于细胞内液。钾的主要生理功能是维持神经肌肉的正常兴奋性，并直接参与肌肉的收缩；钾又是细胞内的主要正离子，对维持细胞内的渗透压起重要作用。此外，钾与糖及蛋白质代谢也密切相关。镁在人体中，70% 以磷酸盐、碳酸盐形式参与骨骼和牙齿组成，2.5% 存在于软组织，与蛋白质结合成络合物。在细胞内，它是阳离子，浓集于线粒体中，对很多酶系统的生物活性极为重要（特别是氧化磷酸化的酶系统）。细胞外液的镁，与钙、钾、钠合作，共同维持肌肉、神经的兴奋性。

由此可见，钙、钾、钠、镁等无机盐类，在保持机体内环境平衡、维持神经肌肉兴奋性和细胞膜通透性等重要生理功能方面，有着密切的协同关系。

【食物来源】

钙：奶及奶制品含量较为丰富，吸收率亦高，豆类蔬菜、豆制品也是钙的来源，海产品也有较丰富的钙，如海米、虾皮中含钙尤多。稻、麦、玉米中则含钙较少。

钠：由于食盐本身由钠组成，所以一切腌制品、海产鱼虾均含钠较多。在天然食物中含钠较多者有芥菜、紫菜、蘑菇、大枣、辣椒等。

钾：含钾丰富的食物主要为豆类、豆制品、花生、莲子、西瓜子、葵花子、辣椒、蘑菇、萝卜、海带、虾米等。

镁：含镁丰富的食物有小米、燕麦、大麦、小麦、豆类、肉类和动物内脏，奶中也含镁。

🍎 2. 铜—铁

【评析】铜为体内很多金属酶的组成成分。铁在机体中参与氧的运转交换和组织呼吸过程，并且是许多重要酶的组成成分。铜与铁都参与造血过程，二者之间的协同作用主要是铜影响铁的吸收和利用——合成血红蛋白和细胞色素系统。铜可促使铁由三价态变成二价态，即由无机铁变为有机铁。此外，铜还能促进铁由储存场所进入骨髓，以加速幼稚红细胞的成熟和释放。

【食物来源】

铁：膳食中铁的良好来源为动物肝脏、蛋黄、豆类、绿色蔬菜、海带、木耳等。铁的供量，我国成年男子每日为 12 毫克，成年女子平时为 20 毫克，孕中期为 25 毫克，孕晚期为 30 毫克，哺乳期为 25 毫克。

铜：食物中含铜较多者有动物肾脏、甲壳类（如虾、蟹、贝类等）、坚果类、葡萄干和干豆等，奶类含铜极少，铜的推荐摄入量成人每日为 0.8 毫克。

🍎 3. 锰—铜

【评析】锰是多种酶的激活剂（如磷酸酶、胆碱酯酶、腺苷三磷酸酶等），它对骨骼的生长发育、神经及内分泌系统具有重要影响。锰与铜的协同关系，在于它们共同参与造血过程。铜是造血过程（铁的吸收、利用，红细胞成熟和释放）的原料和调节因素，而锰能促进机体对铜的利用。贫血患者往往血锰较低，有人认为锰与血卟啉的合成有关。

【食物来源】锰的食物来源，以坚果及谷类含量较高，动物性食品含量较低。茶叶也是锰的重要来源，泡一次的茶水中含量高达 6.9 微克 / 克。锰的适宜摄入量成人每日为 4.5 毫克。

🍎 4. 钴—铁

【评析】钴是维生素 B$_{12}$ 的主要成分，通过维生素 B$_{12}$ 参与核糖核酸和与造血有关的物质代谢而作用于造血过程。钴与铁的协同作用在于促进胃肠道内铁的吸收，钴还能加速储存铁的动员，使之为骨髓所利用。

【食物来源】钴的食物来源以肉类最好，海产品及蜂蜜含量也较多，粗制面粉和红糖，含钴量较精制面粉和白糖为多（红糖精制成白糖后，含钴量减少90% 以上）。我国未制定钴的参考摄入量。食物中维生素 B$_{12}$ 的含量见表 6-15。

表 6-15　食物中维生素 B$_{12}$ 的含量（微克 /100 克）

食物名称	含量	食物名称	含量
牛肉	2.00 ~ 3.00	鲑鱼	3.00 ~ 10.00
牛肾	30.00	龙虾	1.00 ~ 3.00
牛肝	60.00	比目鱼	1.00 ~ 3.00
牛奶	0.30 ~ 0.60	金枪鱼	1.00 ~ 3.00
奶酪	0.20 ~ 2.00	蛤蚌	10.00
猪心	25.00	牡蛎	10.00
鸡蛋(个)	0.40	双壳贝	10.00
鲭鱼	14.00	蟹	3.00 ~ 10.00

五　无机盐与营养素之间的协同

由于无机盐类（包括宏量元素与微量元素）广泛参与人体的新陈代谢，维持着渗透压和酸碱平衡，在组织细胞的生命活动中发挥着极其重要的作用，这就决定了它们与各营养素之间存在着密切的协同关系。与水的关系自不待言，因为水是无机盐的溶剂，没有水就没有生命。与维生素之间的关系，将在下节说明。

　　无机盐与三大营养素之间的关系，总的来说，还是要从细胞的生命活动中全面理解。因为蛋白质是生命活动的基本物质，糖与脂肪是能量来源，而宏量元素在细胞内液、细胞外液中发挥着重要作用，微量元素则参与各种酶的合成与激活，在全面的新陈代谢中起着调节和促进作用。无机盐与蛋白质协同维持组织细胞的渗透压，在液体移动和潴留过程中，起着主要作用。酸性、碱性无机离子的适当配合，加上重碳酸盐和蛋白质的缓冲作用，维持着机体的酸碱平衡，所以，无机盐与各营养素之间存在着不可分割的协同关系。

🍎 1. 钙—蛋白质

　　【评析】在日常膳食中，如果蛋白质供应充足，则有利于钙的吸收，这是因为蛋白质被消化后，所释出的酸基可与钙结合成可溶性钙盐，所以能促进钙的吸收。

　　【食物来源】见前。

🍎 2. 钙—乳糖

　　【评析】乳糖对钙的吸收也有促进作用。这是由于钙与乳糖产生螯合作用，能形成低分子量可溶性络合物，便于吸收。实验证明，经口服给钙，同时给予乳糖，可大大提高钙的吸收率，提高程度与乳糖数量成正比。

　　【食物来源】乳糖属于双糖类，主要来源于奶类及奶制品。

🍎 3. 镁—蛋白质

　　【评析】镁主要与蛋白质结合成络合物，它是细胞内阳离子，主要浓集于线粒体中，不仅对氧化磷酸化的酶系统的生物活性极为重要，而且对很多酶系统都有重要的协同关系，而酶的本身就是蛋白质。

　　【食物来源】见前。

🍎 4. 钠—葡萄糖

　　【评析】葡萄糖的吸收必须有钠离子存在，而其他离子不能代替。因为葡萄糖在运转过程中与钠共用一个载体系统，葡萄糖须先在运载系统的一个结合点上与一个钠离子结合，然后才能在另一个结合点与运载系统结合而被运转。如果运转系统上未结合钠离子，葡萄糖分子就不能与其结合，也就不能被运转和吸收。可以说，葡萄糖的吸收必须有钠离子的协同作用。

【食物来源】葡萄糖属于单糖类，广泛存在于生物体中，水果特别是葡萄含量较多，药用葡萄糖多用淀粉制成。

5. 锌—蛋白质

【评析】锌在人体内参与许多酶的合成与激活，已知有 200 多种酶的活性与锌有关，所以锌在组织吸收、机体代谢中占有非常重要的地位。酶本身多是蛋白质，而锌与很多酶、核酸、蛋白质的合成密切相关，锌与蛋白质的协同关系，也就显而易见了。此外，锌的吸收、转运与储存，也都离不开蛋白质，因为体内的锌多是以与蛋白质结合的形式存在的。其过程如下：锌在小肠内被吸收后与配体结合，运至小肠上皮细胞内的锌池，其中一部分含锌的金属 - 蛋白复合物贮存在锌池中，一部分以巯基组胺酸三甲基内盐 - 锌复合物形式运送至上皮细胞浆膜面上的锌受体处，然后进入血流，最后锌与血浆里的血蛋白或运铁蛋白结合，进入门静脉系统，再输送给全身组织。

【食物来源】锌广泛存在于一切动、植物食品中，但含量有明显差异。含量丰富者为牡蛎、鲱鱼（每千克鱼肉含锌量在 1 000 毫克以上），其次为肉类、肝、蛋类、花生、核桃、杏仁、茶、可可、谷类，水果、蔬菜中则含量较少（每千克含 20 ~ 50 毫克）。一般动物性食品内的锌生物活性大，较易吸收利用。植物性食品含锌量少，且难以吸收。

6. 铁—蛋白质

【评析】铁参加血红蛋白、肌红蛋白、细胞色素氧化酶、过氧化物和过氧化氢酶的合成，并与多种重要酶的活性有关。三羧酸循环中有 50% 以上的酶和要素含铁或铁存在时才能发挥生化作用，完成生理功能。实际上也是铁与蛋白质在能量代谢方面的协同作用。

铁的吸收与运转过程也离不开蛋白质。进入小肠黏膜上皮细胞的二价铁离子，被氧化成三价铁与去铁蛋白结合，形成铁蛋白暂存于铁池。铁蛋白有着重要的生物学作用及生理功能：①保护功能。铁蛋白能防止铁原子从结合物中逸出，避免对组织和细胞产生毒害作用。②储存功能。防止体内的铁过多地丢失。③调节功能。调节肠道吸收和运转铁的功能。④转运功能。在铁的运输过程中，铁蛋白起着中间载体的作用。体内需要时，铁蛋白迅速将铁释放出来，进入血浆，再经门静脉进入肝脏，在肝内又合成去铁蛋白，机体内的铁基本上处于平衡状态。

【食物来源】见前。

7. 铜—蛋白质

【评析】铜也是体内很多金属酶的组成成分，而这些酶也都是铜与蛋白质的结合。如血浆铜蓝蛋白是一种多功能的氧化酶，它把二价铁氧化成三价铁，从而有利于食物中铁的吸收和机体内储备铁的利用。因此，它对铁的代谢机制有重要作用。铜蓝蛋白本身，就体现了铜与蛋白质的结合与协同。

【食物来源】见前。

六　无机盐与维生素之间的协同

人类为了保证机体正常的生长发育，维持体内正常生理活动，需要全面摄取各种营养素，如果仅依靠富含糖类、蛋白质、脂肪的精制食物是难以生存的，只有在饮食中合理搭配，同时摄取各类维生素和无机盐类才能维持生命。维生素是体内许多生物化学反应过程中的特定辅酶；无机盐除了构成机体组织外，还维持着机体内的渗透压与酸碱平衡，其中微量元素更参与各种酶的组成与激活。所以，无机盐与维生素无论在维持人体生长发育、调节生理功能方面，还是在体内的代谢平衡方面，都起着重要的协同作用。

这种协同作用主要是两个方面，一是增加吸收，提高营养价值，如维生素 D 与钙、维生素 C 与铁；二是相互辅助，如维生素 E 与硒、维生素 A 与锌等。

1. 钙—维生素 D

【评析】维生素 D 包括维生素 D_2 和维生素 D_3，都属于固醇类，是经紫外线照射而形成的产物。在人体皮肤中，还有 7- 脱氢胆固醇，在日光（紫外线）照射之后可合成维生素 D_3。维生素 D_3 对钙的吸收极为重要，它不仅促进钙和磷在肠道中的吸收，还作用于骨骼组织，使钙、磷最终成为骨质的基本结构。

维生素 D_3 的转化吸收与钙的协作过程是这样的：膳食中的维生素 D_3 在胆汁协助下，在小肠中乳化成乳糜粒被吸收进入血浆；在血浆中与 α- 球蛋白结合进入肝脏，在肝内被氧化为 25-(OH)D_3，转运至肾脏，进一步被氧化为

1,25-(OH)$_2$D$_3$；然后随血液循环再进入小肠黏膜上皮细胞，并在此处诱发和合成特异的钙结合蛋白。钙结合蛋白能将钙主动运转并透过细胞进入循环，维生素 D$_3$ 与钙的协作，至此才发挥生理作用。

【食物来源】钙：见前。

维生素 D$_3$ 最主要的食物来源有动物肝脏、鱼肝油、蛋黄等。成年人经常接受日光照晒，维生素 D 一般不缺乏。由于奶中维生素 D$_3$ 含量不高，故 6 岁以下以奶品为主食的婴幼儿，应适量补充。

🍎 2. 磷—维生素 D

【评析】磷在人体中的生理功能十分重要，它是构成组织细胞中很多主要成分的原料，如与钙共同构成骨骼，参与核酸、磷脂和某些辅酶的合成，更为重要的是它以磷酸根的形式参与机体的能量代谢过程。磷的化合物是机体能量转换的中心物质，不论蛋白质、脂类或者糖类都是如此。三磷酸腺苷和磷酸肌酸中的磷，都具有储存和转移能量的作用。所以，磷是机体不可缺少的元素。

磷的吸收也需要维生素 D。磷在体内的吸收代谢过程与钙大致相同。当维生素 D$_3$ 经过肝、肾中的羟化转变为 1,25-(OH)$_2$D$_3$ 之后，它不仅影响钙与磷在肠道的吸收，而且还增加肾小管对磷的再吸收，减少尿磷的排泄，这是机体对磷的调节的重要环节。没有维生素 D$_3$，磷的吸收、利用与排泄都将受到影响。由此可见，维持机体中磷的正常代谢，发挥其生理功能，是在维生素 D$_3$ 的协同下完成的。

【食物来源】磷有广泛的食物来源，除植酸形式的磷（如谷类种子中的磷）不能被机体充分吸收外，其他大多能为机体所利用。由于动、植物组织中的磷多与蛋白质或脂肪结合存在（如核蛋白、磷蛋白和磷脂等），所以动物性食品中的磷含量较多，且易吸收，日常食物中以蛋类、鱼类、肉类为更好的来源。

🍎 3. 铁—维生素 C

【评析】食物中的有机铁多为高铁状态（Fe^{3+}），不易吸收；如能还原为亚铁（Fe^{2+}），则大大有利于吸收。维生素 C 在体内、外均为一种还原剂，它可将运铁蛋白中的三价铁还原为二价铁而促进铁的吸收。在铁的吸收、转运过程中，维生素 C 发挥着重要的协同作用。试验证明，铁蛋白与维生素 C 同时服用，铁的吸收率可由平均 2.6% 增加到 11.5%。在含铁食物与含维生素 C 的食物之间，也存在着这种关系。

【食物来源】

（1）参阅"维生素 C 食物来源"节。

（2）见表 6-16。

（3）促进铁吸收的营养素及食物见表 6-17。

维生素 C 及半胱氨酸可使三价铁还原成二价铁，还能（如苹果酸、柠檬酸、山梨酸等）与二价铁形成可溶性络合物，促进铁的吸收。

表 6-16　富含铁质的食物及含量（毫克 /100 克）

名称	含铁量	名称	含铁量	名称	含铁量
猪肝	17.00	绿豆	6.50	葡萄干	9.10
排骨	1.40	花生仁(炒)	6.90	杏仁(炒)	3.90
牛肝	14.00	干黄花菜	16.50	核桃仁	3.20
鸡肝	12.00	鲜黄花菜	8.10	干白果	0.20
蛋黄	6.50	小米	5.10	干莲子(江苏)	3.60
猪瘦肉	3.00	黄豆	8.20	松子仁	4.30
牛奶	0.11	黑豆	7.00	口蘑	19.40
黑芝麻	22.70	大米	2.30	芹菜	1.20
白芝麻	14.10	标准粉	3.50	藕粉(杭州)	17.90
芝麻酱	9.80	富强粉	2.70	紫菜	54.00
豇豆	7.10	干枣	2.30	菠菜	2.90

表 6-17　促进铁吸收的主要营养素及食物

主要营养素	食物
维生素 C、柠檬酸	柑橘、辣椒
半胱氨酸	西红柿、甜橙
山梨酸	苹果、卷心菜
苹果酸	柠檬

🍎 4. 硒—维生素 E

【评析】维生素 E 是动物机体强而有力的抗氧化剂，它能抑制多不饱和脂肪酸及其他一些不稳定化合物的过氧化，从而保护机体的组织器官，延缓人的衰老，而硒也是一种抗氧化的元素。由于硒是谷胱甘肽过氧化物酶的必需组成成分，此酶能催化还原型谷胱甘肽变成氧化型谷胱甘肽，同时使有毒的过氧化物还原成无害的羟基化合物，并使过氧化氢分解，从而保护了细胞膜的结构及功能不受过氧化物的破坏与干扰。

因此，硒能加强维生素 E 的抗氧化作用，二者在这一功能上有密切的协同作用。

【食物来源】动物内脏、海产品、肉类及大米、谷类中硒含量均较高，一般含硒超过 0.2 毫克 / 千克，蔬菜、水果中含量较低。硒含量依次为动物内脏 > 鱼类 > 肉类 > 谷类 > 蔬菜。有资料表明，越是加工精制的食品含硒越少；谷类及蔬菜在干加热时，硒的丢失量可达 23%，一般烹调加热中损失量较少。

🍎 5. 锌—维生素 A

【评析】锌与维生素 A 的代谢密切相关。锌对维持血浆中维生素 A 的水平有一定作用。锌缺乏时，则维生素 A 结合蛋白合成不足，因而发生功能障碍，肝中的维生素 A 运输不出来（肝内储藏的维生素 A，靠维生素 A 结合蛋白转运入血。在锌缺乏时，维生素 A 结合蛋白合成不足，则肝中的维生素 A 运输不出来，因而发生功能障碍），则血内维生素 A 含量减少，导致内源性运输不良性维生素 A 缺乏，可引起视力的暗适应失常。

锌参与肝脏及视网膜维生素 A 还原酶的组成，并影响其活性，此酶与视黄醛、视黄醇的合成及变构有关。所以，在眼的正常生理功能方面，锌与维生素 A 有着重要的协同关系。

【食物来源】见前。

产热营养素、无机盐（包括微量元素）主要的食物来源参见表 6-18。

表6-18　产热营养素、无机盐（包括微量元素）的主要食物来源

类别	成分	主要食物
产热营养素	蛋白质	瘦肉、鱼类、蛋类、奶类、豆类、花生、谷类
	脂肪	豆油、菜油、芝麻油、花生油、茶油、猪油、奶油、肥肉、花生、核桃、葵花子、瓜子
	碳水化合物	谷类、块根类、糖类、水果、干果（栗、菱、芡、莲子等）
无机盐	钾	豆类、豆制品、花生、莲子、西瓜子、葵花子、辣椒、蘑菇、萝卜、海带、虾米
	钠	腌制品、海产品、芹菜、紫菜、大枣、蘑菇、辣椒
	钙	乳品、豆类、蛋类、海产品（海米、虾皮、海带等）
	镁	谷类、蔬菜、肉类、豆类
	磷	蛋类、鱼类、肉类、蔬菜
	铁	动物肝脏、蛋黄、肾脏、豆类、绿色蔬菜、海带、木耳
	铜	动物肝脏、鱼类、乳品、谷物、蔬菜、水果
	锌	海产、贝类（如牡蛎）、瘦肉、坚果（栗、核桃）
	锰	茶叶、坚果、谷类
	钴	动物肝脏、乳类、豆类、谷物、蔬菜、水果、西瓜
	铬	鸡、鱼、海产品（海藻、贝类）
	钼	扁豆、黄豆、萝卜缨
	硒	动物胰脏、肝脏、肾脏、海产品、蚕蛹
	碘	海产品、海藻、海带、鱼类、菠菜等
	氟	鱼类、肉类、饮用水

第七章 # 无机盐中的微量元素与平衡

　　人体是由多种化学元素组成的，这些元素都是从食物、水、空气中获得的。目前，据检测，发现人体中有 60 多种元素，其中碳、氢、氧、氮、钾、钠、钙、镁、磷、氯、硫 11 种元素占人体总重量的 99.95%，称为宏量元素；其余 50 多种元素仅占体重的 0.05%（每一种元素的单独含量，在体内少于万分之一），称为微量元素。这些微量元素又分为两类：一类是人体必需微量元素，已认定者共有 15 种，即铁、锰、钴、铜、锌、钼、碘、铬、钒、镍、硒、氟、锡、锶和锗；另一类是非必需微量元素，它们在人体内并无任何作用，量少时不影响人体正常生理功能，量多时则对人体有害。它们在人体内出现，一般被认为环境污染的标志，如铅中毒、汞中毒、砷中毒等。

　　下面重点叙述的是人体必需的微量元素，它们在人体中含量虽小，但都有着对人体生命攸关的功能。近代分子生物学的研究揭示，这些必需微量元素通过与蛋白质和其他有机基团结合，形成了酶、激素、维生素等生物大分子，在人体中具有重要的生理生化功能，其主要作用如下。

🍎 1. 在酶系统中特异的活化中心作用

　　微量元素使酶蛋白亚单位保持在一起，把酶作用的化学物质结合于酶的活性中心，使铁、铜、锌、钴、锰、铝等能和巯基、羧基、氨基、羟基等配位基因或分子基因相络合，形成络合物，存在于蛋白质的侧链上，酶的活力才能形成和发挥作用。迄今人体内发现的 1 000 多种酶中有 50% ~ 70% 需要微量元素参加或激活。

🍎 2. 在激素和维生素中起特异的生理作用

　　某些微量元素是激素或维生素的成分，如缺少这些微量元素则难以合成相应的激素和维生素，使人体的生理功能受到影响，如甲状腺激素中的碘、维生素 B_{12} 中的钴。

3. 输送元素的作用

某些微量元素有输送普通元素的作用，如铁是血红蛋白中氧的携带者，无铁则不能合成血红蛋白，无血红蛋白则氧无法输送，无氧则机体难以生存。

4. 调节液体渗透压和酸碱平衡

人体内环境的稳定靠钾、钠、钙、镁等宏量元素的协同，但微量元素在体液中调节渗透压和酸碱度的作用也很重要，对保持人体的生理功能更是不可缺少的。

5. 影响核酸代谢

核酸是遗传信息的携带者，其中还有相当多的铬、铁、锌、锰、铜、镍等微量元素，它们直接或间接地影响着核酸的代谢。因此，微量元素在遗传中也起着重要作用，特别是锌，作用更为突出。

6. 防癌、抗癌作用

如铁、硒等对胃肠癌有拮抗作用，镁对恶性淋巴瘤和慢性白血病有拮抗作用，锌对食管癌、肺癌有拮抗作用，碘对甲状腺癌和乳腺癌有拮抗作用等。

由此，我们要提一下元素平衡医学。

元素平衡医学是在人类传统医学和现代医学基础上形成和发展起来的一门新兴医学学科，它是以元素平衡理论为核心，在分子生物学水平上研究人体健康、防病治病的科学，也是医学、营养学、有机化学、无机化学和生物化学在更高层次上的结合，这是医学发展的必然，国际上称为"第三医学"。它可以解决传统医学和现代医学无法解决的一系列疑难病的防治问题。

元素平衡医学认为，人体内所有化学元素，彼此之间存在着相互协同或拮抗的关系，并以此保持着平衡状态。这种状态存在，人就健康；平衡一旦被破坏，人就生病。人的一生，每一个年龄段的健康状况都需要微量元素调控，以保持人体内环境的平衡，维持人体健康。

平衡的破坏，往往在某些元素缺乏或过量时产生。在一般情况下，人体不会缺乏宏量元素，因为一切饮食中宏量元素总是绰绰有余，而且机体对每种宏量元素的耐受范围和维持平衡的能力都是相当大的。而微量元素则不同，虽然它们也同样受到体内平衡机制的调节，但由于它们活性强而数量少，回旋余地小，一旦缺乏就会造成健康失常，产生疾病甚至危及生命。另一方面，稍微过量，就会产生毒性，因有些元素的必需量和中毒量相差甚微。此外，在非必需微量元素中，还有些有毒元素，也会破坏平衡，威胁着人们的健康。现对上述三个方面的情况举例说明。

第一，必需微量元素缺乏。若缺铁，则易产生缺铁性贫血，因铁是组成血红蛋白的必需元素；缺锌则会引起生长停滞和贫血，因为锌是构成多种蛋白质所必需的元素，参与多种酶的激活；缺铜易发生贫血，因铜是血红蛋白的活化剂，并参与许多酶的代谢；缺锰可使骨骼畸形生长，出现生殖障碍，如死胎、不孕，以及脑功能障碍引起惊厥；缺铬则导致糖尿病或动脉粥样硬化等心脑血管疾病，因铬是胰岛素中参与糖与脂肪代谢的必需元素；缺钴则易患大细胞性贫血，因钴是维生素 B_{12} 的组成成分；缺碘会导致甲状腺肿大，因碘参与甲状腺合成；缺氟会导致骨骼变脆而易骨折，也会造成龋齿，因氟是形成坚硬骨骼的必需元素；缺钼则易患食管癌、胃癌等消化道癌症和心肌疾病，因钼可以减少致癌物质亚硝胺的合成，钼又是心肌中某些酶的组成成分，对心肌能量代谢有重要作用。其他不再列举。

第二，必需微量元素过多。人体必需微量元素过多，也会破坏体内平衡而致病。一般急性中毒者少，多是由于遗传性运转机制失灵，使某种元素在体内积聚过多所致。如铁积累过多则引致血色病，多因遗传性铁平衡失调，导致大量的铁在患者体内缓慢积累，干扰了其他元素，结果损害胰腺，导致糖尿病；损害肝脏，导致肝硬化；损害皮肤，产生皮肤青铜症。又如铜过多，也多是由于遗传性代谢失调，大量的铜积累于肝和脑中，形成肝豆状核变性。有些微量元素由于生活中接触过多而致病，如锰矿工人吸入过多的锰，会患上帕金森病；由水源、土壤等造成的微量元素超量病，如大骨节病、克山病、氟骨症已如前述，不再列举。

第三，有毒微量元素的危害。在现代工、农业污染的生态环境中，人们不得不接触大量的非必需元素，这些元素有些是有毒的，即使无毒，在体内积累多了也会扰乱或破坏体内循环的平衡。对一些有毒的物质，我们常称之为环境污染，这类元素有镉、锑、汞和可溶性铅等，造成的污染是比较明显的。此外，有些元素的有毒无毒与它们的存在状态有关，不可一概而论，如元素态的硒毒性不大，但它的氢化物和酸则极毒；元素态的砷可以吃，但三氧化二砷则成为砒霜；一价锰和铜是生命必需元素，但高锰酸钾和硫酸铜都有毒；汞吞食无妨，但氯化汞则是致命毒药；又如气体状态的氟、氯、溴及结晶碘毒性都很大，但氟、溴、碘的钠盐毒性都很小，而氯化钠则变成了食盐。由此看来，所谓"有毒"乃是指"有毒状态"而言的。

下面把 15 种人体必需的微量元素列举出来，并将其重要生理功能、食物来源、缺乏致病、过量中毒等情况扼要叙述。在各种元素的食物含量列表中，对已确认者列入，未经确认者从略，有待进一步补充。

个人可以根据自己的健康状况和微量元素检测（最好在体检时加上"微量元素水平"一项），确知有无微量元素疾病（缺乏或过量），然后根据食物来源，决定自己的饮食宜忌。

一 铁（Fe）

人体总含量约 4.2 克。

【生理功能】协助人体输送氧气和二氧化碳，参与机体的能量代谢，协助造血功能，调节免疫功能。

【食物来源】见表 7-1。

表 7-1　富含铁的食物和含量（毫克 /100 克）

名称	含量	名称	含量	名称	含量	名称	含量
猪瘦肉	3.0	胡萝卜	0.6	番茄	0.8	黑芝麻	22.7
牛肉	2.5	菜花	0.7	冬瓜	0.3	芹菜	1.2
猪肝	17.0	黑木耳	185.2	大白菜	0.6	韭菜	1.7
牛肝	14.0	海带	150.0	绿豆	6.8	黄豆芽	1.8
鸡肉	1.5	紫菜	54.0	黄豆	8.2		
鸭蛋	2.7	菠菜	2.8	蚕豆	7.0		
蛋黄	6.5	茄子	0.4	鲜毛豆	6.4		

【缺乏致病】

（1）缺铁性贫血：苍白，乏力，肝脾大，淋巴结肿大，四肢水肿。

（2）溶血性贫血：急性炎症时，表现为头痛呕吐、寒战高热、苍白、黄疸、肝脾大，甚至血尿、急性肾衰竭、尿毒症。

（3）再生障碍性贫血。

【过量中毒】两种情况。

（1）过量使用铁剂或者反复输血，产生铁的代谢紊乱。

（2）遗传性血平衡失调导致体内铁积累，患者皮肤呈棕灰色或青铜色，肝脾大，伴有性功能低下。

二 碘（I）

人体总含量15～20毫克，8～15毫克在甲状腺中。

【生理功能】协助甲状腺合成甲状腺激素并发挥其生理作用；调节体温，促进生长发育（因碘能促进蛋白质合成，活化多种酶，调节能量转换，加速生长发育）。

【食物来源】见表7-2。

表7-2　富含碘的食物和含量（毫克/100克）

名称	含量	名称	含量	名称	含量	名称	含量
鸡蛋	9.700	大米	12.000	葡萄	1.500	黄豆	2.100
玉米	12.000	茄子	0.002	海参	60.000	洋葱	0.020
大蒜	0.090	海带	24.000	小麦	9.000	干贝	12.000
紫菜	180.000	白薯	24.000	萝卜	0.020		
高粱	10.000	菠菜	5.800	鱼肉	0.020		

【缺乏致病】

（1）地方性甲状腺肿（大脖子病）。

（2）地方性克汀病：发育迟缓，身材矮小，智力低下。

【过量中毒】碘的毒性较低，不会产生严重的后果，但过量的碘会使患者流眼泪或唾液腺肿痛。

三 铜（Cu）

人体总含量100～150毫克。

【生理功能】参与红细胞、蛋白质和血红蛋白的合成，协助制造血液；参与生物转化、电子传递和氧化还原等作用；参与许多酶的代谢。

【食物来源】见表 7-3。

表 7-3　富含铜的食物和含量（毫克 /100 克）

名称	含量	名称	含量	名称	含量
猪肉	2.0	芝麻	1.7	大白菜	1.0
猪肝	2.5	小麦	0.6	芹菜	1.2
黄豆	1.3	菠菜	1.4	大葱	0.9
绿豆	0.8	茄子	1.3	蘑菇	0.6

【缺乏致病】

（1）贫血：出现一系列贫血症状，如头晕、眼花、耳鸣、乏力、气促、苍白、心悸等。

（2）骨骼改变：骨质疏松、易骨折。

（3）冠心病：缺铜会使体内胆固醇代谢紊乱，导致冠心病；心肌细胞代谢紊乱，易引发心肌损伤。

（4）高血压：缺铜会使胆固醇正常代谢受到干扰，发生动脉硬化而引起高血压。

（5）妇女不孕：妇女缺铜时输卵管、卵子、受精卵的运动会受到抑制而导致不孕。

（6）白癜风：缺铜时酪氨酸合成困难，黑色素缺乏，从而形成白癜风。

【过量中毒】铜在肝脏中沉积会造成肝硬化腹水，形成肝豆状核变性；在脑中某些部位沉积会导致运动功能障碍、语言不清；在肾脏沉积则使肾功能受损。

四　锌（Zn）

人体总含量 1.5 ~ 2.5 克。

【生理功能】

（1）锌对于 80 多种酶具有激活、催化、调节作用。

（2）参与蛋白质合成与酵解，脂肪、碳水化合物、核酸的代谢。

（3）增强机体免疫功能，促进全面生长发育。

（4）增强智力发育和生殖功能的正常发育。

（5）促进胶原纤维的生成，加速创伤愈合。

（6）改善食欲和消化功能。

【食物来源】见表7-4。

表7-4　富含锌的食物和含量（毫克/100克）

名称	含量	名称	含量	名称	含量
牡蛎	100.00	奶	0.30 ~ 1.50	马铃薯	1.60
蘑菇	0.50	肉类、肝脏、蛋	2.00 ~ 5.00	黄豆	3.60
茄子	2.90	紫萝卜	2.97	糙米	1.80
南瓜	1.80	鱼、海产品	1.50	扁豆	2.70
大白菜	4.20				

【缺乏致病】

（1）营养性侏儒症：生长发育不良，智力低下，骨骼发育障碍，贫血，肝脾大，皮肤粗糙，有食癖症（偏嗜某种意想不到的东西，如煤渣、土块等作为食物）。如经检查发现锌含量很低，需要进行补锌治疗。

（2）原发性不育症：缺锌时，机体受累最重的为生殖系统，导致性腺萎缩、功能低下，性成熟受到严重影响。检查可发现男性血清睾丸素及锌水平低下，精子稀少。

（3）肠病性肢端皮炎：有断续性腹泻、食欲不振、精神不佳、头发脱落、口腔炎症、肛门瘙痒。

（4）病毒性肝炎、肾功能不全、低蛋白血症、白血病、心肌梗死：皆缺锌。

（5）锌与阿尔茨海默病的关系：锌能促进更新，增强记忆和条件反射功能，缺锌会加重阿尔茨海默病病情。

（6）锌与糖尿病的关系：锌既能影响胰岛素的生成和储备，又影响胰岛素的敏感性，并且能协助葡萄糖的运送，所以，对糖尿病的治疗至关重要。

【过量中毒】若长期过量摄取含锌食物，会影响铜和胆固醇的代谢，易形成高胆固醇血症，导致动脉硬化和冠心病。

五 锰（Mn）

人体总含量 12～20 毫克。

【生理功能】参与酶的合成和作用；参与蛋白质的合成；维持睾丸的正常功能；促进生长发育，维持血糖、血脂和血压的正常。

【食物来源】植物性食品，特别是茶叶和咖啡含锰较多，见表 7-5。

表 7-5　富含锰的食物和含量（毫克 /100 克）

名称	含量	名称	含量	名称	含量
糙米	2.70	扁豆	3.30	精米	2.00
胡萝卜	1.40	小麦	3.70	茄子	1.80
黄豆	2.30	蘑菇	1.60	绿茶	32.60
				红茶	49.80
土豆	0.14	萝卜缨(青)	0.86	板栗(鲜)	1.53
				紫菜(干)	4.32
莲子(干)	8.23	蜂蜜	0.07		
咖啡(粉)	36.80				

【缺乏致病】

（1）缺锰地区，肿瘤发病率高，锰与抗癌有一定关系。

（2）动脉硬化患者心脏和主动脉锰含量都偏低。

（3）老年人缺锰则智力下降、反应迟钝，老年性痴呆与缺锰有关。

（4）缺锰导致老年人皮肤干燥而瘙痒，因锰可以增强半乳糖转移酶和多糖、聚合酶的活性，催化某些维生素在体内的代谢，以保证皮脂代谢的正常进行。

【过量中毒】锰摄取过多会使细胞坏死、脑血管内膜增厚、脑血流量减少；还会抑制多巴胺合成，引起血管收缩、血压升高及脑血管疾病。

六　钼（Mo）

人体总含量约 9 毫克。

【生理功能】

（1）参与部分酶的合成，保护心肌。钼对心肌能量代谢有重要作用，是心肌中某些酶的组成成分，所以，它是维持动脉壁弹性的必要元素之一。

（2）对机体的免疫功能有影响，又能调节甲状腺的功能，可使处于增强状态的甲状腺功能恢复正常。

（3）钼对生长发育有影响，与铜有拮抗作用，能阻碍铜的吸收。

【食物来源】 普通的肉类、豆类、蔬菜和水果，皆含有钼，见表 7-6。

表 7-6　富含钼的食物（毫克 /100 克）

名称	含量	名称	含量	名称	含量
牛肾	0.1	黄豆	2.6	牛肉	4.2
猪肝	16.0	绵羊肉	0.1		

【缺乏致病】

（1）缺钼易诱发或加重心肌疾病。

（2）缺钼容易引起食管癌、胃癌等消化道肿瘤。因食管癌、胃癌多由致癌物质亚硝胺引起，而钼能使硝酸盐和亚硝酸盐大大减少，消除致癌因素。

（3）缺钼易诱发龋齿。钼是构成牙齿珐琅质的重要元素，有调查表明，缺钼地区龋齿发病率很高。

【过量中毒】

（1）钼摄取过量影响铜、钙、磷代谢。钼与铜易形成钼化铜，难以溶解，妨碍钼的利用；可干扰钙、磷代谢，出现骨骼代谢紊乱，使儿童患佝偻病、软骨病。

（2）钼摄取过多时可造成贫血和白血病。因为过多的钼使肝内硫化物氧化酶的活性降低，组织含硫化物增多，则易导致白血病和贫血。

七 铬（Cr）

在各种化合物中，可呈现二价、三价、六价铬三种状态。其中六价铬有毒，二价铬具有还原性，不稳定，唯有三价铬具有生物活性，为人体所必需。

人体总含量约 6 毫克。

【生理功能】

（1）参与糖的代谢，协助胰岛素发挥作用。铬是葡萄糖耐量因子的组成成分，对调节体内糖代谢、维持正常的葡萄糖耐量起重要作用。

（2）增加胆固醇的分解和排泄。铬影响机体的脂质代谢，降低血胆固醇和甘油三酯的含量，预防心血管疾病。

（3）增加血红蛋白合成，协助造血，促进生长发育。

（4）铬是核酸类（DNA 和 RNA）的稳定剂，可防止细胞内某些基因突变，故有防癌作用。

【食物来源】见表 7-7。

表 7-7　富含铬的食物

肉类	海藻	小米	红糖	啤酒酵母	胡萝卜
动物肾	动物肝	牛奶	全麦	黄油	土豆
草莓	南瓜	蜂蜜	柑橘	菠菜	玉米
青豆					

【缺乏致病】

（1）糖尿病。缺铬使糖耐量减低，出现糖尿，是引起糖尿病的因素。

（2）动脉粥样硬化、心脑血管疾病。动脉粥样硬化与糖尿病共同的病理生理基础就是糖、脂肪代谢异常，而且两类病症常常伴发，所以缺铬也被视为动脉粥样硬化的致病因素。

【过量中毒】

（1）重铬酸钾对肝、肾均有毒性，严重者可发生急性肾衰竭。

（2）口服重铬酸钾，刺激肠胃黏膜，导致患者出现腹泻、吞咽困难等症状，严重者会发生休克和呼吸困难，危及生命。

注：此二条皆属于"有毒状态"，并非铬在体内积累中毒。因为含植酸盐、高碳水化合物的食品如面粉、白糖，可刺激铬从组织中排出，耗尽人体中储存的铬，所以，一般铬在体内不会形成过量中毒。

八　氟（F）

人体总含量约 2.6 克。

【生理功能】氟是人体必需的微量元素，它是目前发现的最活泼的元素，在体内约 75% 与蛋白质结合，能促进骨骼生长，促进铁的吸收，也有预防龋齿的作用。

【食物来源】水、茶叶、海蜇、鱼类、乌贼、贝类。

【缺乏致病】

（1）缺氟易导致骨质疏松。因氟有助于钙和磷发挥功能，加快骨骼形成并增加其硬度，故能促进儿童的骨骼发育并治疗老年人骨质疏松。

（2）缺氟易导致龋齿。牙冠的牙釉质主要由钙盐和有机物组成，其中氟化钙是主要成分（还有碳酸钙、羟基磷酸钙等）。

【过量中毒】氟的每日需要量为 0.5～1 毫克，它对人体的安全范围比其他微量元素要小得多，需要量和中毒量相差不多，故易中毒。过量的氟会抑制骨骼、心血管、甲状腺和神经系统等组织中酶的活性，引起骨质疏松；还会使牙釉质受到损害，出现褐色斑痕，即"氟斑牙"。

九　硒（Se）

人体总含量 14～21 毫克。

【生理功能】

（1）保护细胞膜。硒是一种很强的抗氧化剂，它能将有毒的过氧化物还原为无害的物质，对细胞和组织有保护作用，从而使细胞膜、细胞器（线粒体、微粒体、溶酶体）免受过氧化物的损害。

（2）加强维生素 E 的抗氧化功能。维生素 E 是一种很好的抗氧化剂，硒的作用不仅与维生素 E 类似，且有协同作用，它们共同对抗"自由基"对机体的破坏作用，都具有抗退行性病变和抗衰老作用。

（3）抗癌、增强免疫功能。由于硒能对抗"自由基"，防止细胞突变，故有抗癌作用。实验证明，硒化物对于未成熟白细胞的抑制作用特别明显。

（4）防止动脉粥样硬化和脑血栓形成。对心脑血管疾病的防治有不可低估的作用。

【食物来源】见表7-8。

表 7-8　富含硒的食物和含量（微克/100 克）

名称	含量	名称	含量
动物内脏	4 ~ 111	奶制品	10 ~ 30
肉类	10 ~ 40	鱼虾类	10 ~ 100
谷类	2 ~ 10		

蔬菜含量不多，烹调后将损失 50%。

【缺乏致病】缺硒会引起体内钠、钾、钙等电解质紊乱和脂肪类物质过氧化物增加，从而导致多种疾病发生。

（1）克山病。是一种地区性疾病，表现为心肌坏死。此病发病快、症状严重、死亡率高，是由于土壤中缺硒造成的，故往往带有地区性（如中国东北的克山地区）。

（2）老年痴呆。体内缺硒，则过氧化脂质会破坏细胞膜和蛋白质，加速人脑衰老，造成老年痴呆。而硒则具有抗氧化作用，可以调节免疫系统。

（3）癌症。"自由基"是致癌的罪魁祸首，缺硒则"自由基"失去抑制，易生各种癌症。而硒化物对癌细胞的分裂、繁殖和生长均有间接抑制作用。

【过量中毒】

（1）慢性硒中毒。冶炼工人或工作人员，长期接触小剂量硒化物的蒸气和粉尘，往往在 2 ~ 3 年内出现头晕、头痛、疲倦、恶心呕吐、口中有金属味、呼吸有酸臭味、腹泻、食欲不振、自主神经紊乱，体检发现肝脾大、肝功能异常、尿硒增高等体征者为慢性硒中毒。

（2）急性硒中毒。一是服用亚硒酸钠过量者，导致多发性神经炎、心肌炎；二是工业生产中急性硒化氢中毒，由于患者吸入了硒化烟雾，表现为头痛、乏力、嗜睡、呕吐、腹泻，重者有支气管炎、呼吸有蒜味乃至寒战高热、肢体震颤、肝大等表现，实验室检查白细胞增高，但尿硒不高，抓紧治疗 2～3 日后又可好转。

➕ 锗（Ge）

锗在人体内不存留。

锗进入人体 3 小时后，90% 被排除，24 小时内完全排出体外。它属于不会在体内蓄积的微量元素，是人体内的清洁剂。

【生理功能】锗有四大生理功能：①富集氧作用；②抗脂质过氧化；③调节神经及内分泌系统的功能；④增强免疫系统功能。

锗之所以有上述诸多功能，是因为它在人体内有很强的脱氢能力，可防止细胞衰老；它还有抗肿瘤、抗炎症、抗病毒等生理作用。据日本、瑞典、美国学者报道，有机锗是一种广谱抗癌药物，对治疗转移性肺癌、肝癌、恶性淋巴瘤、生殖系统癌症、白血病等都有显著疗效。

【食物来源】见表 7-9。

食品中的锗主要反映土壤和水中的锗含量：自然界土壤中含锗量为 0.6～1.3毫克 / 千克；动物组织中锗含量为 0.1～1 毫克 / 千克，蔬菜中含锗小于 0.1～1 毫克 / 千克，水果中含锗小于 0.15 毫克 / 千克，天然矿泉水中含锗 0～0.2 毫克 / 升不等。中药中的人参、灵芝孢子粉中，含锗较为丰富。

表 7-9　富含锗的食物和含量（毫克 /100 克）

名称	含量	名称	含量	名称	含量	名称	含量
金枪鱼	2.28	羊肝	0.15	茄子	0.53	红糖	0.51
沙丁鱼	0.93	海藻	0.60	芹菜	1.03	蘑菇	0.70
蟹	0.62	大豆	4.67	南瓜	0.14	鸡肝	0.15
牛肝	0.36	土豆	0.11	黄瓜	0.02		
藕	0.04	白菜	0.02	葱	0.32		

【治疗作用】由于有机锗的发现是近代的事（1975 年日本学者泷井一彦由中草药中初次提取），所以尚未列入人体必需微量元素，但从锗的实际药物效

能观察，它早已具备了人体必需微量元素的资格。从它对下列疾病的治疗作用中，可以明确地推知人体在锗完全缺乏时所产生的后果。

（1）抗癌。锗能诱导人体细胞产生干扰素，调节免疫系统，提高免疫功能，对防癌抗癌有重要作用。有机锗的抗癌机制可能在于它能降低癌细胞膜的生物电位（癌细胞的生物电位高于正常细胞，易于分裂繁殖），抑制癌细胞的繁殖，又由于它能消除体内的自由基，具有抗突变作用，从而发挥抗癌效应。

（2）与阿尔茨海默病的关系。锗具有富集氧和抗脂质过氧化作用，能增加大脑氧气的供应，改善大脑的神经网络功能，改善记忆，延缓阿尔茨海默病的发展速度，或预防阿尔茨海默病的发生。

（3）预防及治疗动脉硬化。因为有机锗有刺激生血作用，能增加红细胞和血红蛋白数量，刺激血小板生成，消除血管壁上的酯类附着物，对贫血、高脂血症和糖尿病都有较好疗效。因此，对降低血液黏度和防止动脉硬化都有重要作用。

（4）锗能加速血液循环，有效地降低血压。

（5）治疗骨质疏松。锗能提高成骨细胞的活性，有效地治疗骨质疏松。

（6）抗类风湿关节炎。类风湿关节炎的发病与免疫系统功能紊乱有关，锗能使免疫系统及时发现并处理体内的异常细胞，同时也能调节内分泌，并有止痛消炎的功效。

（7）抗艾滋病。由于锗具有调节、增强免疫功能的作用，1987 年 2 月，在日本东京的国际会议上，锗被列为六种对抗艾滋病可能有效药物之一。

关于锗的研究尚在进行，常有新的发现。从锗所治疗的疾病中，不难发现人体缺锗将意味着什么。因资料不足，仅举反例证明。

【过量中毒】

（1）有机锗在体内无蓄积现象。毒理实验证明毒性低，致畸实验亦不能引起畸形及生长发育障碍。

（2）无机锗有毒。急性中毒，大量吸入金属锗及氧化锗之后，可引起肺部病理变化或肾脏损害。

日本曾发现，数十人因服无机锗保健品导致肾、消化系统、血液系统、神经系统的损害而危及生命。欧美国家皆对锗产品采取限制措施，主要对象是无机锗类产品。

十一 镍（Ni）

人体总含量 6 ~ 10 毫克。

【生理功能】

（1）镍能激活胰岛素，对糖和脂肪代谢都有一定作用。

（2）镍能协助制造血液。镍是纤维蛋白溶酶的组成成分，有刺激生血的作用，能促进红细胞再生。

（3）镍是体内一些酶的激活剂，而这些酶均为生物体内蛋白质和核酸代谢过程中的重要酶，所以当镍水平降低时，可能导致某些器官功能障碍。

（4）镍可以维持细胞膜的结构，有控制催乳激素等作用。

【食物来源】见表 7-10。

表 7-10　富含镍的食物和含量（毫克 /100 克）

名称	含量	名称	含量	名称	含量
丝瓜	166.3	蘑菇	114.6	扁豆	89.9
洋葱	137.3	海带	131.8	黄瓜	97.1
大葱	115.4	茄子	113.4		

【缺乏致病】

（1）老年痴呆。由于过氧化脂质破坏了脑的细胞膜和蛋白质，造成老年痴呆，而镍有抗氧化作用，可调节免疫系统。所以，缺镍易加重此病。

（2）糖尿病、高血压、冠心病。缺镍、缺铬都可使胰岛素活性减弱，一旦糖的利用发生障碍，血中的脂肪及类脂质含量升高，这些物质沉积在血管壁，则导致动脉粥样硬化，引发冠心病、高血压。

（3）贫血。适量的镍可加速红细胞、白细胞和血红蛋白的制造，刺激造血功能。如人体缺镍，则易导致贫血。

【过量中毒】过量的镍会使细胞发生突变，有致癌作用，也会使头发变白，在大量镍污染的环境中，呼吸道肿瘤和皮肤病发病率高。粉末状镍与一氧化碳结合生成四羰基镍，这种化合物由呼吸道进入人体后，可引起肺出血、脑白质出血、呼吸系统癌症等后果，所以四羰基镍已被确认是一种致癌物质。吸烟引起的肺癌，也可能与镍有关。

十二 钴（Co）

人体总含量为 1.1 ~ 1.5 毫克。

【生理功能】

（1）制造血液，治疗多种贫血症。

（2）参与氨基酸与蛋白质的代谢，可与氨基酸、蛋白原结合。

（3）参与甲状腺素的合成。

（4）可激活多种酶——能增加胰淀粉酶、脂肪酶和唾液淀粉酶的活性。

【食物来源】 见表 7-11。

表 7-11　富含钴的食物和含量（微克 /100 克）

名称	含量	名称	含量	名称	含量
油及脂肪	0.37	牛奶	0.06	水果	0.14
核桃、花生	0.26	蛋	0.10	红糖	0.40
牛肉	0.52	猪肉	0.17		

【缺乏致病】 缺钴所引起的疾病主要是维生素 B_{12} 缺乏症。

（1）易发恶性贫血。

（2）易发哮喘、脊髓炎、青光眼、白癜风等疾病。

（3）肝炎患者缺钴易导致肝硬化。

【过量中毒】 临床上使用维生素 B_{12}，一般不发生钴中毒；但钴能刺激骨髓造血，摄取过多的钴会引发红细胞增多症，患者可能产生呕吐、食欲不振和腹泻现象。

十三 锡（Sn）

人体总含量约 17 毫克。

【生理功能】 促进生长发育。锡对蛋白质和其他大分子的三级结构起作用，也可能起氧化还原催化剂的作用，以促进蛋白质和核酸的代谢，由此刺激人体生长发育，治疗儿童发育迟缓。

【食物来源】动物脏腑类和谷类是锡的良好来源；罐头食品提供大量的锡，达 200 微克／克；山楂、绿豆中含量较多。

【缺乏致病】抑制生长，门齿色素不全。

【过量中毒】摄入过多的锡，可引起贫血和肝损伤。实验表明，动物若摄取锡盐过多，会使肝脏发生脂肪变性，肾脏及心脏发生充血、出血，导致贫血、生长停滞现象。

十四 钒（V）

人体总含量约 25 毫克。

【生理功能】钒可以促进糖代谢；增加脂蛋白脂肪酶的活性；加快腺苷酸环化酶的活化和氨基酸转化，促进红细胞生长；又对骨和牙齿的钙化有促进作用。具体来说有以下功能：①协助并参与造血；②促进脂代谢，抑制胆固醇合成；③促进生长发育；④预防龋齿。

【食物来源】见表 7-12。

表 7-12　富含钒的食物和含量（毫克／千克，鲜重）

名称	含量
海味	0 ~ 51
蔬菜	0 ~ 60
谷物	0 ~ 18
坚果	0 ~ 2
豆油、谷物、橄榄油	>40

【缺乏致病】

（1）缺钒易导致动脉硬化，产生高血压和冠心病。

（2）钒缺乏易患贫血。

（3）钒缺乏易发生龋齿和骨质发育不良。

（4）钒缺乏易患营养不良性水肿和甲状腺代谢异常。

【过量中毒】钒摄取过量会使胃肠出现严重血管痉挛，因钒对神经系统、呼吸道和心脏组织都有影响。

十五 锶（Sr）

人体总含量约 320 毫克。

【生理功能】锶能促进骨骼生长发育，因为它是骨骼的重要组成成分；可降低心血管疾病的病死率，减少钠的吸收，增加钠的排泄，减轻心脏负担；锶也是牙齿的重要组成部分。

【食物来源】奶、蔬菜、豆类、海鱼、虾类。

【缺乏致病】缺锶使骨骼脆弱，易患骨折；还会使钙的吸收增加，排出减少，大大不利于心脏；缺锶导致骨质不佳，易患龋齿。

【过量中毒】过量的锶会使人产生胃部不适甚至恶心，也会造成骨节粗大变形、疼痛或肌肉萎缩、贫血。

综上所述，人体必需微量元素功能与平衡见表 7-13。

表 7-13　人体必需微量元素功能与平衡

元素名称符号	人体总含量（克）	主要生理功能	缺乏症	过量症
铁 Fe	4.2 000	造血,组成血红蛋白和含铁酶,传递电子和氧,维持器官功能	贫血,免疫力低下,无力,头痛,口腔炎,易感冒,肝癌	影响胰腺和性腺,心力衰竭,糖尿病,肝硬化
氟 F	2.6 000	长牙、长骨骼,防龋齿,促生长,参与氧化还原和钙、磷代谢	龋齿,骨质疏松,贫血	氟斑牙,氟骨症,骨质增生
锌 Zn	2.3 000	激活 80 多种酶,参与核酸和能量代谢,促进性功能正常,抗菌,消炎	侏儒,溃疡,炎症,不育,白发,白内障,肝硬化	肠胃炎,前列腺增生,贫血,高血压,冠心病
锶 Sr	0.3 200	长骨骼,维持血管功能和通透性,合成黏多糖,维持组织弹性	骨质疏松,抽搐症,白发,龋齿	关节痛,大骨节病,贫血,肌肉萎缩

续表

元素名称符号	人体总含量（克）	主要生理功能	缺乏症	过量症
硒 Se	0.0 200	组酶,抑制自由基,护心、肝,解重金属之毒	心血管病,克山病,大骨节病,癌,关节炎,心肌病	硒土病,心、肾功能障碍,腹泻,脱发
铜 Cu	0.1 500	造血,合成酶和血红蛋白,增强防御功能	贫血,心血管损伤,冠心病,脑障碍,溃疡,关节炎	黄疸性肝炎,肝硬化,胃肠炎,癌
碘 I	0.0 250	组成甲状腺和多种酶,调节能量,加速生长	甲状腺肿,心悸,动脉硬化	甲状腺肿
锰 Mn	0.0 200	组酶,激活酶,增强蛋白质代谢,合成维生素,防癌	软骨病,营养不良,神经功能紊乱,肝癌,生殖功能受抑	无力,帕金森病,心肌梗死
钒 V	0.0 250	刺激骨髓造血,降血压,促生长,参与胆固醇和脂质及辅酶代谢	胆固醇高,生殖功能低下,贫血,心肌无力,骨异常	结膜炎,鼻咽炎,心肾受损
锡 Sn	0.0 170	促进蛋白质和核酸反应,促生长,催化氧化还原反应	抑制生长,门齿色素不全	贫血,肠胃炎,影响寿命
镍 Ni	0.0 100	参与细胞激素和色素的代谢,生血,激活酶,形成辅酶	肝硬化,尿毒症,肾衰竭,肝脂质和磷脂代谢异常	鼻咽癌,皮肤炎,白血病,骨癌,肺癌
铬 Cr	< 0.0 060	发挥胰岛素作用,调节胆固醇、糖和脂质代谢,防止血管硬化	糖尿病,心血管病,高血脂,胆石症,胰岛素功能失常	伤肝、肾,鼻中隔穿孔,肺癌
钼 Mo	< 0.0 090	组成氧化还原酶,催化尿酸,抗铜贮铁,维持动脉弹性	心血管疾病,克山病,食管癌,肾结石,龋齿	睾丸萎缩,性欲减退,脱毛,软骨病,贫血,腹泻
钴 Co	< 0.0 003	造血,促进核酸和蛋白质合成	心血管疾病,贫血,脊髓炎,气喘,青光眼	心肌病变,心力衰竭,高血脂,致癌
锗 Ge	不存留	抗脂质过氧化,调节神经及内分泌功能,增强免疫力,抗癌	动脉硬化,老年痴呆,癌症,骨质疏松	体内无积蓄,无机锗大量吸入,可引起肺、肾损害

下篇
疾病篇

第八章 常见病的饮食宜忌

中医的饮食宜忌由来已久，《金匮要略·禽兽鱼虫禁忌并治第二十四》云："所食之味，有与病相宜，有与身为害，若得宜则益体，害则成疾，以此致危，例皆难疗。"这是说饮食之宜忌，对于疾病之转归至关重要，有的饮食对康复有益，有的饮食对病体有害。饮食治病，谓之食疗；因食发病，谓之"食复"。古人认为，食复的病症，治疗上比较困难，因为大病之后，元气未复，若恣食肥鲜发物，不加节制，或有损肠胃，或引发旧病，由于抵抗力较弱，每致病势急转直下而难以治愈。

食物皆具药性，有寒、热、温、凉之分；疾病皆有征候，有虚、实、寒、热之别。若饮食相宜，可促进痊愈；若饮食不慎，可导致复发。故凡身在病中，或有宿疾沉疴之人，对饮食宜忌，不可不知。

日常所说饮食宜忌包括四种，即病症忌口、发物忌口、素质忌口及服药忌口。各种忌口，将以病症为纲，予以穿插叙述。

至于某病宜食某物，可称为"饮食相宜"，将随各种病症一并述及，意与饮食禁忌相对而言，俾界限分明，眉目清楚，便于理解和应用。相宜食物之选择原则有以下几点：一是直接疗病者，如芹菜对高血压患者之眩晕头痛、颜面潮红、精神易兴奋者，有治疗作用；二是辅助药物者，如百合粳米粥对于肺热咯血患者，有辅助正血作用；三是营养机体，增强抗病能力，如乌骨鸡对于女性气血双亏、素体虚寒诸症，有滋补强壮作用等。

人类疾病，种类繁多。从中医概括而言，人体外感六淫（中医将外来致病因素风、寒、暑、湿、燥、火称作"六淫"。六淫所致之病，谓之"外感"），内伤七情 [人是有感情的动物，其本身存在着喜、怒、忧、思、悲、恐、惊七种情绪。当人的精神受刺激后，这七种情绪中的任何一种皆可致病，如怒伤肝、喜伤心、恐伤肾、思伤脾等。情绪因素所致之病，谓之"内伤"]，致病之后，虚实寒热变化多端。从现代医学概括而言，感染性疾病，非感染性疾病，千头万绪，难以尽述。现就常见疾病的饮食宜忌，略举其要，简述机制，俾养生家得以举一反三，触类旁通，知其梗概。

在常见病的饮食宜忌中，既要有明确的目的性，又要有针对性与灵活性。

既不能根据古书或传说，人云亦云，盲目忌口，又不可机械地拘泥于"发物"之说，这不敢吃，那不敢吃，或在患者机体极度虚弱、急需营养的情况下，坚持忌口。这里有三个问题，必须注意。

🍎 1. 疾病的性质不同，饮食宜忌不同

所谓疾病的性质，主要指虚、实、寒、热证候，在中医治则中，有寒者热之，热者寒之，虚者补之，实者泄之。这些原则，同样适用于饮食宜忌。如虚寒患者，应忌寒凉滋腻食物，宜进温补食物；实热患者，应忌辛辣动火食物，宜进清凉养阴食物等。

🍎 2. 同一疾病，其发病阶段不同，饮食宜忌不同

如在温病中，疾病一般有初期、极期、恢复期三个阶段。在此过程中，患者的病症往往由热转寒，患者的机体往往由实转虚。因为初期到极期，为疾病发展阶段，机体与疾病抗争，经过高热之后，机体功能下降，热退身凉，恢复期有时出现虚寒证候。在这几个不同阶段中，患者的饮食也必须相应变化。如在高热期可进食清凉多汁食物，以补充发热中津液的损耗，并有退热作用，不宜食酸辣动火食物；如有虚寒现象（如肠鸣泄泻、四肢不温、神疲乏力），不宜食寒凉滑腻食物；如热盛伤津，形成五心烦热，虚烦不寐，则可适量进食一些养阴生津食物，不可食香燥耗津食物等。

🍎 3. 身体素质不同，饮食宜忌不同

人的身体素质有阴胜阳胜之别，这种情况，有的本自先天禀赋（婴儿在母体孕育期间，称作"先天"；出生之后，即为后天。先天，带有"遗传因素"的意思），有的由长期慢性疾病形成。前者属于生理状态的特异，已习以为常，不作疾病看待；后者属于后天疾病所致，一旦疾病痊愈，即可恢复正常。这里所讨论的是病理状态下的阴阳偏盛问题。

在正常生理状况下，人体营养是通过互相消长而保持动态平衡的。《黄帝内经》云："阴平阳秘，精神乃治。"这种相对平衡一旦被破坏，就发生疾病。《黄帝内经素问·阴阳应象大论》曰："阴胜则阳病，阳胜则阴病，阳胜则热，阴胜则寒。"阴阳失去平衡时，如阴气过胜，阳气就要受病，阴胜则阳衰；阳气过胜，阴气就要受病，阳胜则阴衰。阳胜于阴，出现热证，如发热、面赤、

口苦、便秘，或血热妄行、疮疖痈肿；阴胜于阳，则出现寒证，如畏寒、肢冷、面白神疲，舌淡苔白，大便泄泻或小便清长、关节酸痛等症状。当此之际，饮食营养方面，也就应该有所不同。火热阳胜患者，不宜再进食热性食物，如辛辣调味品，牛、羊肉等；寒湿阴胜患者，则不宜再食咸寒滋腻食品，如海产、鱼虾、酱豉、肥肉之类。

一 内科常见病的饮食宜忌

中医内科一般分为外感时病（传染病、温病）和内伤杂症两大类。现代医学则分为感染性疾病和非感染性疾病。感染性疾病主要为传染病，非感染性疾病一般按身体组织系统划分。为方便叙述，仍用现代医学的病名，参照中医的时病、杂病和脏腑分类方法进行排列，便于读者对照联系。

感冒

感冒俗称"伤风"。一般感冒系病毒感染，症状较轻；流行性感冒（简称流感）系流行性感冒病毒引起，症状较重。感冒多在气候变化、寒暖失常、机体抵抗力减弱时发病。

■ **主要症状**

头痛、恶寒、鼻塞、流涕，有的咽痛、咳嗽或体温升高。如为流感，则高热、头痛，四肢酸痛较重，咽痛、咳嗽较甚，或伴有恶心呕吐、腹泻等消化道症状，并有流行趋势。

中医学对于感冒有风寒、风热等分型，风寒型感冒症状特点为恶寒重，发热轻，头痛无汗，舌苔薄白，鼻塞流涕，咳痰清稀；风热型感冒症状为发热重，恶寒轻，有汗，舌苔薄黄，咽痛口干，咳痰黄稠。

■ **饮食宜忌**

宜 一般感冒初起，如属风寒型，可参照辛温解表方法，适当进食葱、姜等辛温发散之物，保暖取微汗，可收较好效果；如属风热型，可参照辛凉解表方法，适当进食辛凉发散食物，如萝卜、芥菜等，或以薄荷、金银花泡茶。

如患流感，体温较高、烦渴咽干者，可进食清凉多汁食物，如莲藕、百合、荸荠等。

感冒期间全身酸痛乏力，肠胃功能不佳时，宜食稀粥、面条、软饭、新鲜蔬菜、水果及富含维生素 C 的食物，以补充由于发热所造成的营养素损失，而增强抗病能力。

忌 感冒发热期间，禁忌酒类。风热型感冒及流感，应忌酸辣动火食物；肠胃功能不佳时，忌吃油腻、黏滞食物；服药期间当忌膻腥异味，以免引起不良反应。

欲避免感冒侵袭，重在预防。首先提倡从夏秋开始坚持冷水洗脸、洗澡，将皮肤搓红、生热，配合体育锻炼，增强体质，提高免疫力。其次适时增减衣物，避免出汗、受凉，如开空调，空调温度不宜太高，20℃左右为宜。同时要注意调节室内的湿度，空气过于干燥，也会降低呼吸系统抵抗病毒的能力而引发感冒；应远离人群密集的公共场所，尽可能少接触患者，以避免交叉感染。

此外，大雾天气不宜外出锻炼，因雾中除含有大量灰尘、病毒等病原微生物外，还带有苯、酚、酸等有害物质，此类物质沉积肺内则易引发急、慢性呼吸道感染，增加罹患感冒的概率。

最后，提及感冒应禁忌的药物。资料表明，有些药物使用后，患者会出现寒战发热、头痛、鼻塞流涕、四肢酸痛的感冒症状，这可能与患者的异常免疫反应有关。感冒患者对于这些药物应避忌，以免使症状加重，见表8-1。

表 8-1　易引起感冒症状的药物

类别	药物名称
抗感染药	利福平、青霉素、链霉素
心血管药	藻酸双酯钠、胺碘酮、西利洛尔、肼屈嗪、普鲁卡因胺、肝素、蝮蛇抗栓酶

续表

类别	药物名称
免疫增强剂	胸腺素、喜树碱、胸腺因子
抗抑郁药	丙米嗪、多塞平、阿米替林、氟西汀
疫苗	狂犬病疫苗、麻疹疫苗、乙肝疫苗、流感疫苗、乙型脑炎疫苗、百白破三联疫苗、小儿麻痹糖丸
其他药	西咪替丁、雷尼替丁、低分子右旋糖酐、苦楝皮

■ **饮食疗法**

姜糖饮 （民间验方）

［制备与服法］生姜片 15 克，葱白长 3 厘米 3 段，加水 500 毫升，煮沸加红糖 20 克，趁热一次服下，盖被取微汗。

［方义与功效］生姜味辛性温，主受风寒而头痛鼻塞，生用发散，熟用和中，故能止呕吐，除风、湿、寒、热；葱白辛温，能通阳，宣痹，发汗解表；红糖性温，和中散寒。此饮可治疗风寒感冒、发热头痛、身痛无汗者。

［宜忌］风寒感冒初起无汗者宜用。

姜苏饮 （民间验方）

［制备与服法］生姜 15 克，紫苏叶 10 克，放入砂锅或搪瓷杯，加水 500 毫升煮沸，加入红糖 20 克趁热服，每日 2 次。

［方义与功效］紫苏叶辛温，功能散寒解表，健胃止呕，理气安胎，配合生姜和胃降逆；红糖暖胃和中。此方对风寒感冒，有恶心、呕吐、胃痛、腹胀者有效。

［宜忌］肠胃型感冒、孕妇感冒最宜。

杭菊糖茶 （民间验方）

［制备与服法］杭菊花 30 克，放茶壶内开水浸泡，加白糖适量，代茶频饮。

［方义与功效］菊花甘苦微凉，入肺、肝经，《本草纲目拾遗》说它能"通肺气止咳逆，清三焦郁火"。

［宜忌］适宜于风热感冒初起，头痛发热患者。

病毒性肝炎

本病系肝炎病毒引起。按病毒分类，有甲、乙、丙、丁、戊诸型。按黄疸分类，有黄疸型与无黄疸型。中医学认为，脾胃虚弱，外受时邪（不正常的气候带来的疾病，如风、寒、暑、湿之类侵袭人体所形成的病症）感染，饮食不洁或贪荤嗜酒，以致脾失健运，肝失疏泄（中医学认为，脾有运化水谷精微的功能，肝有疏导全身气机的作用。如二脏功能受损，则水谷不能运转，易生湿热，全身气机不能得以调整而生郁结），湿热郁蒸而发病。

■ **主要症状**

低热、乏力，食欲减退，厌油或恶心呕吐，舌苔厚腻，肝区肿痛不舒。黄疸型肝炎则尿色加深或巩膜、皮肤黄染。

尿三胆（尿胆素、尿胆原、尿胆红素）阳性，肝功能检查血清谷丙转氨酶升高。

■ **饮食宜忌**

(宜) 食宜清淡，容易消化为好，注意进食高维生素食物如新鲜蔬菜、水果等。宜低脂肪饮食，注意适当进食蛋白质食物，如鸡蛋、豆浆与糖类。但不可过分强调三高一低，否则对恢复不利。

(忌) 肝炎应绝对禁酒，忌食辛辣刺激性食物，生冷、油腻、腥膻、咸寒之物也应禁忌。另外，肝炎患者不宜吃蛋黄，因蛋黄内含脂肪和胆固醇。这两种物质的代谢，均需在肝内进行，吃多了会增加肝脏负担，于病不利。

■ **饮食疗法**

茅根猪肉羹 （《补缺肘后方》）

[制备与服法] 鲜白茅根 150 克（干品 100 克），截 2 厘米长；瘦猪肉丝 250 克，加水适量共煮熟，加食盐、佐料，分顿食用。

[方义与功效] 白茅根清热利尿，猪肉甘咸性平，能滋阴润燥，解热毒，补充蛋白质。

[宜忌] 此羹可作菜肴，适于体弱黄疸病人。

茯苓粥

[制备与服法] 茯苓粉30克，粳米100克，大枣20枚。先将大枣文火煮烂，连汤放入粳米粥内，加茯苓粉再煮数沸即成。每日服2次，可酌加红糖。

[方义与功效] 茯苓甘平，能健脾补中，利水渗湿，养心安神；大枣补脾和胃，益气调营。

[宜忌] 慢性肝炎、脾胃虚弱、腹泻、烦燥失眠者皆宜。

🍎 痢疾

从病原上分类，有细菌性痢疾与阿米巴痢疾。在细菌性痢疾中，又有急性、慢性之分。细菌性痢疾，是由志贺菌属所致的肠道传染病，主要是食物传染。中医认为，主要由于感受湿热之邪，饮食不洁，贪食生冷而致病。

阿米巴痢疾是由溶组织内阿米巴滋养体侵入结肠所引起的消化道传染病，一般为慢性起病，但也有急性型与暴发型。此病易发生其他器官的转移性脓肿，以阿米巴肝脓肿最为常见。

■ 主要症状

细菌性痢疾初起畏寒发热、腹泻（每日十余次至数十次）里急后重，有时伴有恶心呕吐，接着出现脓血便，量少黏稠，鲜红色或粉红色，镜检可见大量红细胞、白细胞（巨噬细胞增多）。

典型阿米巴痢疾亦起病较急，可有发热，食欲不振，右下腹压痛，粪便呈果酱色，脓血、黏液混在一起，症状迁延不愈，反复发作。粪检可见溶组织内阿米巴滋养体或囊包。

■ 饮食宜忌

宜 无论细菌性痢疾或阿米巴痢疾，在急性期只宜进食清淡流质饮食，如米汤、藕粉、无渣的菜汤及富含维生素C的果汁等。大蒜汁、浓绿茶、马齿苋汁可作为食疗。在好转与恢复期，可选用半流质及软食，如藕粉、稀粥（山药粥）、面条、菜泥、苹果泥等，随着体质恢复，可逐渐转为正常饮食。

忌 急性期应禁食油腻、荤腥、多渣（粗纤维）、辛辣刺激性食物，如肉类、鱼类、牛奶、鸡蛋、韭菜、芥菜、辣椒等，蔗糖亦应少用，以免发酵腹胀。

在恢复好转期内，由于肠胃较弱，仍应禁食生冷、坚硬、寒凉、滑腻之物，如凉拌蔬菜、油炸食物、豆类、冷饮、酒类、瓜果等。凡寒凉滑腻食物，均应少食或不食。

■ 饮食疗法

马齿苋绿豆汤 （广东民间验方）

[制备与服法] 新鲜马齿苋120克（或干品60克），绿豆60克，煎汤服食。每天1次或2次，连服3天。

[方义与功效] 马齿苋酸寒、无毒，功能清热解毒、治痢疗疮，抑菌试验表明，对大肠埃希菌、伤寒杆菌、志贺菌属均有较强的抑制作用，适用于肠炎、痢疾、泌尿系感染及痈疮肿毒等；绿豆甘寒，功能清热解毒，利水消肿，生津液，厚肠胃，《备急千金要方》曰："能治产热，热中，止泄，利小便"，二味合用对湿热泄泻或热毒血痢，甚为有效。

[宜忌] 马齿苋寒滑，对冷痢或脾虚泄泻者不宜。

🍎 疟疾

本病系疟原虫引起的传染病，由蚊传染，多发于夏、秋季节，分为普通疟、恶性疟。

■ 主要症状

· 寒热交替。普通型，先恶寒后高热（40℃左右），退热时出汗，也有只寒不热，或只热不寒者。发作呈间歇性或周期性。一般每天一次或隔日一次、隔两日一次；恶性疟可在一日之内数次冷、热交替或高热不退。

· 头痛。疟疾发作时头痛，有时恶心呕吐，恶性疟尤甚。

· 脾大。若多次发作，可有贫血和脾大。

· 疟原虫。发作时血中可检查到疟原虫。

■ **饮食宜忌**

(宜) 高热时可进食清凉饮食，如西瓜、蔗汁等。热退汗出后，宜补充富含蛋白质及维生素的食物，以弥补因高热所造成的损失。

(忌) 疟疾应忌食羊肉。李时珍云："热病及天行病（指季节性流行性时疫传染性疾病），疟疾病后食羊肉，必发烧致危。"盖羊肉大热，能引发诸疾。此外，还应忌食公鸡肉、鲤鱼、鹅肉、竹笋、糯米等腥发之物。疟疾未愈时，亦忌食寒凉生冷之物，因疟疾高热之后，身体虚弱，脾胃功能降低，如饮食不洁，易导致肠胃病，如肠炎、痢疾等，以致迁延不愈，对健康危害甚大。

🫑 肺炎

本病为常见的呼吸系统疾病，有大叶性肺炎、小叶性肺炎（支气管肺炎）及间质性肺炎等，多由肺炎球菌、金黄色葡萄球菌、流行性感冒病毒、衣原体、支原体等感染引起。本病属于中医温病学——"风温"范畴，多因肺卫不固，风热从鼻犯肺，以致热郁成疾。其传变规律按卫、气、营、血发展［卫、气、营、血：中医温病学辨证方法之一。用以区分病位深浅，病情轻重，如感冒初起，风寒侵肺（肺主皮毛，也称肺卫），病邪在卫分，病位较浅，症状较轻；若病邪由表及里更进一层，由卫分到气分，症状加重；若病情继续发展，则由气分进入营分，热扰心神，神昏谵语，病情深重；如病邪进入血分，已达最严重阶段，伤及内脏，肝肾受损，耗血伤阴，若治疗不当，则危及生命］。如治疗不当，亦可发生热入营血、正虚邪陷的变化。

■ **主要症状**

一般起病骤急，寒战高热，咳嗽胸痛，铁锈色痰，呼吸急促，有的鼻翼煽动。听诊可闻及干、湿性啰音及管状呼吸音，X线检查可见病变部位呈密度增高而均匀的阴影。

■ **饮食宜忌**

凡热性病皆有初期、极期、好转恢复期等几个阶段，病症由热转寒，人体由实转虚，故饮食宜忌亦有所不同。

（宜）高热患者宜进食清凉素淡、水分多、易吸收的饮食，如果汁、蔗浆、米汤、绿豆汤、藕粉等；热退后，病体大虚，如不呕吐、不腹泻的患者，可给流食、荤食，如瘦肉、猪肝、汤类、新鲜水果、蔬菜等，以迅速加强营养，促进恢复。如胃口初转，食欲渐起者，可给半流质饮食如白粥（或药粥）、软面、菜泥、果泥等。病后伤阴，虚烦不寐、五心烦热者，可给予百合汤或荸荠、梨汁、蔗汁等温服。

（忌）葱、韭菜、大蒜及辛辣、油腻、生冷、坚硬、多纤维、难消化食物。

支气管炎

支气管炎有急性、慢性之别，常由上呼吸道感染形成，如急性支气管炎反复发作，则易形成慢性支气管炎。每年冬、春季节，气候多变时引起复发，日久形成肺气肿，肺功能受损，心脏受累，形成肺源性心脏病。

此病在中医学中属于"咳嗽"范畴，急性者属外感咳嗽，慢性者为内伤久咳，多因外邪干肺或人体正气不足，肺失宣降，而致咳嗽。

■ **主要症状**

急性支气管炎一般先有鼻塞流涕、咽痛头痛、畏寒发热等上呼吸道感染症状。咳嗽始为干咳，后则有痰，痰液清稀或黄黏，可带血丝。X

线检查，可见肺部纹理增粗。

慢性支气管炎，有反复发作史，每年寒冷季节多发。咳嗽为主要症状，每日早、晚咳痰较多，痰液呈泡沫状（若有感觉时，则有脓性痰出现），肺部可闻及哮鸣音或湿性啰音，病久体质下降，可出现气喘、水肿、心肺功能不全现象。

■ **饮食宜忌**

（宜）急性支气管炎，证属实热，宜食清淡、凉润之品，如青菜、豆腐、莲藕、百合，水果如荸荠、雪梨等。慢性支气管炎，因正气已虚，只宜清补，可进食鸭汁、甲鱼、鸡蛋、银耳、山药、豆汁、牛奶等。

（忌）在口苦苔黄、痰液黏稠、有热象存在时，应禁食牛肉、羊肉、狗肉等温热动火之物。海鲜、腌腊制品、咸味过重者，均不相宜。支气管炎均忌烟酒，忌食辛辣刺激性食物及肥腻黏滞油炸食物。

■ **饮食疗法**

杏梨饮　（《实用中医营养学》）

［制备与服法］苦杏仁 10 克，去皮、尖，打碎；大鸭梨 1 个，去核切块，加适量水，与杏仁同煮。梨熟加冰糖少许，不拘时饮用。

［方义与功效］梨味甘微酸、性寒，能润肺清心，止热咳，消痰火。常用于燥热型急性支气管炎咳嗽，配合杏仁具有润肺化痰之效。

［宜忌］风寒咳嗽不宜。

🍎 支气管哮喘

此病有一般哮喘与过敏性哮喘之分。一般支气管哮喘，多半是慢性支气管炎发展到一定阶段出现的病症；而过敏性哮喘，多属于特异体质引起的变态反应性疾病。

中医认为，哮喘属于痰饮范畴，痰伏肺中，外感风、寒、湿、燥，内伤饮食劳倦，皆可诱发，又与气候变化密切相关。发作时肺中痰气交阻，升降失常。若反复发作，迁延不愈，每致肺、脾、肾三脏皆虚，出现本虚标实现象。

■ 主要症状

一般支气管哮喘（年老体弱者多有慢性支气管炎病史，或伴有肺气肿），表现为呼吸急促，心慌气短，张口抬肩，咳频而痰多，喉间有哮鸣音，此种多为虚证；也有形体素丰患者，痰湿内蕴，感受风寒或湿郁热蒸发为哮喘，表现为痰鸣气粗，胸膈满闷，多为实证；若痰液稀白，怕冷不渴，舌苔白滑者为寒喘；痰液黏稠，口渴喜饮，发热面红，苔腻舌黄者为热喘。

过敏性哮喘，往往起病急骤，多在夜间发作。患者呼吸困难（最为显著），烦躁不安，不得平卧，耸肩喘息，鼻翼煽动，甚至面色苍白，唇甲青紫，冷汗淋漓，咳嗽剧烈。若迁延不愈，病久则虚。

■ 饮食宜忌

宜 年老体弱的虚哮患者，宜食补肺益肾、降气平喘的食物，如老母鸡、乌骨鸡、甲鱼、猪肺等。有条件者，亦可用蛤蚧、胎盘配餐。蔬菜、果品如莲藕、菠菜、刀豆、栗子、核桃、白果、柑橘、枇杷等皆可食。平时亦可用冬虫夏草蒸肉，白果炖猪肺，或山药、桑椹、萝卜、莲子、芡实、薏米煮粥，都有利于减轻症状，增强体质。

忌 一切哮喘均禁忌烟、酒及刺激性食物。热喘患者应忌热性食物，如羊肉、牛肉、狗肉、韭菜、葱、蒜、辣椒等；寒喘患者应忌食生冷，如梨、荸荠、生菜以及海味、咸寒、油腻食物。

过敏性哮喘，应忌容易引起过敏的食物，如鱼、虾、牛肉、牛奶、鸡蛋、公鸡肉、蜂蜜、巧克力、羊肉等，以免诱发疾病。应经过自身反复试验，确实能引起过敏的食物才忌口，不然禁食过多，会削弱抗病能力。

■ 饮食疗法

黄芪膏 （《医学衷中参西录》）

[制备与服法] 生黄芪 20 克，石膏 10 克，蜂蜜 30 克，甘草 6 克，山药末 10 克，鲜白茅根 20 克。先将黄芪、石膏、白茅根煎 30 分钟，去渣取汁 2 杯，入甘草、山药末同煎，搅动勿令焦底，膏成调入蜂

蜜，煮一沸，分三次服下。

[方义与功效] 张锡纯说："黄芪补肺之阳，山药滋肺之阴，茅根通肺之窍""石膏凉而能散，其凉也能调黄芪之热，其散也能助茅根之通，甘草味甘，益土以生金，蜂蜜甘凉清肺润肺"。肺之阴阳调和，脉络贯通而喘自消。

[宜忌] 此方对肺虚有热而喘者为宜。

肺结核

肺结核病是由结核分枝杆菌引起的，病菌多由呼吸道吸入，或由带菌食物进入消化道而感染，有原发型肺结核、继发型肺结核与血型播散型肺结核诸类型。中医称为"肺痨"，亦认为是"痨虫"入肺所引起的。发病原因多为七情六欲斫丧，正气不足。初为肺阴亏耗，继而阴虚火旺，气阴两虚，最后病及脾肾，渐成"虚痨"。

■ 主要症状

咳嗽（或咯血）、胸痛、潮热、盗汗，下午面颊潮红，食欲减退，消瘦乏力。妇女月经失调或闭经。

X 线检查，一般在肺上部可见结核病灶。活动期痰培养可发现结核菌。

■ 饮食宜忌

宜 本病是一种消耗性疾病，日常饮食应立足于清补。配合药物治疗，宜食高热量、高蛋白和维生素含量丰富的食物，如牛奶、鸡蛋、鱼肝油，鸡肉、鸭肉、鱼肉，海参、淡菜、紫菜、豆制品、花生、芝麻、核桃、各种新鲜水果。

咯血患者可饮新鲜藕汁、百合莲子汤、清炖银耳汤，有降火止血作用。潮热盗汗患者，可食鸭肉、甲鱼、鸡蛋、丝瓜、百合、藕、甘蔗、梨、荸荠、山药、莲子、苹果、橘等。这些食物均有养阴增液作用，并能补充损失的蛋白质和维生素。咳嗽的患者，可常食枇杷、梨、罗汉果、核桃、柿子、百合、白萝卜、豆浆、牛奶，猪肺亦可配制药膳，取以脏补脏之义。

忌 本病在任何发展阶段，均应禁忌烟酒及辛辣刺激性食物。凡生痰动火之发物，均不宜食，如辣椒、生姜、洋葱、韭菜、羊肉、狗肉、猪头肉、公鸡肉、虾、蟹等。

正在治疗中的肺结核患者，最好不吃鱼或少吃鱼，尤忌食不新鲜的鱼，因鱼中的组胺由单胺氧化酶氧化灭活，抗结核药异烟肼是单胺氧化酶抑制剂。当体内的单胺氧化酶被抑制后，可使大量组胺在体内蓄积而引起过敏反应；还可引起去甲肾上腺素积蓄而使血压升高。

■ **饮食疗法**

加竹沥梨膏 （《慈禧光绪医方选议》）

[制备与服法] 黄梨 100 个取汁，鲜竹叶 100 片煎汁，鲜芦根长 6 厘米（30 支）取汁，橘红 10 克煎汁，荸荠 50 个取汁，加竹沥 30 毫升，慢火浓缩。每服 20 毫升，每天 3 次。

[方义与功效] 黄梨、荸荠养阴生津、润肺止咳；竹叶、芦根、橘红清热化痰，竹沥甘寒滑润，清心、肺、胃三经之火。此膏对阴虚劳嗽痰多者较宜。

[宜忌] 大便溏泻者忌服。

胆囊炎、胆石症

胆囊炎有急性、慢性之分。急性胆囊炎多由细菌感染（包括血源性感染、肝源性感染与蛔虫携带的上行感染）、胆结石梗阻（浓缩的胆汁刺激胆囊黏膜引起的炎症）和胰液反流（胰消化酶侵蚀胆囊壁）引起。慢性胆囊炎绝大多数与结石并存，其病因是引起结石的各种因素，如各种原因引起的胆汁淤积，胆道感染，胆汁内胆固醇、胆红素钙浓度增高或胆固醇代谢失调等。急性胆囊炎治疗不彻底可转为慢性。

胆囊炎、胆石症属于中医学"胁痛""黄疸"范畴，认为由于醇酒厚味，油腻辛辣，加上忧思郁怒，致肝胆疏泄失常［疏泄：疏，是通顺的意思；泄，指汁液的排放。《黄帝内经》云：肝主疏泄，又主藏血，其性条达（畅顺），与胆相表里（正副相辅）。肝分泌胆汁，胆贮藏之，胆汁流入肠道，合成消化液。所以，肝胆必须通畅、顺达，如郁结不通则必生病。肝胆的活动，又与情绪有关，忧思郁怒皆影响肝胆的疏泄］所致。

■ **主要症状**

慢性胆囊炎，右上腹或中上腹常感胀闷不舒，持续钝痛，牵引右侧肩背，进食油腻食物每致加重，常有胃部灼热、吞酸嗳气、恶心，极易误诊为胃病。急性胆囊炎，除上述症状加重外，常有体温升高，甚至寒战高热，右上腹持续疼痛。胆石症在胆石移动至胆管嵌顿时，发生胆绞痛，部位亦在右上腹部和中上腹部，并放射至肩胛部，其痛剧烈难忍，患者弯腰打滚，面色苍白，大汗淋漓，伴有恶心呕吐。如胆石嵌入胆道壶腹，则可出现黄疸及皮肤瘙痒。

■ **饮食宜忌**

宜 胆囊炎、胆石症患者，饮食宜清淡，可选用高蛋白、高维生素、低脂肪、低胆固醇的膳食。高蛋白食物如瘦肉、鸡肉、鱼肉、酸奶、豆制品等。高维生素食物主要是新鲜蔬菜、水果，如白菜、橘、苹果等。在发热期间可食些清凉食物，如西瓜、梨、荸荠、莲藕等。目的在于降低血胆固醇、保护肝功能，并有利于消除炎症。

忌 禁忌高脂肪食物，因油脂类能使胆囊强烈收缩，症状加重，尤其在急性期，可给予无油脂的流质食物。病情缓解后逐渐供应低脂饮食，但只能用植物油，如豆油、麻油等。

不宜食含胆固醇的食物，如蛋黄、猪肝及其他动物内脏，这对预防胆石症的形成和复发也有重要作用。

忌食刺激性食物，如酒、烟、辣椒、浓茶、醋、咖啡、酸性食物等。

■ 饮食疗法

消炎利胆茶 （经验方）

［制备与服法］玉米须、蒲公英、茵陈各30克，加水1 000毫升，煎去渣，加白糖适量，温服。每日3次，每次250毫升。

［方义与功效］玉米须甘平，能利尿利胆，清热消炎；蒲公英甘苦性平，能健胃利胆，抗菌消炎；茵陈甘苦微寒，有扩张胆管、利胆清热及促进肝细胞再生作用。此茶对胆囊炎、胆石症发热疼痛期，有显著疗效，但必须大量饮用。

［宜忌］此方对急性黄疸型肝炎亦宜。

🍎 胰腺炎

胰腺炎有急性、慢性两种。急性胰腺炎是由于胰酶被激活后，胰腺组织自身被消化的急性化学性炎症，常见病因有胆石症、胆道寄生虫、肿瘤、感染、酗酒和暴饮暴食。较具体的分类，有以下几种。

（1）通道梗阻：人体内70%～80%的胰管与胆总管汇合成共同通道，开口于十二指肠壶腹部。当这个通道被结石、蛔虫或肿瘤压迫而阻塞，或因胆道感染，引起奥迪（Oddi）括约肌痉挛、水肿，产生炎性狭窄时，会使胆汁不能通畅地流入十二指肠而返流至胰管内，这时胰管内压力升高，使胰腺腺泡破裂，胰酶被激活，胆汁、胰液以及被激活的胰酶渗入胰体，具有高度活性的胰蛋白酶便进行"自我消化"，于是发生胰腺炎。据统计，有30%～80%的胰腺炎为胆囊炎和胆石症引起。

（2）细菌、病毒感染：伤寒、猩红热、败血症、腮腺炎病毒，以及腹腔、盆腔、脏器的炎性感染均可经血流、淋巴扩散，引起急性胰腺炎。

（3）暴饮暴食：过多的高脂食物可刺激胆汁大量分泌，大量饮酒也可引起奥迪括约肌痉挛，促使胆汁返流，使胆胰管内压力增高，腺泡破裂，激活胰酶（据统计，有20%～60%的人在暴食与饮酒后发病）。被激活的胰酶逆流进入胰腺间质中，又可使小动脉高度痉挛、小静脉和淋巴管栓塞，导致胰腺坏死，病情加重。

（4）药物因素：药物性急性胰腺炎发生的原因有两个，第一，药物对胰酶产生原位激活作用；第二，药物的直接毒性，通过微循环破坏了胰腺间质细胞内的屏障保护作用，从而启动胰腺的自身消化机制。

利尿剂：以噻嗪类为多见，与过敏反应有关。如呋塞米（速尿）、喷他脒（戊双脒）等的直接毒性作用，影响机体的正常排泄，使腺体细胞变性坏死，激活胰酶。

激素类：如肾上腺糖皮质激素、性激素、口服避孕药等，可使血中的脂肪微粒凝集，栓塞胰腺，释放胰酶。

抗生素：主要有红霉素、四环素、利福平、甲硝唑、呋喃类药，都与过敏反应有关。其他还有些抗肿瘤药、心血管药，也往往会因为过敏反应引发急性胰腺炎，故必须慎用。

抗抑郁及抗惊厥药：如氯丙嗪、丙戊酸钠、卡马西平等，可能与药物毒性有关，见表8-2。

表 8-2　可能导致胰腺炎的药物

类别	可能原因
1. 利尿剂:噻嗪类,如呋塞米、喷他脒	过敏反应
2. 抗生素:如红霉素、四环素、利福平、甲硝唑、呋喃类	过敏反应
3. 抗肿瘤药:如长春新碱、门冬酰胺酶、阿糖胞苷	过敏反应
4. 心血管药:如胺碘酮、依那普利等	过敏反应
5. 抗抑郁、抗惊厥药:氯丙嗪、卡马西平、丙戊酸钠等	与药物直接毒性有关
6. 激素类:如肾上腺糖皮质激素、性激素、口服避孕药等	肾上腺糖皮质激素、性激素、口服避孕药等使血中脂肪微粒凝集,栓塞胰腺,导致胰酶释放
7. 双胍类药:如苯乙双胍	与其在胰腺、心、肝、肾和脂肪组织中聚集有关
其他:如丙戊酸、H_2受体拮抗剂、非类固醇抗炎药、钙剂,抗胆碱酯酶类药物也可引起胰腺炎,必须慎用	
备注:临床上药物性急性胰腺炎,以水肿型最为常见,多数呈自限性经过,如能及时确诊,立即停服致病药物,即可自愈	

慢性胰腺炎，是指胰腺持续性炎症，在慢性状态下反复发作，致胰腺呈局灶性坏死和广泛纤维化病变。易致恶变，宜及时采取手术治疗。

中医学认为，胰腺炎属于胃脘痛、腹痛等范畴，是由于情志不遂、饮食不节，导致肝胆气滞、湿热内蕴、壅阻脾胃所致，分气滞、湿热、实火三型论治。中药主要采取疏肝和胃、通腑泄热方法。

■ **主要症状**

腹痛：常在饱餐或酒后突然发生，疼痛剧烈，犹如刀割。疼痛部位一般在中上腹部，如病在胰头，则痛偏右上腹部；病在胰体，则痛偏中上腹部；病在胰尾，则痛偏左上腹部。

腹胀：多由腹腔渗出液和腹膜后出血引起，或由麻痹性肠梗阻引起的肠道积气、积液所致。

恶心呕吐：早期为反射性呕吐，呕吐物为食物、胆汁。晚期为麻痹性肠梗阻引起，呕吐物可为粪便样。若有吐蛔虫者，说明胰腺炎系由胆道蛔虫致病。

黄疸：约20%的患者于发病后1～2日出现黄疸，多因胆管被结石阻塞或胰头肿大，压迫胆总管下端，也可能是肝功能受损所致。黄疸越重，提示病情越重，预后不佳。

发热：一般为中度热（38～39℃），3～5天渐退。持续发热者，多为胰腺感染或脓肿形成，合并胆管炎时可有寒战高热。

■ **饮食宜忌**

宜 胰腺炎患者的饮食应遵守低脂肪、高蛋白、高维生素、高碳水化合物和无刺激性、易消化等原则。急性发作期间应禁食1～3天，可静脉补充营养，以免引起对胰腺的刺激。缓解后可给予无脂肪、低蛋白的流食，如果汁、米汤、藕粉、面汤、蜜水、番茄汁、西瓜汁、绿豆汤等。病情稳定后，可给予低脂肪、半流质食物，如鱼、虾、鸡、鸭、瘦肉、豆及豆制品和含维生素A、维生素B、维生素C丰富的新鲜蔬菜、水果。饮食始终要坚持少食多餐原则。

> **忌** 绝对禁酒，因酒精能引起十二指肠内胰腺管乳头部水肿和胆道括约肌痉挛，导致胰管堵塞和胆汁、胰液逆流或外溢而诱发胰腺炎；忌油炸食品和高脂肪食物，忌辛辣食物，因为这些都能对胆囊和胰腺产生不良刺激，如油条、肥肉、花生、芝麻、油酥点心，皆不宜进食。

🍎 肝硬化

本病是由多种原因引起的广泛性肝实质变性，往往是在肝弥漫性炎症之后逐渐形成的。临床上按不同的病因分为肝炎后肝硬化、胆汁性肝硬化、营养性或酒精性肝硬化、血吸虫性肝硬化、铁铜代谢障碍性肝硬化、心源性肝硬化等。

中医认为，肝硬化属于癥结、臌胀等范畴，系久病内伤，饮食不调或长期嗜酒而致肝脾两伤，湿热久郁，气、血、水互相搏结，气滞血瘀，形成癥结、臌胀，乃本虚标实、虚实夹杂之证候。

■ **主要症状**

初期有右上腹疼痛、纳差、恶心、腹胀、腹泻、精神萎靡等症状，晚期多见消瘦乏力、腹部膨隆（腹水）、足肿、鼻衄、面色黝黑、黄疸、蜘蛛痣。检查可发现肝脾大，肝质地硬，腹壁静脉曲张，并有移动性浊音等症状。

■ **饮食宜忌**

饮食调理的目的在于补充营养，减轻肝脏负担，保护肝功能，以延缓病情发展。

> **宜** 补充蛋白质，宜食蛋、奶、鱼、瘦肉和豆制品；补充糖类，宜多吃含糖食物和水果。肝硬化患者调节血糖的能力较低，易出现空腹低血糖，宜少食多餐，因为患者消化能力差，多食不易消化吸收，于病不利。在补充维生素方面，宜多食含维生素丰富的新鲜蔬菜、水果和动物肝类，特别注意补充 B 族维生素和维生素 A、

维生素C。

忌 绝对禁酒和刺激性食物。胆汁性肝硬化应禁食肥腻多脂和高胆固醇食物；有腹水时应忌盐或低盐饮食；肝昏迷时应禁蛋白质；食管静脉曲张时应忌硬食，给流食或半流食，消化道出血时应暂时禁食，从静脉补充营养。

■ 饮食疗法

山药桂圆炖甲鱼 （《饮食疗法》）

[制备与服法] 山药片30克，桂圆肉20克，甲鱼1只（约重500克）。先将甲鱼宰杀，洗净去杂肠，连甲带肉加适量水，与山药、桂圆肉清炖，至烂熟，吃肉喝汤。

[方义与功效] 甲鱼味咸微寒，功能滋阴潜阳，散结消癥，补阴虚，清血热，对肝硬化、肝脾大有良好治疗作用；山药滋补强壮，益肾气，健脾胃；桂圆肉甘平，入心、脾二经，功能安神补血，开胃益脾。此方对阴虚低热、肝脾大有肯定疗效。

[宜忌] 对肝硬化、慢性肝炎、病后阴虚患者最宜。

脂肪肝

脂肪肝是肝细胞脂肪代谢障碍所引起的一种慢性疾病，如治疗不当，部分患者可发展为脂肪性肝炎和肝纤维化，甚至导致门静脉性肝硬化。

引起脂肪肝的原因很多：营养过剩，可吃出脂肪肝；饮酒过量，可喝出脂肪肝；过度饥饿、减肥，可饿出脂肪肝。总之，与饮食不节、膳食中热量过高、身体肥胖密切相关。脂肪肝病变的可逆性较大，只要去除病因，改善不良的饮食习惯，肝内堆集的多余脂肪就可很快消失，一般不留后遗症。

■ 主要症状

轻者无任何表现，重者则有肝区疼痛、压痛，少数人可出现剧烈疼痛，皮肤也可出现蜘蛛痣。

■ 饮食宜忌

宜 饮食上总的原则是改变原来的膳食结构。在饮食中宜含高蛋白、适量脂肪（植物性脂肪）、多种氨基酸和维生素。在每日膳食中，高蛋白、植物性脂肪和碳水化合物的比例最好是 5：2：3，宜食富含胆碱的食物，如蛋黄、动物内脏、啤酒酵母、小麦胚芽（原麦）、黄豆、鱼类等，含有肌醇的谷类食物，含柠檬酸的水果、坚果、蔬菜，优质蛋白食物如鱼、瘦肉、蛋类、奶类等亦适合食用。

忌 忌食动物性脂肪，如猪油、肥肉等。不吃或少吃糖，因糖多了也可转变为脂肪。控制热量、减肥也是治疗脂肪肝的重要原则之一。此外，还要提及营养不良性脂肪肝。此病多见于长期素食或厌食，减肥不当；各种重度慢性肠炎，如溃疡性结肠炎以及其他慢性消耗性疾病。

临床研究发现，当摄入的营养不能满足机体需要时，便会影响脱辅基蛋白及磷脂的合成，以致脂蛋白生成不足，此时糖皮质类固醇分泌增多，储存脂肪增加，大量游离脂肪释入血液，当超过脂蛋白转运能力时，则沉积于肝内，就形成营养不良性脂肪肝。这种脂肪肝与营养过剩性脂肪肝病因不同，一般在补充营养（高蛋白与维生素）后可以痊愈，无须药物治疗。

预防营养不良性脂肪肝，在于纠正不良饮食习惯，根治与营养不良有关的慢性疾病。

🍎 肝窦状核变性

肝窦状核变性是铜代谢障碍所致的肝脑病变，又称肝脑综合征、威尔逊病。这是一种常染色体隐性遗传性疾病，约半数病例有家族史，患者多为 10～25 岁青少年。

患者对铜的吸收超过正常人，但由于体内缺乏 α-球蛋白，血清结合铜的能力下降，不能利用铜形成铜蓝蛋白，使过多的铜沉积于肝脑组织，形成慢性内源性铜中毒。

■ **主要症状**

肝大，肝功能异常，角膜出现棕绿色或灰绿色色素环，皮肤色素沉着，肌肉震颤，共济失调，舞蹈样动作；吞咽困难（食管静脉曲张），肾功能不全（蛋白尿）；大脑皮质萎缩（智能障碍、情绪不安），不同程度的肝硬化症状。

■ **饮食宜忌**

(宜) 多食高蛋白、高糖食物，高蛋白食物可促进铜的排泄，高糖食物具有保肝和提供能量的作用。多食含铁的蔬菜（菠菜、芹菜、荠菜等），铁与铜的协同作用可促进铜的运转和利用。多食富含锌的食物（贝类、坚果等），因锌可降低血清铜的含量，缺锌可引起生长发育不良和肝硬化。

(忌) 禁忌含铜量多的食物和用具，见表8-3。

表8-3 含铜量多的食物和用具

类别	代表食物和用具
粮食	豌豆、蚕豆、玉米等
肉类	猪肉、猪肝、羊肉、羊肝、动物肾、血等
水产品	乌贼、鱿鱼、蛤蜊、河蚌、田螺、虾、蟹等
蕈类	平菇、口蘑、草菇等
坚果	核桃、花生仁等
食具	一切铜制餐具

🍎 **慢性胃炎**

慢性胃炎是发生于胃黏膜上的慢性炎症，一般可分为浅表性、萎缩性和肥厚性三种。起病原因说法不一，大多与不良的饮食习惯有关，如饥饱不均，暴饮暴食，或长期饮用浓茶烈酒、嗜食辛辣刺激性食物，使胃黏膜受到反复刺激，引起慢性炎症。胃的变化可有两种情况，一种是黏膜长期发炎，逐渐萎缩变薄，分泌胃酸的腺体大部分消失，因而胃酸缺乏，形成萎缩性胃炎。浅表性

膳食智慧——食物、营养与疾病

胃炎也可与萎缩性胃炎同时存在；另一种情况是胃黏膜受炎症刺激后，反而变得肥厚，分泌胃酸的腺体增生，出现胃酸过多现象，则成为肥厚性胃炎。

20世纪80年代，科学研究发现，有一种幽门螺杆菌（HP），与慢性胃炎、十二指肠溃疡的发病密切相关，几乎95%以上的患者均感染HP。此菌可引起三种不同类型的慢性胃炎——浅表性胃炎、弥漫性胃窦炎和多灶型萎缩性胃炎，迁延不愈均可累及十二指肠。如不根除，不仅易反复发病，且容易引起癌变。

中医认为，本病属于"胃脘痛""呕吐"等范畴，是由于长期饮食不节或精神刺激引起的。在病机上有肝气犯胃、胃失和降、胃气虚寒或胃阴不足等说法。

■ **主要症状**

浅表性胃炎可有慢性不规则的上腹部隐痛、腹胀、嗳气等，食后加重，食欲不振，部分患者可有反酸、呕吐，少数患者有上消化道出血，胃镜下可见浅表充血或糜烂。萎缩性胃炎不吐酸，口苦，舌炎、舌乳头萎缩，营养不良，消瘦，贫血，有时胸骨后疼痛、有烧灼感。肥厚性胃炎吐酸、嗳气，胃部有烧灼感，也可有胃出血。

■ **饮食宜忌**

（宜）萎缩性胃炎、胃阴不足者，宜食滋润多汁食物，如藕粉、粥类、果汁、酸性水果或乌梅制品，副食烹调中也可用些醋，以增加胃酸。肥厚性胃炎，宜进食一些碱性食物，如苋菜、芹菜、海带、牛奶、豆制品等，在面食和米粥中也可以适当加碱以中和胃酸。

（忌）胃炎应忌烈酒、浓茶、咖啡等刺激性饮料和辣椒、胡椒、芥末等辛辣芳香调料。胃酸过多时，应忌食酸性食物，少吃糖类；胃酸缺少时，应忌食碱性食物。此外，应适当注意保持精神愉快，情绪安定，有利于健康的恢复。

■ **饮食疗法**

佛手柑粥　（《宜游日札》）

［制备与服法］佛手柑20克煎汤去渣；粳米100克，加适量水，煮

粥，粥成后加冰糖并入佛手汤稍煮即可，每日食 2 次。

[方义与功效] 佛手柑味辛酸，性温，清香开胃，理气止痛。此粥对慢性胃炎、胃气痛有良好疗效。

[宜忌] 适用于老年胃弱，消化不良、嗳气、胃痛患者。

🫑 胃、十二指肠溃疡

溃疡就是黏膜被腐蚀而糜烂，形成创面，发生在胃部的为"胃溃疡"，发生在十二指肠的为"十二指肠溃疡"。此病形成的原因除饮食不节、暴饮暴食外，与人体的应激反应关系密切。由于反复忧思、惊恐、愤怒、精神紧张或疲劳过度，使大脑皮层功能降低，迷走神经功能亢进，胃酸分泌增加，胃部肌肉紧张性加强，胃、十二指肠因血管痉挛而供血不足。黏液细胞功能减弱，不能保护黏膜，黏膜被消化而形成溃疡。

中医认为，此病亦属于"胃脘痛"范畴，是由于饮食不节和情绪因素形成的，所谓内伤七情，肝胃不和，肝郁则化火，气滞则血瘀。故发为疼痛。

■ 主要症状

上腹部疼痛为主要症状，且与饮食有密切关系，较有规律性。胃溃疡疼痛多在饭后半小时至 2 小时内，压痛点在正中线偏左；十二指肠溃疡疼痛多在饭后 2～4 小时内，进食后缓解，压痛点多偏右侧。除疼痛外，常伴嗳气、嘈杂，溃疡出血时有黑便，大便隐血试验阳性。

■ 饮食宜忌

(宜) 进食软质的富含蛋白质、维生素和必需微量元素的食物（参阅"食物协同"）。蛋白质、维生素 C、钙、锌是修补组织、平复创伤不可缺少的物质，铁、铜、钴等元素均可治疗贫血，而维生素 B_1 可以改善食欲，促进糖的代谢，维生素 B_6 可以防止呕吐，调节胃的功能。

不出血期间，可常食米粥、软面、豆浆、牛奶、奶油。因这些食物可减轻肠胃负担，减少胃肠蠕动和胃酸分泌。

忌 禁忌各种刺激性食物、饮料，如辣椒、酒类、浓茶、咖啡；易胀气难消化的食物，如豆类、干果；多纤维的蔬菜，如芹菜、韭菜。此外，油炸物和腌制品不宜多食，以免引起胃窦部过度扩张而加剧疼痛；酸物和糖类不宜多食，因能促使胃酸增多，使疼痛和嗳气加重。

■ 饮食疗法

益胃膏 （《中医杂志》）

[制备与服法] 白芍12克，甘草、乌药各6克，蒲公英20克，红藤12克，木香、陈皮各5克（以上为1日用药量）。先将陈皮、木香蒸取挥发油另存备用。然后取白芍，红藤、甘草、乌药及陈皮、木香煎汁2次，蒲公英另煎，药汁合并，静置沉淀8小时。取上清液文火浓缩，滤入饴糖，收膏。最后放入挥发油搅拌均匀装瓶。每服15毫升，每日3次。

[方义与功效] 此方原为"芍药甘草汤"改型。方中芍药、甘草缓急止痛，蒲公英、红藤清热解毒，抗菌消炎；乌药、木香、陈皮理气和胃，饴糖补中和胃，保护黏膜以止痛。全方有和胃、清热、消炎、理气功效。

[宜忌] 适用于胃、十二指肠溃疡疼痛者。

🍎 肥胖症

肥胖症是由于长期高热量饮食，营养过剩而活动甚少，多余物质转化为脂肪，贮积于皮下或组织而形成。一般超过标准体重20%为肥胖。肥胖可分为单纯性和继发性两类。继发性肥胖多由其他疾病引起，如间脑性肥胖（下丘脑疾病）、垂体性肥胖（肾上腺皮质功能亢进、甲状腺功能过低、性腺功能不足）、胰岛性肥胖等。

■ 主要症状

身体超重，体型肥胖。常有头晕、头痛、心悸、乏力、嗜睡、喘促等不适感。易患冠心病、高血压、糖尿病、痛风及结石症，妇女可有闭经不育。由于血容量增加，心脏负担过重，搏出量增加，往往左心室肥大。

本节所述为单纯性肥胖。单纯性肥胖又可分为两种类型：一是皮下脂肪堆积型（简称皮下肥胖型），特点是脂肪主要集中分布于腹部、臀部及大腿部位皮下组织内；二是内脏脂肪堆积型（简称内脏肥胖型），特点是脂肪主要集中分布在腹腔内的组织内。

临床观察发现，后者更易患高血压、动脉硬化症和糖尿病，更具危险性。究其原因，在于内脏脂肪可游离入门静脉，直接对肝脏产生不良影响，导致脂肪代谢异常；而皮下脂肪游离入血管后，须经过体循环方可到达肝脏，所以对肝脏影响不大。

近有研究发现，皮下肥胖型与内脏肥胖型的体内胆固醇成分也不同。前者体内的高密度脂蛋白胆固醇含量高，这种胆固醇能进出动脉壁，不仅不会沉积于血管内壁引起动脉粥样硬化，而且可以清除已经存在于血管壁上的胆固醇，从而预防心脏病的发生；内脏肥胖型患者体内的高密度脂蛋白胆固醇含量都较低，因而易造成动脉粥样硬化而导致冠心病。所以，脂肪在人体不同部位的堆积，是产生高密度脂蛋白胆固醇含量不同的原因。内脏型肥胖者的脂肪，沉积在人体深部，会阻碍肝脏合成高密度脂蛋白胆固醇；而皮下肥胖者的脂肪仅在皮肤下面，对肝脏制造高密度脂蛋白胆固醇无大影响。

■ 饮食宜忌

(宜) 多食富含B族维生素（维生素B_1、维生素B_2、维生素B_6、烟酸等）的食物，因为这些维生素能促使体内脂肪释放能量，并产生减肥效果；多食含其他维生素的食物，如新鲜蔬菜、水果、豆类、豆制品，因纤维在人的胃中吸水膨胀后，可形成较大的体积，增加饱腹感，有助于减少食量，降低血脂，并减轻体重（表8-4）。

表8-4 推荐减肥食物

品类	评析(成分及作用)
燕麦	含有丰富的亚油酸和皂苷素,可防止动脉粥样硬化
玉米	含有丰富的钙、磷、硒、卵磷脂及维生素E等,均有降低血清胆固醇的作用
胡萝卜	富含胶酸钙,与胆汁酸发生化学反应后,从大便排出。身体要产生胆汁酸时,必须动用血中的胆固醇,促使血清胆固醇水平降低
香菇	能明显降低血清胆固醇、甘油三酯及低密度脂蛋白水平,经常食用可使体内高密度脂蛋白水平有增加趋势
洋葱	含前列腺A,这种成分有舒张血管、降低血压的功能,还含有丙基三硫化合物及少量硫氨基酸,除了降血脂外,还可预防动脉硬化
大蒜	含硫化物的混合物,可降低血中胆固醇水平并阻止血栓形成,有助于增加高密度脂蛋白
韭菜	含钙、磷、糖、蛋白、维生素A、维生素C、胡萝卜素和大量纤维,能增强肠胃蠕动,有很好的通便作用,能排除肠道中多余的脂肪
冬瓜	含维生素C、糖、大量水分,有利尿作用;能去除体内多余的脂肪,具有减肥作用
海带	富含牛磺酸、食物纤维、藻酸,可降低血脂及胆汁中的胆固醇
牡蛎	富含微量元素锌、牛磺酸,后者可促进胆固醇分解,有助于降低血脂水平
葡萄	葡萄中含有一种白黎芦醇,能降低胆固醇,还能抑制血小板聚集,是高脂血症患者最好的食品之一
苹果	富含果胶、维生素C和纤维素,有降脂作用,常吃苹果可降低血中低密度脂蛋白,使高密度脂蛋白升高
牛奶	含丰富的乳清酸和钙质,既能抑制胆固醇沉积于动脉壁,又能抑制人体内胆固醇合成酶的活性,减少胆固醇的生成

宜食含辣椒素的食物。日本东京大学一个研究小组发现,辣椒素具有促进脂肪新陈代谢和防止体内脂肪积存的作用,同时辣椒中的可溶性纤维是一种良好的淀粉阻滞剂,有阻止碳水化合物吸收的作用。要注意的是,在运动后不宜立即吃辣,否则反易引起肥

胖。尼日利亚有些学者研究发现，大蒜有抑制肥胖的作用，主要机制是大蒜可阻止某些脂肪酸和胆固醇合成酶的形成。

另外还应加强锻炼，增加活动量。

忌 含动物脂肪多的食物，如黄油、奶油、油酥点心、肥鹅、烤鸭、肥肉、花生、核桃及油炸食品。

限制高胆固醇食物，如动物肝、脑，鱼子、蛋黄等。

限制含嘌呤多的食物（表8-5），戒酒和咖啡。

表8-5 常见含嘌呤多的食物和嘌呤含量（毫克/100克）

含量	常见食物
150～1 000	动物肝、肾、胰、脑等
75～150	猪肉、牛肉、羊肉、火鸡、鸭、鹅、鸽、鹌鹑、肉汤、鲤鱼、贝类
＜75	带皮谷物、干豆、小扁豆、豌豆、花菜、菠菜、龙须菜、蘑菇、鳝鱼、螃蟹、火腿、鸡等
基本不含嘌呤	牛奶、鸡蛋、面粉、玉米、水果、干果、糖果、果汁、甘薯、马铃薯、卷心菜、芹菜、茄子、苤蓝、白菜等

主食、碳水化合物控制在每日250～300克，少吃或不吃甘薯、马铃薯、甜藕粉、果酱、蜂蜜、糖果、蜜饯、麦乳精、果汁等。

🌶 肾小球肾炎

肾小球肾炎（简称肾炎）有急性与慢性之分。急性肾炎是细菌感染（主要是溶血性链球菌）引起的肾脏变态反应性疾病；慢性肾炎的发病机制与前者大致相同，可由急性肾炎迁延而成，但也有急性期不明显，一开始就呈慢性过程的。一般来说，急性肾炎多发于儿童、青少年；慢性肾炎则以成年人多见。

中医认为，本病属于水肿范畴，涉及肺、脾、肾三脏，外因湿邪侵犯，内因肺失通调，脾失健运，肾失气化，以致水液潴留而成病。病久诸脏衰败，水气逆犯心、脑，则形成尿毒症。

■ 主要症状

急性肾炎往往在扁桃体或上呼吸道感染后发病，表现为全身浮肿，以眼睑、下肢为甚，尿少或尿闭，头痛、恶心、呕吐、血压升高；慢性肾炎则有面部、下肢浮肿，头晕、乏力、腰酸、食欲不振、苍白、贫血等症状。小便检查，常有蛋白、管型出现。

由于肾病日久，正气渐虚，或阳损及阴，五脏失养，最后气血双亏，转为虚损重症。

■ 饮食宜忌

（宜）急性肾炎，在浮肿、少尿、高血压和尿素氮高的情况下，宜低蛋白、低盐饮食。全日蛋白质摄入量在20克左右为宜，以减轻肾脏负担。食盐与水分的限制，则视水肿程度而定。可给无盐或低盐饮食。糖类食物可适当增加，提供足够的热量以节约蛋白质，如粥类、面条、软饭、藕粉，含糖多的果汁、土豆、粉皮等。

宜进食含维生素丰富的食物，如胡萝卜、番茄、菜泥、橘汁、柠檬水等。因这些食物既含丰富的维生素，又多属于碱性；既有利于肾功能恢复，又可以调节酸碱平衡（肾炎患者尿偏酸）。

恢复期宜食山药、大枣、龙眼（桂圆）、赤豆、莲子、绿豆、甲鱼等清补利尿之物，有利于康复。

（忌）刺激性食物及含核蛋白高的食物，如动物肝、肾等。对含钾高的食物亦应禁忌，主要在于减少对炎症的刺激和减轻肾脏负担。

慢性肾炎因病程长，蛋白质随尿流失甚多，血浆蛋白低下，需要高蛋白饮食，以补充丢失的蛋白质，可食牛奶、乳制品、鱼、瘦肉等。这些食物含核蛋白少，可减轻肾脏负担，牛奶又有利尿作用，营养素易为机体吸收。但慢性肾炎变化复杂，如肾小球过滤功能减退，肾功能不全，尿素氮升高时，蛋白质的摄取则应适当控制。可给予高糖、高维生素、低蛋白饮食。有水肿时应限制盐的摄入，可给低盐饮食。

应禁忌酒类、海腥及咸寒、辛辣刺激性食物。

日本学者七里真义等提出，慢性肾炎禁食含磷食物，对控制血清肌酐和血尿素氮的上升有明显效果，引起学术界的普遍关注。

■ 饮食疗法

荔枝草蜜糖水　（经验方）

[制备与服法] 荔枝草、车前草各50克，加水500毫升煎汁。服时加白蜜10毫升，每日3次。

[方义与功效] 荔枝草味苦辛性凉，能清热解毒、利尿消肿、凉血止血。抑菌试验：此方对链球菌、肺炎球菌、金黄色葡萄球菌、志贺菌属等均有抑制作用。车前草甘寒，入肝、肾、肺、小肠诸经，清热利尿，凉血解毒。二药合用加蜜矫味调和药性，具有清热解毒、利尿消肿、凉血止血作用。

[宜忌] 适用于急性肾炎发热、水肿、少尿，尿中有红细胞、白细胞者。

消蛋白尿粥　（《中医杂志》）

[制备与服法] 芡实、糯米各30克，白果10枚（去壳），煮粥，每日1次，10日为1个疗程。

[方义与功效] 芡实固肾涩精，健脾止泻；白果苦涩性平，有定痰喘、止浊浊的功效。此粥具有健脾补肾、固涩敛精之效。

[宜忌] 此方对慢性肾小球肾炎中、后期正气虚损，蛋白尿久不消者尤宜。可长期间歇服用。

🍎 尿毒症

尿毒症是因肾功能衰竭，引起体内水和电解质平衡失调，蛋白质代谢紊乱所产生的一系列中毒症状。由于肾脏不能清除毒物，出现氮质血症和酸中毒，损害神经、消化、循环系统，预后不佳。

中医认为，肾脏久病成虚，累及肝、脾，引起脾肾阳虚或肝肾阴虚，阳虚则浊阴凝聚，胃气不降（呕吐）；阴虚则肝阳上亢，痰火上扰，乃至心肝俱病，迫血妄行（出血）。此病本虚标实，虚实夹杂，阴阳俱伤，终致阴阳离绝。

■ 主要症状

有肾功能不全病史。初期有头痛、厌食、恶心呕吐、全身乏力、皮肤干燥等症状；晚期出现面色晦暗，呕吐、腹泻，呼吸急促而有氨臭，皮肤瘙痒，鼻衄、齿衄或消化道出血，尿少或无尿（亦有尿多者，尿相对密度甚低），甚至抽搐昏迷。

■ 饮食宜忌

宜 多糖、多维生素、低蛋白、无盐或低盐食物。除主食中的米、面外，可补充一些粉皮、藕粉等食物，也可以不同方式进食葡萄糖、蔗糖、果糖、蜂蜜、水果、果汁等，以保证充足的热量。

在富含维生素的食物中，应选择含B族维生素和维生素C、维生素E多的食物，以及含钾和磷较低的蔬菜、水果，如白菜、卷心菜、芹菜、菠菜、西红柿、西瓜、葡萄等，以全面补充维生素，促进毒物代谢。

蛋白质成人每日应限制在30克之内为宜，最好是生理价值高的动物蛋白食物，如奶类、蛋类、鱼、禽、瘦肉等。既可保证必需氨基酸的供应，又可利用非蛋白氮素合成必需氨基酸，以减少体内废物的堆积，从而减轻氮质血症。

忌 咸菜、酱豉、腌腊制品和海味等，以减轻肾脏负担。

控制蛋白质食物的摄入量，因尿毒症患者的肾功能已趋衰竭，优质蛋白亦不可多食，以减轻氮质血症。

少食含磷食物。最近日本和美国一些学者提出，慢性肾功能衰竭患者采取低磷饮食，可改善和缓解尿毒症症状，已得到证实。所以，低磷饮食在尿毒症的食疗和预防中，是必须注意的。

■ 饮食疗法

西瓜汁 （经验方）

［制备与服法］选新鲜成熟西瓜，绞汁服用，或随意啖食。

［方义与功效］西瓜甘淡、微凉，入心、胃二经，有清热解毒、生津利尿作用。因含有各种糖类，维生素A、维生素B、维生素C、钙、铁、磷等物质及少量蛋白质，临床常用于暑热、血痢、水肿、小便不

利、黄疸等。根据笔者临床使用，不仅对肾炎水肿有很好的利尿作用，对晚期尿毒症患者亦有较好的清热解毒作用，兼能补充一些营养。

[宜忌] 老幼皆宜，糖尿患者忌用。

🍎 尿路感染

尿路感染是由细菌引起的尿道炎症，常见者有尿道炎、膀胱炎等。女性患者较多。中医认为，湿热下注，下焦气化不利，或心热移于小肠。若火热迫血妄行，亦可出现血尿，慢性者可致肾脏气阴受损。

■ 主要症状

尿频、尿急、尿痛，急性期亦可有低热、腰痛症状。伴有下腹部胀痛、压痛者，可能有膀胱炎；浮肿、肾区有叩击痛者，有可能发展为肾盂肾炎。

■ 饮食宜忌

（宜）清热解毒利尿食物，如用车前草、白茅根泡茶，或饮用冬瓜汤、西瓜汁、绿豆汤、薏仁粥等；菜肴可多食芹菜、荠菜等，这些都有清热、利尿、止血、消炎作用，也可预防复发。

（忌）酸辣刺激性食物，如烈酒、原醋、辣椒、酸味水果等。

■ 饮食疗法

绿豆芽汁 （民间验方）

[制备与服法] 鲜绿豆芽500克，榨汁加白糖适量。频饮代茶，不拘量。

[方义与功效] 绿豆芽味甘性寒，有解热毒、利小便的功效。

[宜忌] 适用于尿路感染，小便赤热、尿频等症。

🍎 泌尿系结石

泌尿系结石，包括肾结石、输尿管结石和膀胱结石。结石成分多为尿中固有的晶体物质，如草酸盐、磷酸盐、碳酸盐、尿酸盐等；尿中还有胶体物质，如黏蛋白、核酸、硫酸软骨素等。胶体物质维持晶体处于过饱和状态而不沉淀。平时晶体与胶体保持相对平衡状态，一旦平衡失调，尿中晶体即发生沉淀而形成结石。从外因讲，引起结石的原因很多，如自然环境、水质、气候、劳动条件、精神状态、年龄、性别、遗传因素、饮食营养等。其中饮食营养与结石形成关系最为密切。饮食至少与以下五种形成结石的因素有关：①尿钙排泄增加；②尿草酸盐排泄增加；③尿酸增加；④尿 pH 值降低；⑤尿中黏多糖浓度降低。其中草酸与尿酸在尿中含量高低是结石形成的重要因素。许多研究发现，经常进食高脂肪、高动物蛋白、高糖及高草酸食物，是形成结石的重要原因之一。代谢紊乱、细菌感染也是细菌结石形成的原因。

中医认为，此病属于"石淋""砂淋"范畴，肾与膀胱气化不利，尿液受其煎熬结成砂石。

■ 主要症状

腰部肾区突然阵发性剧烈绞痛，沿病侧输尿管向膀胱、会阴及大腿两侧放射，绞痛时恶心呕吐，面色苍白，冷汗淋漓，痛后往往出现血尿。肾盂、输尿管结石，肾区可有叩击痛；膀胱、尿道结石，可有尿急、尿频或排尿突然中断现象。尿常规检查，可见大量红细胞或白细胞；X 线腹平片检查，可显示结石阴影（但亦有不显影者）。

■ 饮食宜忌

宜 结石症患者可多食核桃。最近国内不断有以核桃仁治疗结石的报道，患者服食核桃后，被溶解的结石随尿排出时，尿呈乳白色。其机制正在研究中，可能核桃中有某些溶解结石的物质。

忌 结石形成与饮食关系密切，因此结石患者在日常膳食中要格外注意，特别要控制高蛋白、高脂肪、高糖食物的摄取。因为饮食不节可引起营养素、电解质代谢紊乱，破坏某些平衡。

美国泌尿科医生提出一多五少的建议，值得结石症患者参考。一多：多饮水，每天 8~10 杯，目的在于增加尿量，使晶体不易形成。五少：一少吃含草酸钙的蔬菜，绿色蔬菜中皆含草酸钙，以菠菜最多,不宜多食;二少吃维生素 C,在代谢过程中可产生草酸,能促使结石形成;三少吃含钙食物,钙的摄取量应适可而止,因钙是结石的主要成分之一;四少吃盐,因盐与钙有协同作用,并干扰防治肾结石药物的代谢过程;五少吃牛、羊肉,因牛、羊肉中含较多的嘌呤,嘌呤分解成尿酸,尿酸是许多结石的成分之一。

附:

结石可在人体的各个部位形成。现将一些鲜为人知的结石简述于下。

眼结膜结石:长在眼结膜表面,是由脱落的上皮细胞、变性的白细胞和眼泪中少量的钙盐沉积而成,质地较硬。平时不红不肿,眼睛有摩擦感,时有微痛。还有一种眼睑结石,长在眼睑泪腺中,可致眼睑发痒和眼睛不适。

唾液腺结石:生长在腮腺、舌下腺、颌下腺中,是由于唾液浓稠或细菌入侵引起炎症,使唾液淤滞、钙盐沉淀而成。往往引起上述部位肿胀不适或产生炎症、疼痛感觉。

喉部结石:由咽喉部慢性炎症的分泌物,加上吸入的粉尘黏附凝结而成,患者常有异物梗塞感,有时结石脱落可被咳出。如发生在声带周围,可影响发声或声音嘶哑。

支气管结石:多发生于 40～60 岁,尘肺、结核、慢性支气管炎症多为诱因。此症常出现咳嗽、咳痰、咯血症状。结石如不能清除,易继发支气管扩张等病。

胰腺结石:多见于中年男性。结石多发生于胰腺管,大小不一,可阻塞胰腺管而导致炎症,产生剧烈疼痛。

乳腺结石:哺乳期妇女,如由于某种原因导致乳腺内乳汁淤积、肿胀、腺泡遭破坏,融合成囊肿,久之渐变为乳石,质地坚硬,可达 1～3 厘米,表面光滑,界限清楚,可活动,不粘连乳房皮肤。疼痛明显者必须手术清除。

阑尾结石:多由肠道脱落的上皮细胞,或蛔虫活动残余物、肠液中的钙盐聚合沉积形成。症状多见上腹部持续隐痛,且往右下腹部转移，易诱发阑尾炎或阑尾穿孔。

■ 饮食疗法

内金赤豆粥 （《中医营养学》）

［制备与服法］赤豆、粳米各50克，鸡内金20克（研粉生用）。将赤豆、粳米加适量水煮粥，粥成拌入鸡内金粉与适量白糖。每日服2次。

［方义与功效］赤豆粥能清热利尿，鸡内金有化石、排石作用。久服对尿路结石有良效。

［宜忌］久服无害，虚寒证慎用。

淋病

淋病是由淋病奈瑟球菌引起的性病，主要由性接触传染。中医认为，属于"血淋"范畴，主要起于相火妄动与房事不节。

■ 主要症状

尿急、尿频、尿痛，小便困难，滴沥不尽，重者有血尿，同时伴有发热，尿道口有时有脓血或黄绿色分泌物排出。

■ 饮食宜忌

（宜）急性发作期宜清淡饮食。可进食粳米稀饭、面条、银耳汤、藕粉、绿豆汤以及清热解毒的果蔬、瓜类。

病情稳定后，宜进食蛋白质、维生素含量丰富的食物，如蛋糕、馄饨、水饺、牛奶、豆浆、鸡蛋、瘦肉、虾仁，新鲜蔬菜、水果等。可甜咸相间，少食多餐。此外，应多饮水，以促进毒素排泄。

（忌）忌食辛辣刺激性食物，如辣椒、胡椒、生姜、大葱、芥末、咖喱、烈酒、浓茶等；少吃燥热动火食物，如韭菜、榨菜、雪里蕻、芫荽、羊肉、狗肉等。

🫑 乳糜尿

乳糜尿是指尿内含有乳糜液和淋巴液，呈乳白色，米汤样或干酪样。中医称为"膏淋"或"白浊"。

乳糜尿的成分主要有卵磷脂、胆固醇、皂类、白蛋白、少量纤维蛋白。正常的乳糜液是包含脂肪、蛋白等高营养成分的混合物。

乳糜液在人体吸收的正常途径，是由淋巴管引流至血液，营养全身。但当淋巴管由于某些原因被破坏而产生病理改变时，如淋巴管因炎症而内、外管壁纤维化，或因丝虫病、结核或肿瘤被破坏，则引流不畅或被堵塞，迫使淋巴、乳糜液逆流，进入泌尿系淋巴管，并使该淋巴管内压力增高。管壁破裂，乳糜液进入尿路，则形成乳糜尿。如含血液，称乳糜血尿；如因尿路感染而含有脓细胞，则称乳糜脓尿。

乳糜尿与脂肪尿外观近似，但产生的原因和病症不同，必须做鉴别诊断，不能混为一谈。脂肪尿内含有大量中性脂肪滴，或有双折光的卵圆形脂肪小体。脂肪尿多见于各种原因所致的肾病综合征，如肾炎、糖尿病、系统性红斑狼疮、皮肌炎、肿瘤、牛皮癣、蛇咬、蜂蜇等。症状不同，治疗方法亦各异。

中医认为，此病系脾脏运化功能下降，水谷精微、营养物质化为混浊，下注膀胱，变为浊尿。久病则脾气下陷，使肾脏也虚，不能分清泌浊，反复发作，成为顽症。

■ 主要症状

尿呈乳白色，如米泔水或豆浆样。劳累或吃油腻食物则加重。

有丝虫病或急性淋巴管、淋巴结炎反复发作史，体检可有象皮腿、睾丸肿大、鞘膜积液等阳性体征。

尿液检查，易与脂肪尿、无机盐混浊尿混淆。鉴别方法：乳糜尿放置沉淀后，可见三层，上层为乳糜脂肪，中层为乳糜块，底层为红细胞等沉淀物。脂肪尿加热，可见较多脂肪滴漂浮于表面，乳糜不见或少见。无机盐混浊尿，放置后有白色沉淀，上一层澄清，加热后则白色沉淀消失，全尿为澄清液体。

■ **饮食宜忌**

宜 固肾健脾食物，如莲子、百合、芡实、薏米、玉米、麦片、糯米、粳米、山药、大枣、龙眼（桂圆）等，皆可搭配熬粥、制糕食用。

水果、新鲜蔬菜等亦不可缺少。

忌 荤油、肥肉，植物油亦不可大量食用。

适当控制脂肪摄入，以减轻病情。劳逸结合，不宜过劳，以免诱发或加重症状。

■ **防治建议**

根治丝虫病，并做进一步体检，找出真正病因，治愈原发病，才有可能根治乳糜尿。

痛风

痛风是一种嘌呤代谢失常引起的疾病。嘌呤本是生命活动中不可缺少的有机化合物，参与蛋白质的组成，是构成细胞的重要成分之一。嘌呤在人体内分解后，转化为尿酸，尿酸被作为有毒的废物，经肾脏排泄。健康人体内的嘌呤与尿酸正常转化，使体液中的酸和碱保持平衡。正常人清除尿酸的能力很强，肾脏能够根据血液中尿酸的浓度自动调节排泄量。当血液中尿酸浓度升高时，肾脏排泄尿酸就明显增多，使血液中尿酸浓度始终保持在正常水平。如因年老或肾脏其他疾患，排泄尿酸能力下降，或丧失了调节能力，血液中尿酸浓度升高时，则导致"高尿酸血症"发生。

高尿酸血症是痛风的发病基础。近年来由于人们生活富裕，肉食增多，酸性食物过量，高尿酸血症和痛风的发病率呈逐年增高趋势，已经同高血压、高脂血症一样成为危害人群的常见病。据医学资料统计，目前我国血尿酸过高者约有 1.2 亿（占总人口的 10% 左右）；痛风患者约有 1 200 万（占高尿酸血症人数的 5% ~ 12%）。值得注意的是，没有自觉症状、没有发展为痛风的高尿酸血症，亦对身体危害很大，它常与原发性高血压、高脂血症、2 型糖尿病、肥胖症等代谢性疾病并存，这也是动脉粥样硬化的危险因素。如果心脑血管疾病并发高尿酸血症，患者则易于发生心肌梗死和脑卒中。

尿酸结晶沉积于肾脏，便形成肾结石；沉积于关节或皮下，则成为痛风。此病属于中医学鹤膝风、石淋范畴。

■ 主要症状

关节局部红肿、剧痛，炎症现象明显；多次发作后，关节畸形、僵硬、肥大、活动受限；关节附近的滑囊、腱鞘软骨内或耳壳皮下出现痛风石；有的出现肾结石或尿路结石。

■ 饮食宜忌

宜 痛风患者宜以精米细面为主食，多食含嘌呤少的食物，如蔬菜、水果、牛奶、鸡蛋、藕粉、黄油、植物油等。还应多饮水，每日 2 000～3 000 毫升，以冲淡尿液，促进尿酸排泄。

忌 忌食含嘌呤多的食物，如牛肉、羊肉、兔肉、鸡肉、鸭肉、鹅肉、鸽肉，动物内脏、脑髓和扁豆、花生等，还应忌食多种酸性和辛辣、刺激性食物，如醋、杨梅、浓茶、咖啡、酒、辣椒、胡椒等，以免诱发或加重疾病。

■ 防治建议

调整饮食：首先要有一个酸碱平衡的概念，按食物代谢产物的化学性质，可分为酸性食物和碱性食物两大类。凡含蛋白质、脂肪和糖分较多的食物都有酸化血液的作用，属于酸性食物；瓜果、蔬菜，能使血液呈弱碱性，阻止血液向酸性变化，因此被称作血液净化剂。酸与碱不是从口感上区分，而是看它们在血液中所形成的 pH 值而定，有些酸味水果仍属于碱性食物。

限制嘌呤食物：咸肉、咸鱼、各种动物内脏含嘌呤最多；而素食中瓜、果、蔬菜几乎不含嘌呤，但其中所含碱性物质高于肉、鱼甚多。故痛风患者应以素食为主，特别是发病期间更应注意。

多饮水，促进尿酸排泄：适当选用碳酸氢钠饮料，以碱化尿液，缓解痛风，防止结石产生。建议患者每天饮水不少于 2 000 毫升。

劳逸结合：发病期间，避免疲劳过度（包括过度运动），以免血液酸度增高，加上及时服药，高尿酸血症和痛风是不难防治的。

风湿病与类风湿关节炎

风湿病有广义、狭义之分。广义的风湿病泛指病变侵犯全身骨关节及其周围软组织，如肌腱、滑囊、筋膜、神经等的一系列疾病。1983 年美国风湿病联合会将风湿病分为十大类，包括 100 多种疾病，已被世界医学界接受和认同。由此可见，风湿病是包括很多疾病的临床分支。狭义的风湿病是指由 A 组溶血性链球菌感染上呼吸道，引起的一种反复发作的全身性结缔组织的炎症性疾病，一般以心脏和关节受累最重，往往遗留心脏瓣膜病变，形成风湿性心脏病或慢性风湿性关节炎。过去统称为风湿病，现在学术界多称为"风湿热"，事实上它是广义风湿病的一种。

风湿性关节炎：根据上述定义区分，关节炎在临床上也分为两种。一是狭义风湿病中由 A 组溶血性链球菌感染引起的普通风湿性关节炎。此类关节炎多侵犯大关节，急性发作时有全身症状，如发热、剧痛、多汗、食欲减退等。有少数患者累及心、肾，出现后遗症。如治疗及时，调护得当，可以完全治愈，不留后遗症。根据笔者临床 50 多年的经验，主要是用中药祛风除湿、活血化瘀治疗。

类风湿关节炎：是广义风湿病所包括的，关节和关节周围广泛产生病变、关节腔滑膜炎症、渗液、细胞增殖、肉芽肿形成、软骨及骨组织破坏。由于常伴有关节外症状，故称类风湿关节炎（RA）。其发病原因较一般风湿性关节炎复杂得多，主要有以下几种。

（1）感染：细菌（如 A 组溶血性链球菌）长期存在于体内，成为持续性的抗原，刺激机体产生免疫病理损伤；与 EB 病毒（1964 年 Epstein–Barr 首先发现，在实验中他从电子显微镜下观察到在形态上与疱疹病毒相同的颗粒，血清学及生物学研究证明是一种独特的疱疹病毒，简称 EB 病毒。EB 病毒的结构及其组成类同一般疱疹病毒，应用不同的免疫方法可以检出 EB 病毒的不同抗原，在感染的患者血清中存在相当的抗体）有关，在 RA 患者血清和滑膜液中出现持续高滴度的抗 EB 病毒——胞膜抗原抗体。

（2）遗传因素：本病在某些家族中发病率较高，临床资料证实，遗传在发病中起重要作用。

（3）免疫功能紊乱：大量实验资料证明，类风湿关节炎是免疫系统调节功能紊乱所致的炎症反应性疾病。

目前认为，人类的伯基特淋巴瘤和鼻咽癌的发生，与 EB 病毒有密切的病因学上的联系。研究表明，类风湿关节炎的发病也与 EB 病毒密切相关。当结缔组织内在代谢异常时，遇上感染因子，在关节滑膜中产生抗原性变，这些抗原刺激关节滑膜中的浆细胞产生抗体，抗原抗体复合物形成后，抗体性质转变为异体，又刺激滑膜中的浆细胞产生类风湿因子。此反应引起溶酶体酶释放，其释放的酶导致关节组织损伤和发炎。

（4）性激素：研究表明，男女发病率之比为 1：2～4。而女性妊娠期病情减轻，服避孕药女性发病者少。说明性激素在 RA 发病中起一定作用。

（5）其他：寒冷、潮湿、疲劳、营养不良、创伤、精神因素等，也常常成为本病诱因。

目前认为，人类的伯基特淋巴瘤和鼻咽癌的发生，与 EB 病毒有密切的病因学上的联系，近又发现类风湿关节炎的发病也与 EB 病毒密切相关。

中医学将关节炎统称为痹证，在病因病机的叙述上，认为外感风、寒、湿三邪，是致病因素。并根据某一邪气偏胜所致的临床表现，分为三类：风胜者称为"行痹"，疼痛游走不定；寒胜者称为"痛痹"，畏寒喜热；湿胜者称为"着痹"，关节肿胀，疼痛不移。在治疗原则上，以祛风、散寒、除湿为主，配合活血化瘀疗法。

■ 主要症状

普通风湿性关节炎的主要症状已如前述，一般是侵犯大关节，关节外围组织及内脏较少累及；侵犯部位不一定对称，往往是这一部位症状缓解后，另一部位才发病。尽管活动期疼痛剧烈，但较易治愈，很少造成骨质破坏和关节变形。

类风湿关节炎，临床症状则极为复杂。

其一，关节肿痛。早期有关节酸痛不适，早晨更甚，僵硬强直，谓之"晨僵"，活动后可缓解。因睡眠时炎性关节内有积液形成肿胀压迫，造成指、趾僵硬。起床活动后，炎性水肿液被淋巴管和小静脉吸入循环，"晨僵"缓解。

进一步发展，关节红、肿、热、痛，多侵犯小关节，且呈对称性，指掌、趾踝连续发病。经常是这一对关节炎症尚未缓解，另一对关节又出现疼痛发炎（这可与普通风湿性关节炎相区别，因风湿性关节炎常在这一关节炎症消退后，另一关节再起病）。炎症加剧时，关节积液及肿胀明显，昼夜关节疼痛，功能受限。严重侵犯颈、肩时，往往引起头、枕部疼痛不适，甚至胸骨柄、锁骨关节亦常受累，肿胀压痛。晚期则出现骨质破坏，关节融合，僵硬变形，肌肉萎缩，功能完全丧失而靠轮椅活动或卧床不起。关节病变可以致残，但不至于致死。

其二，关节外表现。

类风湿结节：在皮下可摸到软性无定形的活动小结节，或者固定于骨膜的橡皮样小结节。此时患者的血清类风湿因子多呈阳性，除有明显的关节症状外，往往有其他全身并发症。

类风湿性血管炎：全身各处均可发生，表现为远端血管炎、内脏动脉炎（如心、肺、脾、肾、胰、肠等）。血管炎为全血管炎，血管壁各层均有损害，可导致血栓形成，较大血管受累时与结节性多动脉炎相似。

类风湿性心脏病：心肌受累，心肌瓣膜环或主动脉根部肉芽肿形成，可引起主动脉狭窄和主动脉瓣膜关闭不全。类风湿性心肌炎、冠状动脉炎、慢性心内膜炎等症，分别可致心力衰竭、心肌梗死、瓣膜纤维化等致命性后果。

类风湿性肺病：慢性纤维性肺炎，弥漫性肺间质纤维化，细支气管及肺泡区纤维化，结节性肺病，类风湿性胸膜炎，则皆见于晚期，又可出现发热、咳嗽、呼吸困难、发绀、胸痛等症状。

肾脏损害：为类风湿性间质性肾炎。

消化道损害：消化不良、溃疡、肠系膜动脉梗塞。

眼部损害：幼年类风湿关节炎患者常有眼葡萄膜炎，成年人则常引起角膜炎。

类风湿关节炎的关节外表现常是本病致死的原因，不可不知。

■ 饮食宜忌

可本着中医标本兼顾原则和食物药性选择食物，不可单纯依靠食物疗法或夸大其作用。

宜 炎症期：关节红、肿、热、痛或全身发热，宜食清凉食物，如百合、竹笋、金针菜、莲藕、豆芽、白菜、苋菜、空心菜、苦菜、慈姑、荸荠、苦瓜等。

贫血：提供足够的造血原料，以使红细胞和血红蛋白含铁量恢复正常。含铁丰富的食物有：动物肝脏、瘦肉、蛋黄，豆类、豆制品、黑米、赤豆，蔬菜——苜蓿、菠菜、芹菜、油菜、荠菜、西红柿，水果——桃、杏、葡萄干、大枣、樱桃。同时进食维生素 A 和维生素 C，以促进铁质吸收。

虚弱：可选补肝益肾、健脾和胃食物，如山药、芡实、薏米、大枣、桑椹、莲子、燕麦、大麦、板栗、核桃等。

骨质疏松：宜多吃含钙多的食物，如牛奶、鱼、肉、蛋、豆腐、虾皮，并多吃含维生素 A 和维生素 D 的食物，以促进钙的吸收。

易激惹、心悸：可选养心安神的食物，如小麦面、麸皮、黍米、大枣、玫瑰花、蜂蜜、莲子、芡实等。

水肿：不论全身或局部，均可选利水渗湿食物，如玉米粉、玉米须、赤豆、葫芦、空心菜、荠菜、冬瓜、南瓜、竹笋、鲫鱼、黑鱼等。可以用茯苓粉制作糕点。

忌 炎症期忌辛辣食物及酒类。虚弱时忌受寒及生冷食物、饮料。

■ 预防对策

风湿与类风湿并无明显界限，只是病邪侵犯的深度与范围不同。风、湿、寒三邪为外因，个人禀赋、体质强弱、免疫力皆为内因。所以，从外因来说，在于及时预防外邪入侵；从内因来说，在于增强体质。《黄帝内经素问·上古天真论》云："虚邪贼风，避之有时，恬惔虚无，真气从之，精神内守，病安从来？"就是说要外避虚邪贼风——风、寒、湿三邪，内守机体正气，增强体质，愉悦精神，以增强抵抗能力，方能使病不上身，这是总的原则，也是上策。

☆冬避风寒，夏防暑湿。冬、春季节，要防寒保暖，特别是劳作出汗后及时换衣，保持温暖干燥，不让风寒乘虚而入；夏季溽暑潮湿不贪凉闭汗，以免感受湿邪，或湿由内生，流注关节，酿成疾病。从现代医学观点来说，就是预防感染，防止细菌、病毒由呼吸道侵入，引起抗原、抗体反应。

☆ 增强体质，提高免疫力。首先，要心理平衡，精神愉悦，所谓"恬惔虚无，真气从之"，有健康的心理，才有健康的身体；其次，饮食合理，营养平衡，保持精力充沛，肢体强健，有较强的抗病能力；最后，坚持体育锻炼，气血周流，肌肉致密，提高免疫系统的防御水平。总之，从外驱除发病诱因，从内加强抵抗疾病的能力，才是完整的预防风湿病的有效方法。

☆ 至于有家族遗传倾向者，如能提高警惕，履行上述措施，至少也可减少发病概率，或减轻症状，减缓疾病进展速度。

🍎 甲状腺功能亢进症

甲状腺功能亢进症（简称甲亢）为内分泌系统中的常见病，由于甲状腺素分泌过多，使机体耗氧量增加，产热增多，基础代谢率升高所致。临床上有甲状腺肿大、心动过速、神经过敏、体重减轻等特征。中医列入"瘿"的范畴，但中医所谓的瘿，主要指单纯性甲状腺肿，也包括甲状腺肿大的其他疾病。中医认为，此症主要由于悲伤、郁怒、忧思、惊恐等精神刺激，使肝失调达、痰气互结所致。

现代医学证实，单纯性甲状腺肿主要由于缺碘引起，往往带有地方性，如偏僻的山区发病者多；散发者多由于生长发育、怀孕、哺乳、饮食等因素引起碘相对不足所致。弥漫性甲状腺肿伴甲状腺功能亢进的病因，至今尚不完全清楚。脑垂体 - 甲状腺轴失常、促甲状腺激素（TSH）过多等说法，也认为强烈的精神刺激可诱发本病。

■ 主要症状

甲状腺不同程度的肿大，心率加快，烦躁易怒，神经过敏，失眠多虑，多汗，消瘦，双手伸直时震颤，眼球突出。如表现为体温升高、剧烈呕吐、腹泻、尿少、烦躁不安时，为甲状腺危象，亦可发生休克昏迷。单纯性甲状腺肿，只有甲状腺肿大，甲状腺功能还是正常的。

- **饮食宜忌**

  （宜）甲亢患者的饮食，要求有高能量、高维生素及足够的碳水化合物与蛋白质。每日总热量 3 000～5 000 千卡（1 卡 =4.184 焦）为宜，应以淀粉类食物为主。蛋白质每天每千克体重 1.5 克以上为宜，应以植物蛋白为主，动物蛋白不宜过多。应多吃富含钾的食物，因患者多尿多汗，失钾过多，易诱发周期性瘫痪和各种肌肉病，食物含钾可防止诸并发症的发生。宜食富含钙和磷的食物，以补充因甲状腺素过多引起的钙、磷排泄过量，防止骨质疏松症。宜多吃蔬菜、水果，以补充因代谢率增高而导致的 B 族维生素和维生素 C 缺乏。治疗甲状腺肿宜多食含碘食物，如海产品、藻类等。

  （忌）各种刺激性食物、酒类，以免增加患者的神经兴奋状态；应避免忧思郁怒，保持情绪稳定、精神乐观，以消除不良的应激反应，有利于健康的恢复。单纯性甲状腺肿，忌食萝卜、芥菜等十字花科蔬菜，因这些蔬菜食入后，产生"硫氰酸盐"，可迅速转变为硫氰酸，这是一种抗甲状腺物质；不宜多吃含有大量植物色素的橘、苹果、梨、葡萄等水果，因这些水果中含黄酮类化合物，在人体内能被肠道细菌分解为"二羟苯甲酸"和"阿魏酸"，这些都是更强的抗甲状腺功能抑制剂，能使症状加重。

- **饮食疗法**

  糖醋海蜇皮　　（《家庭饮食疗法》）

  ［制备与服法］海蜇皮 50 克，浸泡、切碎、洗净，加糖、盐、米醋，凉拌食之。

  ［方义与功效］海蜇甘、咸，性平，清热化痰，消积软坚。

  ［宜忌］脾胃虚寒者不可多食。

🍎 亚急性甲状腺炎

甲状腺炎可分为急性化脓性甲状腺炎、亚急性甲状腺炎、亚急性无痛性甲状腺炎、慢性淋巴细胞性甲状腺炎和产后甲状腺炎。后三种甲状腺炎为自身免疫性疾病。亚急性甲状腺炎多与病毒或细菌感染有关，较为常见。

亚急性甲状腺炎又称巨细胞性甲状腺炎、肉芽肿性甲状腺炎，简称"亚甲炎"。此病多发于 20 ~ 40 岁女性，发病前常有上呼吸道感染病史，故多认为与病毒或细菌感染有关。本病属于自限性变态反应性疾病，整个病程 2 ~ 4 个月，但部分患者易复发。

■ 主要症状

病前 1 ~ 3 周常有上呼吸道感染病史，或由病毒性咽炎、腮腺炎、麻疹等引起。初起甲状腺区发生疼痛，可放射至耳部，吞咽时疼痛加重。可有全身不适、食欲减退、发热、肌肉疼痛、多汗、心动过速等症状。体检可发现甲状腺轻、中度肿大（有时单侧），有触痛，质地硬，也可有淋巴结肿大。

实验室检查发现血沉增快，白细胞计数正常或偏高。吸碘 ^{131} 率降低，3,5,3′-三碘甲腺原氨酸（T_3）、甲状腺素（T_4）值升高，甲状腺球蛋白抗体、微粒体抗体滴度升高。

中医认为，此病属"瘿、瘿痈"范畴，系由于外感风温、风火之邪，袭于肺胃，加上肝胃积热上壅，气血凝滞，挟痰上侵颈部，郁而化热，导致此病。治疗原则应以疏肝清胃、化湿利水、理气化痰、软坚散结为主，这也为饮食宜忌指出方向。

■ 饮食宜忌

宜 清热解毒、软坚散结的食物。

◇蔬菜类

芹菜，性味甘凉，有降压、镇静、健胃、利尿、清热解毒作用。

苋菜，味甘微苦性凉，有清热解毒、抗菌消炎、消肿作用。

空心菜，甘平无毒，有利水、解毒、清血、凉血作用。

苦菜（一名苦荬菜），苦寒无毒，有明显的消炎解毒作用，适用于咽喉炎、扁桃体炎、亚急性甲状腺炎等。

野菜马兰头，甘平微寒无毒，能清热消炎、抗菌、抗病毒，适用于急性咽喉炎、扁桃体炎、上呼吸道感染引起的发热、亚急性甲状腺炎等。

苦瓜，苦寒无毒，能涤热清心、滋肝明目、补肾健脾，是消炎解毒的佳品。

菜用慈姑，甘寒微苦，入肝、胃经，能消热散结，主治痈肿瘿瘤。

此外，莲藕、百合、荸荠均为甘平清凉之品，具有清热解毒、镇静安神之效，是亚急性甲状腺炎患者的有益食品。

◇海产品类

海藻（又名马尾藻或海蒿子），咸寒，无毒，含碘、蛋白质、脂肪、糖类、黏液质等，能散瘿瘤，消肿结，有软坚、清血、利尿作用。

海带，咸、寒、滑，无毒，含碘、胡萝卜素、维生素 B_1、维生素 B_2，蛋白质、脂肪、糖类。能软坚、利尿、散瘿、消肿。

紫菜，甘、咸、平，含碘及叶绿素、胶质、紫菜色素、维生素 A、维生素 B_2 等，有优良的软坚解凝作用。

忌 烟酒及辛辣刺激性食物。公鸡、牛肉、羊肉、狗肉等助热生痰之物亦不宜吃。

避免情绪激动和过度疲劳，乐观开朗、充分休息为必要的养护条件。

根据临床表现和实验室数据确诊后，应遵医嘱采取特效治疗，或中医辨证治疗。西医对轻型患者，多采用非甾体抗炎药，如阿司匹林、吲哚美辛等；重型患者，则给予泼尼松等药物，效果明显。本病为自限性病程，预后良好，但要预防复发。

🍎 周期性瘫痪

周期性瘫痪是一种与钾代谢有关，呈周期性发作的弛缓性瘫痪的肌肉疾病。少数患者有家族史，与常染色体显性遗传有关。

此病分为低血钾性周期性瘫痪、高血钾性周期性瘫痪与正常血钾性周期性瘫痪三种。前者最为多见，后两种较为少见，属于中医学"痿证"范畴。

■ **主要症状**

低血钾：发作时有剧渴、出汗、肢体酸痛、感觉异常等症状。瘫痪自下肢开始，两侧对称伸展至颈部为止，常在 1 小时内达到顶点。患者意识清醒，历时数小时或数日自行恢复。发作时检查，可有血清钾降低和心电图低钾表现。患者以男性为多见，20 岁前起病。

高血钾：症状与前者相似，所不同者，发作持续时间甚短，1 小时内可恢复。肌肉有疼痛性痉挛，面部肌肉、舌肌有强直现象。血清钾和心电图检查均可有高血钾表现。患者亦以男性为多，常 10 岁前起病。

正常血钾：症状同低血钾周期性瘫痪，所不同者，发作持续时间多为10 天以上。患者大多平时嗜盐，常在减少食盐量后诱发，且用钾盐治疗无效。

■ **饮食宜忌**

（宜）低血钾性周期性瘫痪宜进食高钾食物，如猪瘦肉、猪肝、猪腰、猪肚、肉松、咸肉、牛肉、羊肉、牛肝、鸡、鱼、干贝、虾米、黄豆、青豆、黑豆、赤豆、绿豆、豌豆、蚕豆、豆制品、花生、莲子、百合、慈姑、竹笋、蘑菇、紫菜、榨菜、白菜、苋菜、菠菜以及各种水果。

高血钾性周期性瘫痪宜进食低钾食物，如鸡蛋、鸭蛋、松花蛋、猪血、猪肠、炸猪皮、海参、干鱼肚、南瓜、菜瓜、豆腐皮（千张）、凉粉、藕粉、鸡头米、甘蔗等。

正常血钾性周期性瘫痪宜多进食含钙食物，如豆类、花生、奶类、海带、虾皮等，因钙对改善细胞的生理功能和神经肌肉的应激性均有重要作用。

（忌）高血钾患者应禁食高钾食物，少用味精、酱油等；低血钾患者应少吃低钾食物，以及有排钾利尿作用的饮食；正常血钾患者应忌高糖和生冷食物，不要突然减少食盐的用量，以免诱发宿疾。

抑郁症

抑郁症本来是老年人发病较多，多由于年龄增高，体质下降；退出工作岗位后社会地位的变迁，家庭子女的代沟，精神失意，承受应激的能力减弱，对生活失望，逐渐形成抑郁情绪。近十几年来，中年人抑郁症也呈上升趋势。分析其原因，主要由于现代社会生存竞争激烈，中年人工作、生活压力加大（上有老、下有小），节奏紧张，人际关系复杂，心理不平衡，诸事无法排遣。加上生存环境污染（如空气污染、水污染、噪声污染、光污染等），多种应激反应有增无减，久而久之导致情绪不良，心境恶劣，以致忧思频袭，意志消沉。

此外，以下因素也易诱发抑郁症，应引起注意。

（1）节食减肥，营养不足。由于吃得太少，机体得不到充分营养，体内某些维生素和矿物质缺乏，失去平衡，从而引起抑郁症。

（2）缺乏运动或日照不足。久卧缺少室外活动，少见阳光，会使人患抑郁症。因为有些人对褪黑素较为敏感，这种激素只在黑夜或日照不足时才形成，因此，增加户外运动并多接触阳光，有助于消除抑郁症。

（3）药物不良反应。如长期服用抗高血压、治疗心律不齐和其他类固醇药物或可的松等，均可导致抑郁症发生，一旦有持续性情绪低落症状出现，应请医生诊断，及早服药。

（4）疾病因素。甲状腺疾病、糖尿病、女性经前紧张综合征以及更年期内分泌紊乱等，均易导致抑郁症发生。原发疾病治愈后，抑郁症往往同时痊愈。

这些主、客观不良因素长期不清除，往往使人抑郁成病。长久的精神抑郁，能引致人体内分泌功能紊乱、免疫功能下降，以致陷入亚健康状态，直接影响工作效率和生活质量，严重者可发展至厌世轻生，特别是在高学历的知识界人群中，近年来这方面的报道屡见不鲜。中老年人一旦有抑郁倾向，一定要及时预防和治疗。

■ 主要症状

情绪改变：精神抑郁，落落寡合。原来感兴趣的事情，变得淡然乏味；对家人、亲属感情逐渐冷淡，对往日易激动的事情表现冷漠。

性格改变：敏感多疑，顾虑重重；罕言寡语，外向型性格变为内向型。有时钻牛角尖，焦虑失眠。

精神状态：萎靡不振，无精打采。记忆力减退，遇事易生困难情绪，信心降低，得过且过，丧失了往日的风采。有时唉声叹气，甚至悲观失望。

■ 饮食宜忌

宜 抑郁症的防治是一个综合性的问题，饮食疗法仅是一个较小的侧面。还是一句老话"营养均衡"，患者日常生活中应重视碳水化合物、脂肪、蛋白质、无机盐、维生素的合理搭配，达到营养平衡。

研究表明，有助于改善人的精神抑郁状态的植物性食品有豆类、豆制品、新鲜蔬菜、水果，动物性食品有肝类、瘦肉、鸡鸭、鱼类、贝类、酸奶、蛋黄等。广泛摄取粗粮，增加维生素、食物纤维含量，清除肠内积滞，亦有利于抑郁症的治疗。

美国脑生物学家和营养学家经反复临床验证，提出对人类精神状态和情绪影响较大的食物成分如下。

胆碱和色氨酸：富含胆碱的食物如肝类、蛋黄（一个鸡蛋黄约含300毫克胆碱）、红肉、奶、大豆制品、花生、柑橘、土豆等。富含色氨酸的食物如火鸡肉、鸡肉、鱼肉、扁豆、豇豆、花生、黄油、坚果、大豆、医用酵母等。如缺乏它们，会降低大脑神经传递功能，使人健忘和精神抑郁。

钙、镁：如缺乏钙、镁等元素，使人出现神经过敏，猜疑加重等性格改变。

叶酸：缺乏叶酸使人精神抑郁，它的作用在于促进神经介质的代谢。所以，叶酸被列为抗抑郁症的一种必不可少的辅助药。

维生素B$_1$、维生素C、维生素E：皆有抗抑郁作用，缺乏它们，人就会感到无精打采，萎靡不振。

忌 浓茶、烈酒，肥甘厚味。污浊的空气，吵闹的环境，精神刺激，过劳，过重的身体、精神负担。

🫑 精神病

精神病是多种原因引起的大脑功能失调、精神活动失常的一类疾病，包括精神分裂症、躁狂忧郁症等类型。在中医学中属于"癫狂"的范围，认为多由精神刺激，忧思恼怒，引起阴阳平衡失调，心神失主所致。就其病机来讲，不外乎气血凝滞与痰火上扰两种原因。

■ 主要症状

中医对躁狂症的划分与现代医学观点颇为相似，中医认为，语无伦次，或沉静痴呆者为"癫"，多言多动、狂躁不安者为"狂"，前者近乎精神分裂症，后者与狂躁型精神病相类似。更具体地说，癫证精神抑郁，表情淡漠，喃喃自语，语无伦次，神思恍惚，哭笑无常，或多疑善惊，不知秽洁。狂证狂躁不安，奔走号叫，毁物伤人，不避亲疏，面红目赤，急躁好怒，气力逾常，不食不眠。

■ 饮食宜忌

宜 精神病患者常服用氯丙嗪类药物，对肝脏有一定损害，饮食中宜多食保肝食物，增加糖类、蛋白质和维生素C等营养成分的供给。

宜进食对大脑有益的各种食品，如瘦肉、鱼类、蛋类、奶类、香蕉、苹果等含胆碱物质的食物，对改善和缓解精神病症状有一定作用。

做电休克或胰岛素休克治疗的患者，体力消耗甚大，应多吃高蛋白、高热量食物，以补充能量，但要防止暴饮暴食。

狂躁型患者，多有火热现象，如面红目赤、大便秘结等，宜进食泻火通便饮食，如绿豆汤、甘蔗汁、清凉饮料、多纤维素蔬菜等。

忌 绝对禁止酒类及刺激性食物。因酒类中的乙醇对神经细胞有刺激性，对精神病患者危害极大。另外，服用治疗精神病的药物，大多应禁酒，因酒精能增加这些药物的毒性，造成不良后果。刺激性食物如辣椒、胡椒、葱、姜、蒜能增强神经兴奋性，特别是躁狂患者，应予禁忌。

癫痫

癫痫是一种发作性的脑功能异常疾病，有原发性和继发性两类。前者病因不明，脑内未发现病理形态改变，又称为功能性癫痫；后者由各种脑病后遗症引起（如脑炎、脑外伤、囊虫病、肿瘤等），脑内可见到病理形态上的改变，故又称为器质性癫痫。癫痫按其发作形式又分为大发作、小发作、局限性发作与精神运动性发作各类型。

器质性癫痫在脑内有病灶形成，病灶中心的正常脑组织为瘢痕或肿瘤组织所代替。因此，病灶周围的神经细胞处于循环不良的缺氧状态之中，缺氧到一定程度，即可激起邻近神经细胞放电。这种异常放电，比一般正常的神经冲动强若干倍，并不经突触传导而使许多脑神经细胞同时感应放电，引起各区管辖的肌肉、神经同时兴奋而强烈收缩，这就是癫痫发作。

中医称癫痫为"痫证"，俗称"羊痫风"，病因不外乎先天遗传、精神刺激或继发于其他疾病，认为由于心、肝脏气失调，阴阳逆乱，风、痰、火内扰，蒙蔽清窍而突然发作。

由于病灶的存在，癫痫往往反复发作，迁延不愈，且每次发作时对机体的能量消耗很大，如病情长期得不到控制，则使体质削弱。加上服用抗惊厥药（如苯妥英钠、巴比妥）副作用较大，往往产生骨髓抑制，使患者贫血、缺钙，疾病丛生，此时多转为虚证。

■ 主要症状

大发作：突然跌倒，意识丧失，全身抽搐，口吐白沫，牙关紧闭，瞳孔放大，两目上视，唇面青紫，二便失禁，数分钟后抽搐停止，逐渐清醒，对发病情况一无所知。

小发作：突然意识丧失，面色苍白，动作停止，或持物落地，数分钟后清醒，症状较轻。

局限性发作：口角或手指、足趾局部肌肉抽搐，感觉异常或有吐舌、吮唇动作，始终神志清醒，对发作过程常能回忆。

精神运动型发作：精神症状表现突出，精神兴奋，无目的地行动，机械性的动作，或神游症，发作之后，有所记忆。

间歇期检查，可发现脑电图异常。

■ **饮食宜忌**

宜 癫痫患者的饮食宜忌，要着眼于补充营养和避免诱发因素。对长期反复发作，或有药物副作用而身体衰弱的患者，宜进食营养丰富而易于消化的食物，给予充足的糖、优质蛋白、适量的脂肪和高维生素食品。有条件的可进食增强体质的补品，如人参、蜂王浆、花粉等。特别对大发作后的患者，更应注意及时加强营养，以补充损失的能量。

此外，便秘者宜食凉润及多纤维食物，协助通便，可减少发作。近年有些报道指出，此病宜多吃豆芽，可减少或减轻发作。因癫痫患者脑组织中缺少硝基-磷酸酶，豆芽中富含此种物质，故有治疗功效。食物中的纤维含量见表8-6。

表8-6 常见食物纤维含量表（%）

食物	含量	食物	含量	食物	含量
糙米	2.92	花生仁	2.66	干裙带菜	37.95
精白米	0.72	芝麻	11.58	干昆布	28.58
精糯米	0.33	南瓜	2.99	琼胶	81.92
玉米片	2.63	甜瓜	0.41	葫芦干	25.84
燕麦片	7.46	甘蓝	1.42	魔芋豆腐	1.67
面包	2.55	萝卜干	17.89	干黑木耳	74.18
方便面	7.43	西红柿	0.79	鲜香菇	4.54
猪肉	0.14	芦笋	1.68	香蕉	1.48
大马哈鱼	0.30	柿子椒	1.97	苹果	1.63
秋刀鱼	0.32	菜花	1.71	葡萄	0.39
菜豆	19.76	芹菜	1.93	葡萄柚	0.73
脱脂大豆	15.96	欧芹	3.14	柿子	0.26
豌豆	5.21	干紫菜	25.68	桃子	1.47
小豆	15.97	干羊栖菜	54.94	脱脂奶粉	0.85

忌 在避免食物诱发因素方面，首先要禁忌酒类及辛辣刺激性食物，因这些食物可使大脑兴奋，诱发癫痫。其次，要控制水和盐的摄入量，因癫痫发作多起于间脑部位，而间脑是人体液体调节中枢，大量液体进入体内，会加重间脑的负担，导致癫痫发作；盐是氯化钠，由于钠离子可导致神经元过度放电，所以食盐过多，也能诱发癫痫。这些现象已经研究证实。根据以上认识，癫痫患者应尽量少喝茶水、饮料，少吃多汁水果和腌制品。

少食碱性食物，如某些蔬菜（苋菜、灰菜等）和食用碱等。若血液偏于碱性，则对钙的化合物分解不利，使血钙降低，神经兴奋性增强，而促使发病。饮食荤素搭配，酸碱平衡，有助于预防复发。

另外，精神刺激，发热、疲劳，均可诱发癫痫，故在日常生活中须尽量避免。

■ 饮食疗法

丹参龙眼汤 （《实用中医学》）

［制备与服法］丹参、龙眼肉、炒酸枣仁各15克，水煎服，白蜜适量调服，每日2次。

［方义与功效］丹参味苦微寒，入心、肝二经，能活血祛瘀，除烦安神，泻心肝之火，益肝肾之阴。近代方书中常有以丹参一味煎服，治愈癫痫的记载；龙眼肉能养血安神，健脾补心；酸枣仁能补益肝胆，滋养心脾。此方清肝热而补心脾，对久患癫痫、气血亏虚患者有补益作用。

［宜忌］可作癫痫日常调养方。

🍎 癌症

中医名为"岩证""瘤"，或称"失荣"，认为由于内伤七情、忧思恚怒、气郁血逆、经络痞塞而成。自古以来多认为疑难之症，预后不良。随着现代医学的发展，只要早期发现、早期治疗，治愈率可不断提高。

癌是恶性肿瘤，虽有共同特征，但种类繁多。肿瘤的发病有内因（素质因素）和外因（助长因素），外因通过内因始能发生癌瘤。关于肿瘤的病因说法甚多，有身体素质、遗传基因、理化刺激、病毒感染、精神因素等。

不良饮食习惯与癌症的发生有一定关系，现分述如下。

第一，胃癌。流行病学调查研究发现，胃癌的发生往往与下列因素有关。

（1）饮水及粮食中的硝酸盐、亚硝酸盐含量偏高。因二者在人的胃中皆可与胺类结合形成亚硝胺，这是一种很强的致癌物质，极易刺激胃黏膜发生癌变。

（2）熏烤食品。在熏烤过程中，会有大量的多环芳烃化合物出现，其中的苯并芘亦属于强致癌物质。

（3）霉变食物。流行病学调查发现，胃癌高发区的粮食、食品受霉菌污染严重，甚至在胃癌患者的胃液中，也曾检出霉菌及其毒素。

（4）腌制食物。强致癌物质亚硝胺可引发多种癌症，其中二甲基亚硝胺、二乙基亚硝胺以及甲基苄基亚硝胺都可在腌制的肉类、鱼类与咸菜中发现。

（5）酗酒。酒精可损伤胃黏膜，促进致癌物质的吸收，损害和削弱肝的解毒功能，促使胃癌发生与转移。

第二，食管癌。据调查研究，以下因素与食管癌的发生密切相关。

（1）体内钼、锌、硒、镁等微量元素缺少或水平甚低。

（2）过度缺少维生素 A、维生素 C 和维生素 E。

（3）过多地或经常进食腌制和霉变食品。

（4）烟酒嗜好也会使食管癌的发生率显著上升。

第三，肠癌。肠癌的发生与饮食也有密切关系。

（1）膳食中脂肪过高。各地调查报告显示，高脂肪膳食人群结肠癌、直肠癌的发生率较低脂肪膳食人群显著偏高。另外，动物实验证实，高脂肪膳食致癌率明显偏高。

（2）膳食中植物纤维素不足。欧洲、美洲国家结肠癌、直肠癌的发生率明显高于亚洲、非洲国家，因为欧洲、美洲国家人群的饮食中，植物纤维素含量相对较少的缘故。植物纤维的主要作用是清除肠道脂肪、毒物，减少癌肿的发病概率。

（3）人体中维生素 A 水平过低，又好喝酒的人，大肠癌发病率较高。

第四，肝癌。肝癌与饮食的关系，大致有如下几个方面。

（1）水源污染。饮水污染程度与肝癌发病率呈正相关，提示污染水中含有致癌物质和诱发因子，如蓝绿藻毒素、腐殖酸。在我国沿海地区、长江三角洲、珠江三角洲等水域污染地带，肝癌的发病率最高。

（2）乙型肝炎病毒传染。我国乙型肝炎病毒感染者约占10%，其中一部分人会发生肝癌。

（3）黄曲霉菌污染食物。我国肝癌的分布地域与黄曲霉菌污染分布基本一致。凡是粮油食品受黄曲霉菌污染严重的地区，肝癌的发病率、死亡率都高。

（4）酗酒。酒精伤肝，长期大量饮酒的人，可导致酒精性肝硬化，在此基础上，往往发展成肝癌。

饮食与其他癌症的关系，见表8-7。

表8-7　与饮食密切相关的癌症

类别	食物举例	相关病种
高脂肪、高热量	过量的动、植物脂肪	结肠癌、直肠癌、乳腺癌、子宫内膜癌、卵巢癌、前列腺癌、胆囊癌
亚硝胺食物	咸鱼、腌肉、腊肠、酸菜	食管癌、胃癌、鼻咽癌
霉菌感染	受黄曲霉菌、其他霉菌污染的霉变食物、谷物	食管癌、肝癌、胃癌
酒类过量	烈酒、过量的酒精饮料	食管癌、胃癌、肝癌、结肠癌、直肠癌、喉癌、口腔癌
维生素缺乏	缺乏维生素A、维生素C、维生素E	食管癌、肺癌、直肠癌
微量元素缺少	缺少钼、锌、镁、硒、碘	食管癌、肺癌、甲状腺癌
纤维素缺少	肉食为主，蔬菜甚少，精米细面	直肠癌
熏烤食物	油炸、熏烤食物	胃癌、肺癌

■ **主要症状**

肿瘤可生于全身各个系统、各个部位，不同的肿瘤又各有其发病原因和各自的症状，但仍有其共同特征。①占位性：大多数癌肿均为占位性病变，一方面压迫器官，另一方面破坏正常组织，造成功能缺陷。

②转移性：有的癌细胞随血液循环或淋巴转移，形成多发性癌肿，难以救治。③消耗性：大量消耗机体营养。癌瘤细胞自主性地迅速生长分化，并产生代谢毒素。由于营养的大量消耗与中毒症状加重，机体很快出现"恶病质"，全身衰竭。

至于各类癌肿，由于其性质（从组织学与病理生理学区分）不同，生长部位不同，所引起的临床症状也各异。如胃癌所致的疼痛、呕吐、厌食，食管癌所致的进行性吞咽困难，肺癌所致的长期咳嗽、呼吸困难，肝癌所致的进行性肝大、坚硬，黄疸、腹水等，不胜枚举。在饮食宜忌上，只能从癌症的共性来讨论。

■ 饮食宜忌

癌症患者的饮食宜忌，应本着两个原则。

一是满足患者的营养需求，因为癌肿本身已引起代谢功能亢进，大量消耗营养物质。据国外专家研究报道，每100克癌组织每分钟要消耗40毫克葡萄糖；癌组织所消耗的能量，高者可占全身消耗能量的40%，大量蛋白质分解代谢的结果，身体出现负氮平衡，形成恶病质。所以，补充营养是癌症的基础疗法。

二是减轻癌症本身及其治疗过程中所产生的症状，如疼痛、瘀血、出血、发热、发炎、厌食、失眠；又如在化学治疗、放射治疗开始后，发生口干、呕吐、食欲锐减、口盲、便血等，减轻给患者带来的极大的痛苦和焦虑症状，有利于病情的稳定和治疗。

（宜）针对上述情况，癌症患者的饮食，一宜营养丰富全面，如增大饮食中豆谷类、奶、蛋、海产品、蔬菜类、食用菌和水果类的相对密度，因这些食物中所含的多糖类、蛋白质、纤维素和维生素C、维生素E较多，可多方面补偿患者的组织消耗，增强抗癌能力；又可进食一些提高机体免疫力、抑制癌细胞扩散的食物，如海参、鳖、鲜鱼、蜂王浆、花粉、蜂蜜和参芪制成的补品，有利于保护肝脏。也可按照中医辨证施治的方法，如有阴虚症状，可给滋阴清热食物，如海参、鳖肉、木耳、豆腐等；阳虚症状可选甘温补气食物，如牛肉、羊肉、鸡肉、鸡蛋等。

二宜清淡酥软。癌症常由于感染发热，或呕吐、腹泻引起水分丢失，往往有口干舌燥、大便秘结等现象，故应多食粥、羹、汤类酥软清淡的食物，既易于消化，又补充水分。

三宜广泛选择，经常变化。由于癌症患者在低热、疼痛折磨下，或在化学治疗之后，厌食现象严重，这就必须广泛选料，合理烹调，讲究色、香、味，并经常变换以促进食欲，使之得到全面营养。除了选用高热量、高蛋白、高维生素食物之外，还应有针对性地选用一些抗癌食物，以提高患者的抵抗能力。如微量元素锌，可增强人体免疫系统功能，有防癌、抗癌作用。含锌多的食物有牡蛎、贝类、章鱼、海参、动物肝类、羊栖菜、莴苣、卷心菜、茄子、白萝卜、黄豆等。维生素A和胡萝卜素能抑制肿瘤发展，防止细胞、组织癌变（表8-8）。维生素C能增强细胞间质的黏度，有助于预防癌细胞的侵袭与扩散，并可防止甲基苄胺与亚硝酸钠在人体内合成致癌物质——亚硝胺。

患者的食谱宜经常变换，花样翻新，有助于增强食欲，改善营养。

忌食发物。如猪头肉、狗肉、公鸡、老鹅、母猪肉、荞麦面等，以免引起复发、转移，使病情恶化。中医早有此说，日本学者亦有临床报道证实。

忌食辛辣食物及调味品。如辣椒、姜、葱、生蒜等，以免耗津伤液，促使炎症扩散。

不宜食油炸、烟熏、烘烤、腌腊食物。因这些食物既难以消化，营养价值也不高，而且有些带有苯并芘致癌物质。

表8-8　主要微量元素食物来源、含量和需要量（毫克/100克）

元素	含量丰富的食物及含量	含量较少的食物	成年人每日参考摄入量（mg）
铁	猪肝 17.000，牛肝 14.000，猪里脊肉 1.600，牛里脊肉 1.600，羊栖菜 17.000，豆腐 1.400	苹果 0.110，牛奶 0.110，梨 0.100	男 12.000 女 20.000

续表

元素	含量丰富的食物及含量	含量较少的食物	成年人每日参考摄入量（mg）
锌	牡蛎 100.000，猪肝 6.800，羊栖菜 9.500	苹果 0.020，梨 0.040，柿 0.050	男 12.500 女 7.500
铜	牡蛎 4.800，贝类 1.100，牛肝 1.300	牛奶 0.010，魔芋 0.020，根菜类 0.050，瓜果类 0.050	0.800
钼	牛肾中含量最多(0.100)，羊肉、黄豆、扁豆、豆荚、萝卜缨、卷心菜次之	水土中缺钼多呈地方性，缺钼地区的谷物、蔬菜均含量低	0.100
锰	蔬菜平均 0.600，小麦 3.700，糙米 2.700，海藻平均 0.400	牛肉 0.011，猪肉 0.006，鱼类平均 0.025	4.500
硒	海产品、动物内脏、鱼、贝、肉蛋类 0.010 ~ 0.126	蔬菜、水果类 0.001 以下	0.060
碘	干昆布 192.000，沙丁鱼 0.300，鳙鱼 0.200	精米 0.007，豆腐 0.003，猪肉 0.020	0.120
锗	金枪鱼 2.280，沙丁鱼 0.930，芹菜 10.300，大豆 4.670，海藻 0.600，蟹 0.620	藕 0.040，黄瓜 0.020，白菜 0.020	0.350 ~ 0.400

二 老年常见病饮食宜忌

20 世纪 90 年代以来，我国各地区先后进入老龄化社会。据国家统计局发布的最新人口数据：2018 年末，60 周岁及以上人口 24 949 万人，占总人口的 17.9%，相比 2017 年增长了 859 万，增长 0.6%；其中 65 周岁及以上人口 16 658 万人，占总人口的 11.9%。

随着老年人群在总人口中的相对密度日益增大，老年病种日益增多，我们必须对老年病的预防与饮食宜忌详细论述。

老年人器官衰老，成为许多疾病的起因，如高血压、脑卒中、冠心病是心、脑血管衰老的结果；老年性痴呆、脑萎缩是大脑衰老的结果；癌症虽然原因众多，但与免疫系统的老化是分不开的；此外，老年人群中糖尿病多、骨质疏松症多、白内障多，无不与器官衰老有关。既然老年病多是由于衰老所致，抗衰老也就理应成为预防老年病的基本方法。所以，本章除了分述老年病的饮食宜忌外，对抗衰老与饮食预防方面，也予以相当重视。

老年性痴呆

由于老年性痴呆与脑萎缩密切相关，故一并叙述。

脑萎缩：人脑由大脑、间脑、小脑、脑干组成，正常人脑重量为1 500克左右，相当于自身体重的1/40。人脑各部分功能不同，其中大脑主宰人的思维、记忆、语言、计算等高级神经活动。大脑皮层由140亿个神经元的细胞体组成，其表面曲折、凹凸不平，构成脑沟、脑回。脑的中部还有数个空隙的脑室。人到老年，全身各系统器官都有不同程度的退行性萎缩改变，大脑尤其明显。一般人到40岁后，脑细胞开始减少，50岁减少20%左右，70岁以后减少20%~30%。由于脑神经细胞的老化死亡数目增加，脑的重量变轻，体积变小。据统计，80岁老年人大脑重量与青壮年相比可减少6.6%~11%。CT检查呈现脑体缩小，脑沟变宽，脑回变细，脑室扩大，这就是脑萎缩。这种脑萎缩也影响人的记忆功能，但由于生存着的脑细胞尚能代替已死亡脑细胞的功能，此时老年人仍然维持正常的精神活动而不出现痴呆症状。临床研究发现，CT检查显示一些脑萎缩严重的老年人并无痴呆症状；而一些脑萎缩较轻的，甚至没有脑萎缩的老年人却有明显的痴呆症状。所以，单凭脑萎缩的程度，并不能区分正常老年人和痴呆患者。

可以这样说，老年性痴呆肯定有脑萎缩病变，但脑萎缩患者，并不等于老年性痴呆。明确这一问题，那些因生理性记忆力减退的老年人，再也不必为健忘而焦虑紧张了。

老年性痴呆有两种类型：一为多发性脑血管阻塞型痴呆，二为阿尔茨海默型痴呆，前者占33%，后者占36%，其余为混合型。

脑血管阻塞型痴呆源于脑动脉硬化，小动脉血栓形成梗死灶，导致部分脑组织缺血，以致神经细胞变性坏死。梗死灶往往呈多发性，由此引起患者智力减退和性格改变。

阿尔茨海默型痴呆，主要是脑萎缩，在显微镜下观察，可见许多神经细胞丧失，并存在"老年斑"和神经纤维缠结，还有许多生化方面的改变。

据研究判断，不管脑血管阻塞型痴呆还是阿尔茨海默型痴呆，无不与体内自由基的形成及存在密切关系。这就提示了清除体内污染与给予抗氧化营养在此病治疗中的重要性。

■ **主要症状**

老年性痴呆的临床表现，最初多从健忘开始，严重的记忆力减退是其主要症状，如迷路、不识家人、不能进行简单计算等智力下降现象。然后出现精神症状和性格改变，如自私、性情暴躁、吵吵闹闹、打骂别人、毁弃衣物等反常行为，最后发展到缄默、痴呆、生活不能自理，以致卧床不起。

■ **饮食宜忌**

☆ 抗氧化食物。可以破坏那些使脑记忆力丧失的自由基和不稳定的氧分子。这类食物包括含维生素C、维生素E、胡萝卜素和富含微量元素硒的食品。含维生素C较多的食物如柑橘、柚子、鲜枣、香瓜、绿花椰菜、草莓等，含维生素E较多的食物如麦芽制品、葵花子油、甜杏仁等，含有β胡萝卜素的食物如胡萝卜、甘蓝、菠菜等，含硒较多的食物如洋葱、卷心菜、海鲜等。又如鲜豌豆、豇豆、紫苜蓿嫩芽内，都含有较多的过氧化物酶，也能对抗自由基。此外，一些发酵食物（如发面馍、酿造醋）中均含氧较多，也有益于延缓脑衰老。

☆ 能合成胆碱的食物。神经细胞传递信息，主要靠乙酰胆碱这种生物化学物质，而豆制品中的卵磷脂进入人体后，可释放出乙酰胆碱，从而加强神经细胞功能，有益于老年性痴呆的防治，故宜多食豆制品。

☆ 含铜食物。人体缺铜可引起贫血、皮肤毛发异常（如白癜风）、骨质疏松，也可引起脑萎缩。故缺铜者宜适当补充含铜丰富的食物，如坚果类、叶菜类、甲壳类水产品，如患者胆固醇不高，也可进食动物肝、肾等肉食品。

☆维生素B_{12}和叶酸。英国学者研究发现，血液中的维生素B_{12}在正常范围 1/3 下限时，患老年性痴呆的危险增加 3 倍；缺乏叶酸的老年人，患病的危险增加 2 倍，原因是缺乏这些营养素可导致免疫球蛋白生成率下降，使抗病毒能力减弱，直接引起神经细胞损害，使病情加重。因此，经常摄入富含维生素B_{12}、叶酸的豆类、奶类、蔬菜类食物，可预防或延缓痴呆进程。

近来国内学者提出十类食物预防早老性痴呆，见表 8-9。

美国精神病学家格雷·斯莫尔在其所著 *The Memory Bible* 中提到五种化学物质，对防止脑老化有益，引起学术界广泛注意。

表 8-9　预防早老性痴呆的食物

品名	作用
核桃	含丰富的不饱和脂肪酸——亚油酸,吸收后成为脑细胞组成物质
芝麻	补肾益脑,养阴润燥,对肝肾精气不足、肠燥便秘者最宜
莲子	养心安神,益智健脑,补脾健胃,益肾固精
花生	常食可延缓脑功能衰退,抑制血小板凝聚,防止血栓形成,降低胆固醇,预防动脉硬化
大枣	养血安神,补养心脾,对气血两虚的痴呆患者较为适宜
桑椹	补肾益肝,养心健脾,对肝肾亏损、心脾两虚的痴呆患者尤为适宜
松子	补肾益肝,滋阴润肺,对肠燥便秘、干咳少痰的早老性痴呆患者尤为适宜
山楂	活血化瘀,富含维生素C,适用于早老性痴呆并发高血脂、糖尿病、痰浊充塞、气滞血瘀患者
鱼	痴呆患者脑部的二十二碳六烯酸(DHA)不饱和脂肪酸水平偏低,而鱼肉中这种脂肪酸含量较高
其他	龙眼(桂圆)、荔枝、葡萄、木耳、山药、蘑菇、海参等,对痴呆患者均有益

五种防止脑老化的化学物质。

抗氧化剂。 主要作用为对抗自由基和不稳定氧分子，延缓记忆力丧失速度。此种物质以水果、蔬菜含量最多。

胆碱。有助于记忆储存，鸡蛋、牛奶、牛肉、动物肝、花生中含量丰富。

脂肪酸。可通过保持脑细胞膜的流动而改善神经细胞间的信息传递。海鱼及贝壳类食物中含量较丰富，核桃、花生、芝麻、松子中含量亦多。

碳水化合物。可通过增加血糖间接提高与记忆有关的神经传递水平。新鲜水果和多种粮食均是最好来源。

醇。首先强调必须是少量，可以减少早老性痴呆发生的风险。最好是低度果酒和优质葡萄酒。

忌

☆忌甜食过量。因过量的甜食会降低食欲，损害胃口，从而减少对蛋白质和多种维生素的摄入，进而导致机体营养不良，影响大脑细胞的营养与生存。

☆忌食含铝食物。如油条等加铝的膨化食品。

☆忌嗜酒。少量醇对老年性痴呆的防治是有益的，但若嗜酒过量反而有害。过量的酒不仅直接损害脑细胞，而且影响机体对其他营养物质的摄入而加速脑萎缩进程。

 老年四高症

四高症是近年国内心脑血管疾病临床专家从血清脂质成分、血液流变学、血管病理学角度综合概括而提出的新病名，系指高血压、高脂血症、高血糖和高黏血症四种疾病。这些疾病有相似的病因和转归，而且都是引发严重心脑血管疾病的危险因素。这样概括，重点突出，言简意赅，明确扼要，有利于老年人心脑血管疾病的综合防治。

1. 高血压

高血压是由于衰老、多种基因遗传与生活、环境因素交互作用而产生的以动脉压升高为特征的全身性疾病。

从神经病理生理学角度观察，由于大脑皮层及皮层下血管运动神经系统的调节障碍，以致引起全身小动脉痉挛、重要器官（如心、肾、脑）缺血缺氧，进一步导致全身小动脉硬化、恶性循环，则血压持续居高不下。

高血压既是独立疾病，又是导致冠心病、肾衰竭和眼底病变的根源。据研究，舒张压平均下降 3mmHg，脑卒中的危险性将下降 32%，冠心病的危险性将下降 19%。其他并发症发病率亦随之下降（详见下节）。

🍎 2. 高血脂

血脂是指人体血浆内脂肪类化合物，包括甘油三酯、总胆固醇、胆固醇酯、游离胆固醇、磷脂和游离脂肪酸。在胆固醇中又有低密度脂蛋白与高密度脂蛋白之分，而后者对人体是有利的。

高血脂是指患者的甘油三酯、总胆固醇和低密度脂蛋白过高，而对身体有利的高密度脂蛋白过低，这叫作血脂异常。它是引起动脉粥样硬化、冠心病和脑血管意外的首要因素。研究发现，血浆总胆固醇降低 10%，高密度脂蛋白升高 10%，能使冠心病发病率下降 2%。此外，糖尿病患者常见血脂异常，甚至有些患者甘油三酯比正常高限要高 10 多倍，所以，糖尿病患者血管并发症多，后果特别严重。

🍎 3. 高黏血症

高黏血症是由于血液过度黏稠、血流缓慢产生的一系列症状。此病起因为老年人的血管壁弹性衰减，管腔逐渐变窄，加之红细胞的聚集性和变形性，随着年龄增长，红细胞相互贴近靠拢，引起血液黏度增高，血流减慢，导致心脑血管疾病的发生，同时又与上述血浆中的球蛋白、纤维蛋白以及血脂增高密切相关。当血中含有较多的异物时，纤维蛋白和血小板凝集在异物周围，包而裹之则形成血栓。

诸多临床资料表明，冠心病早期（隐匿型）血液黏度即增高，脑卒中患者的血液稠黏度普遍增高。由于血黏度高，血流缓慢可引起各种病变。

🍎 4. 高血糖

血糖和血脂密切相关，要控制血脂首先必须控制血糖。临床经验表明，血糖降低后，血脂（尤其是甘油三酯）水平会显著下降。高血糖、高血脂皆会增加血液黏度，使血流缓慢，造成一系列病变。

所谓四高症，是中老年心脑血管疾病乃至脑梗死、脑萎缩、痴呆的根源。所以，对四高症的防治，也就是对心脑血管疾病的综合防治。

■ 主要症状

多数四高症患者常出现头晕失眠，胸闷心慌，气短乏力，多食易饥，肥胖或消瘦，多尿或夜尿增多，因眼底病变而视力减退，因脑梗死而四肢麻木；部分患者则可能发生心绞痛、心肌梗死、脑缺血、脑出血，心、肾功能衰竭。

■ 饮食宜忌

(宜) 四高症患者应多进食食物纤维含量较高的蔬菜和降低胆固醇的食物，如香菇、木耳、葱、蒜、紫菜、豆制品等。补充多种维生素和微量元素，多食富含卵磷脂的食物，如豆类、禽蛋等。因卵磷脂是一种强化剂，使血中胆固醇颗粒变小，并保持悬浮状态，有利于脂类透过血管壁为组织所利用。

饮食宜清淡，提倡低盐、低糖、低脂饮食，多饮水，使机体水分保持充足。

(忌) 富含饱和脂肪酸的动物油、富含胆固醇的动物内脏和鱼子、蟹黄等；限制糖类摄入，包括糖果、糕点、高糖水果、高糖饮料等，还要禁烟、酒。

■ 综合防治措施

· 老年人应定期检测血压、血糖、血脂，如发现异常，应立即干预。

· 定期进行血液流变学测定。一旦发现高黏血症，无论有无症状，都应进行治疗，一般是从静脉中输入一些不含红细胞的液体，以稀释血液，使黏度降低。

· 饮食疗法（见"饮食宜忌"）。

· 适当运动。坚持散步、慢跑、太极拳等轻体育活动，身体基础较好的，可适当增加运动量，如爬山、游泳等活动，以促进血液循环，有利于体内脂肪代谢。

■ 饮食疗法

菊花乌龙茶 （《新中医》）

［制备与服法］杭菊花10克，乌龙茶（或龙井茶）3克，开水泡茶饮用。

［方义与功效］菊花味微苦，微寒，入肝、肺二经，能平肝明目、疏风散热，用于肝阳上亢，头痛头晕；茶叶味苦微寒，能生津止渴利尿，其所含儿茶酸，有增强血管柔韧性、弹性和提高其渗透能力的作用。国外医学报道，茶叶确有增加血管弹性、降低血胆固醇和预防动脉硬化的功效。

［宜忌］此方对肝阳上亢或阴虚阳亢型高血压患者适用。此茶不宜太浓，以免引起失眠及心跳加快。

山楂荷叶粥

［制备与服法］山楂15克，荷叶12克，煎水代茶。

［方义与功效］山楂酸甘，微温，功能活血化瘀，消导通滞，含有丰富的维生素C和糖类、柠檬酸、苹果酸、蛋白质及铁、钙等。现代药理实验证明，山楂对心血管系统有多方面的功能，如扩张冠状动脉、降血脂、降血压，强心等；荷叶甘平微苦，有淡淡的清香，能升发清阳，芳香醒脾，清热解暑。荷叶含有荷叶碱、莲碱、荷叶苷等，药理实验表明，荷叶苷能直接扩张血管，起到中等程度降压作用。

［宜忌］本方对于高血压兼有高脂血症患者最为适宜。

● 高血压

高血压有原发性和继发性两种。原发性高血压是一种慢性全身性心脑血管疾病，它不仅在血流动力学方面表现异常，也呈现为代谢紊乱综合征。在血压上升的同时，还伴随着其他许多代谢改变，如血脂升高、血糖升高、不同程度的肥胖等。继发性高血压是由其他系统疾病（如肾病、颅内病变、内分泌疾患）所引起的一种症候，也叫作症状性高血压。中医认为，高血压初期属于肝阳上亢、头痛、眩晕等范畴；如出现脑血管意外则成为"中风"；如形成高血压性心脏病，则又属于心悸、胸痹等范围。

原发性高血压，先天的多带有遗传因素，后天的多起于忧思郁怒、长期精神紧张以及不良刺激产生的应激反应，使大脑皮层功能失调，皮层和皮层下中枢相互调节与平衡作用受到破坏，血管舒缩功能紊乱，以致全身小动脉缩窄，血压升高。

中医认为，由于平素食膏粱厚味，化火生痰，以致肝阳上亢形成此病。有专家提出盐敏性高血压之说，提出了高血压的另一种类型，认为这种高血压与食盐过多有十分密切的关系。与一般高血压病的区别在于，一般高血压病患者，午夜的血压比白天低10%，而盐敏性高血压，每日24小时之内都维持在同样水平，居高不下。所以，患者的心、脑、肾等重要器官，持续遭到高血压损害，很快引起心室肥厚、心力衰竭、肾功能不全、尿毒症以及脑卒中等后果。防治此病的关键措施在于严格限制食盐，改变高盐的饮食习惯，老年人尤应注意。

郑州大学心血管内科专家刘宗芳等，从病理生理和人体生化方面研究发现，人体的血浆内存在一种甲状旁腺升压因子，另一方面人体的许多器官、组织有合成和释放某些肽类物质的功能。当甲状旁腺升压因子与一种"降钙基因相关肽"的比值达到均衡状态时，血压就保持正常；当二者的比值加大而超出正常范围时，血压就会持续升高，人就会患上高血压病。

这一发现从病理生理、生化角度提示了高血压发生发展的规律，为高血压防治提供了新的思路，为探索防治方法奠定了基础。

▪ 主要症状

头晕。 有时是一过性的，有时则是持续性的，自觉头部有沉闷不适感。严重者妨碍思考，影响工作，对周围事物失去兴趣。

头痛。 部位多在额两侧和后脑勺，且多为搏动性胀痛或持续性钝痛，甚至有炸裂性剧痛。常在早晨醒后发生，起床活动后逐渐减轻。

耳鸣、心悸、失眠、烦躁易怒。 由于大脑皮层功能紊乱和自主神经功能失调产生上述症状，患者多性情急躁，遇事敏感，极易激动。

肢体麻木。 常见手足麻木、不灵活，或皮肤有蚁行感，项背肌肉酸痛，甚至抽筋乏力。

面赤、鼻衄。 少数患者有此症状。血压高，面部充血则面赤；由于脑动脉硬化，血管弹性减退，脆性增加，鼻黏膜易破裂出血。

记忆力减退、注意力不集中。 由于情绪波动，注意力不集中，在记忆方面，往往近期健忘，远期记忆犹新，表现了脑细胞的萎缩退化。

脉压变化。 所谓脉压，是收缩压减去舒张压的差值（如收缩压为160mmHg，舒张压为90mmHg，则其脉压为160mmHg－90mmHg＝70mmHg）。脉压是反映动脉损伤程度的一项重要指标。脉压增大的真正原因是动脉硬化，血管弹性降低，不仅是粥样硬化，还有纤维化，所以，脉压是高血压对于血管损害程度的重要标志之一。

高血压诊断标准与分型见表8-10。

表8-10　高血压诊断标准与分型

标准／分型	血压	备注
正常血压	高压(收缩压)<120mmHg 低压(舒张压)<80 mmHg	
正常高值	高压(收缩压)120 ~ 139mmHg 低压(舒张压)80 ~ 89mmHg	
1级高血压 （轻型）	高压 140 ~ 159mmHg 低压 90 ~ 99mmHg	血压偏高，尚无心、脑、肾主要器官损害的表现
2级高血压 （中型）	高压 160 ~ 179mmHg 低压 100 ~ 109mmHg	可能出现下列一项症状：①左心室肥厚或劳损；②视网膜动脉出现狭窄；③蛋白尿或血肌酐水平升高
3级高血压 （重型）	高压≥ 180mmHg 低压≥ 110mmHg	可能出现下列一项症状：①左心衰竭；②肾功能衰竭；③视网膜出血、渗出或有视神经盘水肿

■ **饮食宜忌**

宜 清淡而富营养，低胆固醇、低盐、低糖饮食。多食富含维生素C、维生素 B₆、烟酸、维生素 P 等的食物，因为这些维生素都有软化血管和降低血液胆固醇的作用。维生素 P 以橘、柠檬、苹果、梨、桃、樱桃、石榴、葡萄、西红柿中含量最高。

此外，宜进食含钾丰富的蔬菜、水果。据美国高血压研究会研究并临床试验证明，高钾蔬菜有降低血压、防止动脉胆固醇沉积、预防脑出血和保护肾脏、心脏的作用。含钾丰富的果蔬有马铃薯、橘、香蕉、葡萄等。

忌　忌食刺激性食物，如酒类、辣椒等；限制高热量食物，如米、面，特别是糖类；勿吃高胆固醇食物，如蛋黄、动物内脏等。参阅表8-11。

表8-11　常见食物的胆固醇含量表（毫克/100克）

含量最高的食物		含量较大的食物		含量适中的食物		含量较少的食物	
食物	含量	食物	含量	食物	含量	食物	含量
羊肝	349	猪肝	288	猪排	165	脱脂牛奶	14
鳗鱼	177	牛肝	297	猪油（板油）	110	脱脂奶粉	4
猪脑	2 571	海蜊	280～470	肥猪肉	109	鲜牛奶	24
蛋黄	1 510	牛肾	295	牛肉	84	猪瘦肉	81
蛋黄粉	2 850	全蛋	585	牛油	153	鲑鱼	68
		乌贼	268	羊肉	92	甲鱼	70
		猪蹄	192	猪大肠	137	鸡	106
		猪肾	354	对虾	193	鸭	94
				河蟹	167	羊瘦肉	60
				鸽肉	99	牛肉	84
				猪心	151	奶油	209
				鳜鱼	124	猪肚	165
				带鱼	76	兔肉	59
						黄鱼	86
						草鱼	86
						鲫鱼	130

此外，宜限制体重增加，避免不良刺激，保持精神愉快，心境平静，适当参加体力活动，对防治高血压均有重要作用。

■ **综合防治措施**

·早期干预血压，是预防高血压的最有效措施。如果血压高于正常高
限（收缩压 120～139mmHg，舒张压 80～89mmHg），就应采取对
策。因为这种血压水平，约 41% 的人在 4 年内发展为持续的高血
压，早期干预可防患于未然。

·调整生活方式与行为，应贯穿于高血压治疗的始终。以改善生活方式
影响血压效果最明显。研究发现，初期高血压（收缩压 140～
159mmHg，舒张压 90～99mmHg）通过每日运动 30 分钟，食用低脂
肪、高纤维膳食和蔬菜、水果，可使收缩压降低约 8mmHg；每天减少
钠的摄入量，可使收缩压降低约 1.7mmHg，舒张压降低约 0.9mmHg。

·药物控制。降压药物种类繁多。建议通过试用选择较长效的降压药
（不追求昂贵的或进口的药物，重在效果），不要任意骤服骤停，应
在检测指导下增减药量，保持血压稳定。

■ **饮食疗法**

隆压茶　（《中国食品报》）

［制备与服法］罗布麻叶 6 克，山楂 15 克，五味子 5 克，冰糖适量（肥
胖患者可不放糖），开水冲泡代茶饮。

［方义与功效］罗布麻甘苦，微寒，能清热、平肝、息风，治高血压、
头痛、眩晕、失眠；山楂活血化瘀，降低血脂；五味子敛肺滋肾，生
津止渴，此茶久服可降低血脂、降低血压。

［宜忌］此茶可防治冠心病。

胡萝卜粥　（《本草纲目》）

［制备与服法］新鲜胡萝卜适量，切丁，同粳米煮粥，每日早、晚服用。

［方义与功效］胡萝卜甘辛，微温，含胡萝卜素（可转化为维生素 A）
和大量糖分、维生素 B_1、维生素 B_2、挥发油、胡萝卜碱及钙、磷等，
还含有琥珀酸、钾盐，为降低血压的有效成分。此粥若能经常食用，
持之以恒，对防治高血压、增强老年人体质，甚为有效。

［宜忌］对糖尿病患者也适宜。

附：低血压

成年人的正常血压约为 110/70mmHg，若血压长期低于 90/60mmHg，就属于低血压范畴。如果血压稍低，但并无不良反应，也无症状，多属于个体差异，不一定是病。

低血压有体质性低血压和直立性低血压两类，在体质性低血压中又有原发性、继发性之分。原发性低血压原因复杂，有些机制至今不明；继发性低血压多由失血或长期食欲不振、营养不良和基础代谢率过低、功能低下形成，属于中医学血虚范畴。直立性低血压，多属于久蹲或平卧突然起立，体位变动，脑部短暂缺血，血压下降而形成。表现为头晕眼花或跌倒，多呈一过性，短时即可恢复。

■ 主要症状

头昏、胸闷、乏力，懒动少言，精神萎靡，注意力不集中。血压经常不足 90/60mmHg。

■ 饮食宜忌

(宜) 多食富含蛋白质、铁质、叶酸、B 族维生素食物，以杂粮为主食。

(忌) 忌食寒凉、生冷食物，少食破气滑肠食物，如萝卜、菠菜、芹菜等。

🍎 脑血管意外——脑卒中

脑血管意外包括由四高症（高血压、高血脂、高血糖、高黏血症）和脑动脉硬化引起的脑出血、脑血栓形成、脑血管痉挛等血管梗塞和破裂造成的脑部疾病。中医称为"中风"，认为由于心、肝、肾三脏之间阴阳平衡失调，阴虚阳亢，肝风内动，逼血上冲所致。

■ 主要症状

1. 预兆

眩晕：一过性的头晕目眩，数秒后恢复常态，可能是短暂性脑缺血所致，称"小中风"。

视力障碍：一只眼突然视力模糊发黑，医学上称为"单眼一次黑矇"，数十秒钟恢复，这是由于脑缺血引起的视网膜缺血，乃脑卒中预兆。

手足麻木：突感手臂无力，持物落地，或步态蹒跚，鞋子脱落，一两分钟后完全恢复。

哈欠不断：人在睡眠不足和疲倦时打哈欠是正常的。若无上述原因而发现哈欠不断，这是由于脑动脉硬化日趋严重，血管内径狭窄，脑组织缺血缺氧所致。临床报道，有80%的脑卒中患者在5~10天前哈欠不断。

嗜睡：脑部供血不足时，患者昼夜睡意沉沉。研究表明，75%的嗜睡者，会在6个月内发生脑卒中。

突然失语或吐字不清：持续时间不长，24小时内可恢复，亦属于脑供血不足，运动神经失灵。

精神状态改变：性格反常，如突然变得沉默寡言或多语、急躁或智力障碍，这都与脑缺血有关，可能是脑卒中先兆。

鼻出血：排除外伤、炎症因素，患高血压病的老年人在反复鼻出血后1~6个月，约有50%的患者发生脑出血。

2. 发病后的主要症状

脑出血：突然昏倒，不省人事，打鼾，瞳孔不对称（病侧较大），肢体偏瘫。

血栓：言语不清，偏瘫，进行性加重，1~2日内达到高峰。

脑血管痉挛：头痛、呕吐、抽搐、昏迷、语言障碍、偏瘫，数日内可恢复（一般大脑病灶与肢体偏瘫呈交叉状态，语言障碍多为左侧大脑有病，思维障碍则病在右侧）。

■ 饮食宜忌

宜 国际医学界一直认为，老年高血压患者宜坚持低盐和高蛋白饮食。近来专家们提出"三补、三降防脑卒中"的说法，比较简明扼要，即补钾、补镁、补维生素，降脂、降压、降血液黏度。

补钾：钾具有维持人体细胞内渗透压和神经肌肉正常兴奋性的作用，并参与心肌收缩、舒张和人体能量代谢。人体缺钾则心血管系统、神经肌肉兴奋性以及细胞内、外渗透压都受影响，易发生脑卒中。

据报道，马铃薯中含钾丰富，每天定量进食，可使脑卒中危险下降 60%；黄豆、青豆、绿豆、红小豆、黑豆等含钾也多，亦宜勤吃。

补镁：镁能作用于细胞内的 ATP 酶，调节细胞内矿物质平衡，对钙有拮抗作用，可防止细胞膜上的钙流入细胞内，维持脑细胞内、外钙的平衡，从而保护大脑，抑制心脑血管疾病发生。重要的问题在于镁、钙、蛋白质食物的合理搭配，如富含镁、钙及优质蛋白的鱼、蛋、脱脂牛奶、豆类、小米、燕麦、荞麦、蘑菇、山楂、麦芽等。

补充维生素：维生素 C 有很强的抗氧化作用，能保护血管内皮系统的完整性，防止发生血栓、出血。维生素 E 主要是抗氧化，防止有害物质对脑血管的破坏，以保持血管弹性，防止脑卒中发生。上述两种维生素，蔬菜、水果、玉米、麦类、麦胚芽、花生中含量较丰富。

降脂：高血脂是引发脑卒中的危险因素之一，因此应常食用降血脂的食物，如洋葱、海带、卷心菜、深海鱼等。适当食醋、饮茶，大有益处。常食各种药粥也很有效，如山楂粥——山楂 40克，粳米 60 克，煮粥，每天 2 次；荷叶粥——大荷叶 2 张，粳米 60 克，茶叶 3 克，煮粥，每天 2 次；何首乌粥——何首乌 40克，粳米 100 克，大枣 5 枚，煮粥，每天 1 次。

降压：持续高血压是引起脑卒中的危险因素，因此，降低血压、保持血压平稳极为重要。除药物降压外，可多吃芹菜、萝卜、橄榄油等。

降血液黏度：血液黏度增高，导致血流缓慢，容易发生栓塞，引发脑卒中。可以多食黑木耳、生菜、韭菜等。西药可用少量阿司匹林，每日25毫克，以预防血栓形成；中药可用活血化瘀药物，如含丹参、红花等的制剂。

忌 高血压患者预防脑卒中有四忌。

忌高钠饮食，少食盐，日摄入量应低于5克，因钠多能使血压升高。

忌高脂肪饮食，因高脂肪食物能增加血液黏度。

忌高糖，少吃甜食，因糖在体内能转变成脂肪，也使血液黏度增加。

忌烟、酒，因尼古丁使血液黏度增高，乙醇能诱发脂质代谢紊乱。

🍎 冠心病与心肌梗死

冠心病是由于冠状动脉粥样硬化后，管腔狭窄或闭塞，心肌供血障碍所致。常常出现在老年人身上，并逐渐加重。冠状动脉粥样硬化的产生，是一个系列过程。首先发生的是动脉内层的损伤（可能是由于高血压和其他刺激物，如病毒、吸烟或过敏反应）。内层受损伤后，人体白细胞中的单核细胞就会移动到受伤的动脉壁内，转变为巨噬细胞。它们在损伤部位不断吞噬脂质（脂肪和胆固醇），以清洁创面，促进愈合，但由于吞噬脂质过多，自己反而破裂死亡，结果导致了更多的损伤。这种现象屡次重演，损伤亦日益增多。其次，血液的另一成分血小板也参与修复工作，它把自己黏附在受伤部位，促使平滑肌在管壁上生长，以修复损伤的动脉。但这个反应也同时造成了纤维结缔组织在损伤区域的不断增生，使血管壁逐渐变厚变硬，最后形成斑块。斑块逐渐增多，动脉逐渐变得狭窄，血流受阻，导致心肌组织缺氧，心绞痛发生。当斑块破裂的时候，破裂处又会形成血栓，若血栓阻塞动脉血流，则进一步造成严重后果——急性心肌梗死。

在上述过程中，可引起或伴随心律失常、心绞痛、心肌梗死、心脏扩大、心力衰竭一系列症状，乃至心脏猝死。

中医认为，上述症状属于"胸痹""真心痛"范畴，是内伤七情、饮食不节，或年老体衰，胸中阳气不足，血瘀痰浊乘之，脉络阻滞而成病。

■ **主要症状**

中年以上发生心律失常、心脏增大而无其他病因和病变，心电图检查有心肌缺血现象。

心绞痛：每在激动、受寒或饱餐后发作，自感胸骨后或心前区有窒缩性绞痛，压迫感向左肩臂反射。有的有窒息感，面色苍白，冷汗淋漓，甚至焦急不安。服用硝酸甘油片可在数分钟内缓解。

也有的表现为心外症状，如下。

· 牙痛。牙齿没有病损，止痛药无效，伴胸闷不适、苍白、冷汗。

· 左肩痛。无肩周炎或颈椎病，左肩、左手臂内侧酸痛麻木，但与气候无关。

· 腿痛。出现单腿或双腿痛，大腿或小腿痛，但已排除神经痛和脉管炎。

· 腹痛。排除了胃或十二指肠溃疡、胆囊炎、胆石症、蛔虫症、胃癌。

· 胃肠道症状。恶心、呕吐、呃逆、上腹胀痛、肠胀气，排除了肠炎，腹部亦无触痛。

· 背痛。时发腰背酸痛，排除了腰肌劳损和肾亏。

· 耳鸣。冠心病早期多有不同程度的耳鸣，频繁出现，要格外警惕。

· 半夜阵咳。中老年人半夜忽然阵发性呛咳，由轻而重，甚至呼吸困难，但平素并无肺部、气管疾病。

· 下肢水肿。无肾脏疾病，但踝上胫骨处有凹陷性水肿。

· 疲倦乏力。突如其来的、无法解释的疲倦乏力。

上述心外症状，值得中老年人注意。

心绞痛是间断而短暂发作的疾病，间断时间短则数天、数月，长则数年才发作一次。短暂则是数分钟后，一切又恢复正常。因此，往往被患者认为疼痛已愈而掉以轻心，以致延误治疗，最后危及生命。

如上所述，心绞痛的起因是冠状动脉狭窄导致心脏供血相对不足或绝对减少。相对供血不足时，则心脏努力代偿，心率加快，收缩力增强，表现为心律不齐；绝对供血不足时，心肌梗死发生，症状更为严重，乃至苍白冷汗，呼吸急促。无论哪种供血不足，皆可导致心律失常而猝死。也就是说，每一次或仅发作一次短暂的心绞痛，就是危险的讯号，它说明冠状动脉已有早期病变或严重病变。而上述两种后果均有可能随时发生。也有这样的情况，患者平时并无任何症状，亦无心绞痛发作史，却第一次发病而致死。所以，只要发作过一次心绞痛，决不能掉以轻心，而应当终身接受冠心病二级防治。

心绞痛的发作，从诱因上分析，又可分为以下几种。

· 劳力型心绞痛：由于较重的体力劳动或情绪激动，使心肌缺氧量陡增而诱发，又可分为稳定型和不稳定型。稳定型的特点是绞痛，每日或每周发作次数大致相同，每次持续时间也相仿，病情在 1～3 个月内无改变。不稳定型则呈进行性或恶化性心绞痛，多为心肌梗死的前兆讯号。

· 饱餐和酒后心绞痛：进餐后血液流向肠胃，心肌供血相对减少，血脂暂时升高，血液黏度增大，妨碍心肌供氧。饮酒则可使冠状动脉收缩，心肌供血量下降，心肌缺氧诱发心绞痛。所以，冠心病患者应忌饱餐和饮酒。

· 寒冷型心绞痛：因寒冷引起周围血管收缩，心肌供血不足诱发绞痛。寒冷天气是冠心病心绞痛及急性心肌梗死的多发季节，故冠心病患者必须经常注意保暖。

· 卧位型心绞痛：心绞痛常在半夜、午睡或休息时发作，多与身体平卧时静脉血流增多，使心腔容积及心肌需氧量增大有关。卧位型心绞痛又可发展为急性心肌梗死，应特别警惕。

心肌梗死：冠心病患者在心绞痛发作时服用硝酸甘油不能缓解，并伴有大汗淋漓、四肢厥冷、面色苍白、口唇青紫、脉搏细弱、心率增快、心律不齐、血压降低、休克。24小时内体温升高，心电图出现 ST 段抬高、T 波变化及病理性 Q 波，即可诊断为心肌梗死。

还有一种胃肠型心肌梗死，极易误诊，应格外引起警惕：表现为恶心呕吐，右上腹部疼痛，心率快而血压低，此型多属于心脏下壁的心肌梗死。由于心脏下壁贴近膈肌，当心肌梗死发生时，使膈神经受刺激而出现胃肠道症状，恶心呕吐，梗死后肠系膜动脉供血不足导致腹痛，迷走神经受刺激时产生上腹疼痛，又掩盖了心前区疼痛。此型心肌梗死易被误诊为急腹症或胃肠炎而延误抢救时机，后果严重。因此，凡遇到原因不明的恶心、呕吐、上腹部疼痛等消化道症状，发生在素无肠胃和胆道疾病而有心绞痛病史的老年人，应特别警惕胃肠型心肌梗死的可能。最简单的鉴别方法就是心电图检查，见 Q 波异常、ST 段抬高，则可确诊。及时抢救会转危为安。

■ 饮食宜忌

宜 多食含维生素、矿物质、纤维素的果蔬，因果蔬中的镁、钙、钾、锰、铬及维生素有利于降低胆固醇和保护心脏，如菠菜中的生物苷及菠萝蛋白酶能消散血凝块，阻止血栓形成；大蒜有助于增加高密度脂蛋白，降低血脂；马铃薯含钾高，有消肿利尿的作用；蘑菇含酪氨酸酶，能降低胆固醇和血压；木耳能降低血黏度，苹果也有利于降压。详见表 8-12。

表 8-12　具有降低胆固醇作用的食物

类别	代表食物	作用
谷类	燕麦、荞麦、大麦、玉米	降低血清胆固醇
豆类	黄豆、绿豆、鹰嘴豆、豆制品	同上
植物油类	月见草油、红花油、芝麻油、豆油、玉米油、米糠油	同上
鱼油类	鲸鱼油、海豹油、其他鱼油	能使人体内的某种酶发生变化，产生抗高血压、抗凝作用

续表

类别	代表食物	作用
蔬菜类	芹菜、菠菜、黄瓜、大蒜、洋葱、生姜、胡萝卜、茄子	具有降低血清胆固醇作用,其中大蒜有抑制血小板凝集的功能
蕈类	香菇、花菇、口蘑、灵芝、木耳、银耳	有降低血清胆固醇的作用,对动物肝脏脂肪和胆固醇也有降低作用
海藻类	海带、紫菜	降低血清胆固醇
蜂产品	花粉、蜂王浆	同上
奶类	脱脂牛奶、酸奶	同上
茶类	乌龙茶、沱茶	同上
果类	中华猕猴桃、刺梨、山楂	同上

宜经常从食物、药物中补充维生素C、维生素B_6和微量元素。维生素C有加强血管弹性、韧性,防止出血的作用。美国哈佛大学医学院麦卡莱博士提出:膳食中缺乏维生素B_6,是心血管疾病的基本原因。他认为维生素B_6在人体中起一种辅酶作用,当食物中甲硫氨基酸含量很高而维生素B_6不足时,各种动脉损害现象便可发生。维生素B_6还能控制动脉硬化症的继续发展。

微量元素碘可减少胆固醇酯和钙盐在血管壁的沉积,阻止动脉粥样硬化的形成。镁可提高心肌兴奋性,改善心律失常(海产品含碘多,绿叶菜中含镁多)。

粗粮及粗纤维食物:有利于清洁肠道,防止大便秘结,以免对心脏产生不良影响。

宜多食植物蛋白:如豆类及豆制品,此类蛋白有利于胆酸排出,使胆固醇合成减少。

宜多吃鱼:鱼油中的二十碳五烯酸(EPA)能降低血液中胆固醇和血液黏度,防止冠状动脉血栓形成。

忌 忌食高胆固醇食物和饱和脂肪酸食物,如猪油、肥肉(日本学者有新的见解,肥肉可以吃,但必须炖数小时,在饱和脂肪酸分解后可食）。

忌糖，控制碳水化合物摄入量。因果糖、蔗糖均可使甘油三酯升高。

少食动物蛋白，特别是动物内脏。多年来不少研究表明，蛋白质的数量与质量和脂蛋白代谢、动脉粥样硬化的发病密切相关，而动物蛋白的摄入量也与血胆固醇高低和冠心病发病率呈正相关。

控制食盐摄入，因钠能增加血管对各种升高血压物质的敏感性，引起小动脉痉挛，使血压升高；它还能吸收水分，增加血容量，加重心脏负担。因此，咸菜、酱类、腌腊制品最好不吃或少吃。

烟、酒等刺激性食物也应禁忌。

■ 综合防治措施

· 定期检查。血压、血脂、血糖、血液黏滞度，反映血管情况。心电图，反映心脏功能及损伤情况，确诊是不是冠心病或冠心病在哪一阶段，以便早期干预。

· 饮食调养。见"饮食宜忌"。

· 适当运动。运动可以预防冠心病，但必须持之以恒。除轻微体育活动外（如太极拳），步行对保护心脏十分有益，每次需行走20～30分钟。

· 及时治疗病毒、细菌性感染和慢性寄生虫病。它们的毒素往往损害血管内壁，造成创伤，成为冠心病起因之一。

· 戒烟。烟草毒素可直接损伤血管内壁。

■ 饮食疗法

薤白粥　（《食医心镜》）

[制备与服法] 薤白15克，粳米100克，共煮粥，每日服2次。

[方义与功效] 薤白味辛微苦，性温，入肺、胃、大肠，能通阳散结，下气行滞，活血止痛，为治疗心绞痛要药，与粳米配合，药效温和持久。

[宜忌] 对心绞痛发作有预防作用，但此粥性热，对阳亢患者不宜，亦不可久服。

🍎 糖尿病

糖尿病是一种代谢性疾病，主要是胰岛素分泌不足和／或作用缺陷所引起的糖代谢紊乱（也包括蛋白质、脂肪、电解质和水的代谢）。其中由于某些遗传因素，胰岛素绝对不足而绝对依赖胰岛素治疗者，称作 1 型糖尿病，多发于年龄较轻者；由于肥胖、胰腺炎、肾上腺皮质疾病、药物、高血压、冠心病、体力活动少、酶活性下降等引起的糖尿病，称作 2 型糖尿病，好发于中老年人。因此，老年人的糖尿病多为 2 型。

人体胰岛中的 β 细胞分泌胰岛素和 C 肽，它们对糖代谢均起着重要调节作用。随着年龄增长，一部分老年人的胰岛发生淀粉样变化，这是一种老年性退行性变化，可使胰岛细胞功能逐渐丧失，促使糖尿病发生。另一方面，胰岛 α 细胞（胰岛中的 β 细胞能分泌胰岛素，有降血糖作用；α 细胞能分泌胰高血糖素。在正常生理情况下，二者保持平衡，二者之间功能紊乱时则发生糖尿病）增多，β 细胞相对减少，使老年人对葡萄糖耐受性降低，也导致糖尿病发病。此外，老年人饮食不节、肥胖、少动、生活方式不健康，也是糖尿病发生的重要原因。

中医认为，糖尿病属于消渴范畴（多饮、多食、多尿），是由于患者平常嗜食肥甘厚味，活动过少，体质肥胖所致。《黄帝内经素问·奇病论》云："肥者令人内热，甘者令人中满，故其气上溢，转为消渴。"也就是说，长期高热量饮食，入大于出，身体肥胖者，易患此病。其发病机制是燥热偏盛，热盛伤阴，阴虚又生内热，恶性循环，互为因果。肺、胃、肾阴津亏耗，久而经脉失养，气血逆乱，以致后期并发症层见叠出，或头晕目盲，昏迷偏瘫，或水肿、心悸，外发痈疽。

▪ 主要症状

老年糖尿病在临床上有自己的特点，通常病情进展缓慢，症状不明显。中医所谓的三消症状（多饮、多食、多尿），并不是患者皆有，只可作为参考。当糖尿病处于隐性阶段，其症状仍有蛛丝马迹可循。现简列于下。

体态肥硕。体重超标且常有不明原因的心悸、头晕、倦怠乏力；中年以后，女性出现月经紊乱，血压、血脂偏高。

低血糖症。反复发生低血糖症状，伴有眩晕、乏力、心慌、多汗、胸闷；易饥饿，空腹时喜食甜食。

男子阳痿。体胖之人，男性糖尿病并发阳痿者，高达40%~60%。凡有上述症状者应提高警惕。

排尿困难。男性糖尿病患者，排除了前列腺肥大疾患，即应考虑此病。

视力急剧下降。糖尿病患者容易发生视力减退，往往是由于白内障、视网膜病变及眼底出血等并发症所致。

周围神经炎。约有40%的糖尿病患者出现肩部、手足麻木，或自觉皮肤有灼热感、蚁行感等周围神经炎症状。

皮肤瘙痒。全身皮肤发痒，影响晚间入睡，女性阴部瘙痒更为严重。

反复感染。皮肤、尿道、肺部、胆道部位经常出现感染，而且迁延不愈，应考虑做糖尿病检查。

间歇性跛行。行走多了，下肢疼痛难忍，不能前进，或手指痉挛等。

终日疲倦感。无法解除，也无其他原因。

遗传倾向。父母中有一人患糖尿病，其子女发病率比正常家族往往高出3~4倍。因此，父母有糖尿病病史，其子女应特别警惕。

凡具有上述两种以上症状者，应尽早去医院做血糖检测。若空腹血糖浓度 ≥ 7.0mmol/L，口服25克葡萄糖后2小时，血糖浓度 ≥ 11.1 mmol/L，重复一次确认，可作出诊断（因情绪紧张、感染、创伤、营养不良、长期卧床等所造成的暂时性高血糖患者除外）。应当指出的是，暂时性高血糖、餐后尿中的葡萄糖阴性，也不能排除糖尿病，还应进一步检查，综合分析，才能确诊。

除血糖检测外，患者的血脂和血液黏度变化[影响血液黏度的因素有三：①血细胞因素。血细胞的数量、大小、状态、细胞变形性、血小板功能等。②血浆因素。血浆蛋白（特别是纤维蛋白、免疫球蛋白）、血糖、血脂、纤维蛋白溶解活性等。③血管因素。血管长度、口径、内壁光滑度等。如上述三方面出现障碍，血液黏度持续处于增高状态，则形成高黏滞血症]，尤应引起注意。在前节"老年人四高症"中提到，血脂异常是引起动脉粥样硬化，进而造成冠心病和脑血管意外的首要因素，有些糖尿病患者的甘油三酯比正常人高限要高出 10 多倍。其对血管的危害程度，引发血管并发症的后果非常严重。因此，要定期检查，并做有效控制。

糖尿病患者还有血液黏度升高的问题，也必须予以注意。因为血液黏度高能引起血液淤滞，供血不足，血管损伤，局部缺氧、缺血和酸中毒，这就必然加速糖尿病患者大血管、微血管及神经并发症的发生和发展，导致严重后果。

总之，糖尿病患者的血脂、血液黏度能否有效控制，与慢性并发症的发生、发展以及预后有着极其重要的关系。

■ 饮食宜忌

糖尿病患者的饮食是一个复杂的问题，不仅要根据病程的发展阶段和不同类型（可按中医的上消、中消、下消划分），还要针对患者的个体差异来安排饮食，如体重、年龄、劳动强度、有无并发症等，都要全面考虑。

宜

☆关于糖、脂肪、蛋白质摄入量，过去的传统说法是糖尿病患者应严格忌糖并限制碳水化合物的摄入，这对身体肥胖的初期糖尿病患者是必要的，但到后期，在患者营养不良、十分消瘦的情况下，限糖方法就很不适宜。

英国糖尿病协会的学者，提出了与传统禁糖方法截然不同的见解，认为限糖对患者极为不利。因糖尿病患者的血管并发症发病率本来就高，限制了碳水化合物之后，代之以脂肪、肉类、乳品等，盐的摄入量便随之增加。这一改变，势必促进动脉硬化发病率增高，也必然引起更多的血管并发症。学者们还认为，如治疗得当，糖尿病患者食物中的碳水化合物比例可恢复到正常水平。

在控制膳食总热量的原则下，要注意热量来源的合理分配，要考虑到患者的体质、年龄、性别和劳动量等因素。一般标准体重的人，每日碳水化合物摄入量以 250～350 克为宜。蛋白质应占总热量的 15%～20%，不要选择胆固醇高的蛋白质，如动物肝、脑等。脂肪应占总热量的 20%～25%，每日不超过 60 克，以植物油为主。同时要进食足够的蔬菜与水果，以补充维生素、无机盐和微量元素。具体来说，每天可给予鸡蛋2个，瘦肉或鱼100克，豆腐200克，含糖量在30%以下的蔬菜1 500～2 000克，植物油15克，这样就可以满足人体所需的热量。每日总热量在三餐中的分配，可按早餐1/5，午餐、晚餐各2/5来安排。

☆宜进食高纤维食物，如玉米、豆类和小麦的麸皮，多纤维的蔬菜，富含果胶的水果。因为纤维素不但可减缓食物营养素在肠道中的吸收，而且可降低血脂，还可补充大量维生素。

☆钙与微量元素的补充。

钙：糖尿病患者血糖、尿糖升高，由于渗透性利尿，大量钙从尿中流失，导致血钙降低，此时必须补钙。

首先，是饮食补钙。乳品最好，含量丰富，吸收率高；豆类、海产品含钙丰富，可选择食用。

其次，是日光与药物补钙。患者服用钙剂同时加服维生素D，并多晒太阳。

铜：糖尿病患者血清铜普遍降低，铜是制造心脏和动脉中三种主要结缔组织所必需的元素，是产生胶原酶的重要成分。这种胶原纤维能使心肌细胞集合起来，以促使心肌和动脉壁具有弹性。缺铜会使心血管并发症增加，出现心电图异常，并与糖尿病的发病、预后密切相关。此外，铜是中枢神经传导的递质，缺少铜会影响神经传递而减少胰岛素分泌，使糖尿病加重。所以，糖尿病患者适宜经常摄取含铜较多的食物，如坚果类、谷类、干豆类、根茎蔬菜等以补充铜元素，利于糖尿病的防治。

铬：调整血糖浓度，需要微量元素铬的参与（使血糖转变为能量储存起来）。人体缺铬，葡萄糖在血液中的转运速度下降，血液浓度升高，病情加重。铬的日需要量仅为20～50微克，多吃些富含铬的食物，如土豆、胡萝卜、海产品、牡蛎等，即可得到补充。糖尿病的防治措施应是多方面的，除节制饮食外，精神乐观、恬静淡泊、适当活动等都是很重要的。

☆按中医辨证食疗。上消：肺热伤津，烦渴多饮，适宜食用绿豆、百合、藕、荸荠、黄瓜、冬瓜、南瓜等食物以生津止渴。中消：胃热炽盛，多食善饥，宜食荞麦、玉米、豆类、芹菜、苦瓜、丝瓜、魔芋、海带等以清胃降火，减少饥饿感。下消：肾阴亏损，夜尿频多，浊如膏脂，宜食山药、莲子、薏苡仁、枸杞子、甲鱼、猪胰等以滋阴补肾。

忌 除每日规定的主食外，禁用额外的红、白糖类，糕点及含糖高的饮料，忌食辛辣、肥腻及酒类，避免忧思、惊恐、愤怒、情绪紧张等精神刺激。

常见蔬菜、水果含糖量见表8-13。

表8-13　常见蔬菜、水果含糖量表（克/100克）

蔬菜及含量			水果及含量	
1~3克	4~6克	7~9克	6~10克	11~15克
芹菜、菠菜、韭菜、韭黄、大白菜、小白菜、球甘蓝、苋菜、油菜、空心菜、茭白、莴笋、冬瓜、黄瓜、西红柿、苦瓜、瓠子	菜花、春笋、荠菜、圆白菜、豆角、黄豆芽、绿豆芽、大葱、扁豆、黄豆、南瓜、丝瓜	洋葱、毛豆、胡萝卜、马铃薯、黄花菜	桃、杏、李、杨梅、枇杷、鸭梨、柿子、柠檬、橙子、菠萝、西瓜、香瓜、甜瓜	酥梨、葡萄、橘子、荔枝、苹果、无花果、柚子

附：糖尿病患者体重及每日饮食总热量计算参考公式

🍎 **1. 标准体重简单计算公式**

体质量指数（BMI，千克/米^2）=体重（千克）/[身高（米）]^2

说明：BMI值≥24为超重；BMI值≥28为肥胖。

🍎 **2. 总热量计算公式**

因不同体型与不同劳动强度，每千克体重每日所需热量见表8-14。

表 8-14　每千克体重每日所需热量表（千卡）

劳动	体型		
	正常型	消瘦型 （低于正常标准 20%）	肥胖型 （高于正常标准 20%）
重体力劳动	40	40 ~ 50	35
中等体力劳动	35	40	30
脑力劳动	30	35	20 ~ 25
卧床休息	15 ~ 20	20 ~ 35	15

每日总热量计算公式：每日总热量（千卡）=每千克体重每日所需热量（千卡）×体重。以脑力劳动者为例。

正常型：标准体重60千克，每日每千克体重应摄取的总热量为30千卡。

每日所需热量：30×60= 1 800（千卡）

消瘦型：假设体重为 45 千克。

每日所需热量：35×45 =1 575（千卡）

肥胖型：假设体重为 75 千克

每日所需热量：20×75 =1 500（千卡）

■ 饮食疗法

枸杞炖兔肉　（《新中医》）

[制备与服法] 枸杞子15克，兔肉250克，加适量水，文火炖烂熟后，加盐调味，饮汤食肉，每日 1 次。

[方义与功效] 枸杞子性味甘平，入肝、肾二经，能补益肝肾，滋阴助阳。唐朝有位诗人赞枸杞子的妙用："上品功能甘露味，还知一勺可延龄。"认为它有延年益寿的功效。近代药理实验证明，枸杞子有降低血糖的作用；兔肉辛平无毒，能补中益气，健脾滋阴。《本草备要》上说它能治疗消渴。与枸杞子同用能滋肝肾、补脾胃，阴阳双补。

[宜忌] 适用于糖尿病肝肾不足者；肺胃燥热者不宜。

山药苡米粥 （《新中医》）

［制备与服法］山药 60 克，薏苡仁 30 克，共煮粥食，每日 2 次。

［方义与功效］山药补气益阴，健脾固肾；薏苡仁（苡米）甘淡微寒，能利水渗湿，健脾止泻。《本草纲目》有"治消渴饮水，用薏苡仁煮粥食"的记载。《本草拾遗》上亦有"苡仁主消渴"的说法。此方可作为糖尿病患者的日常膳食。

［宜忌］此粥适合各型糖尿病，对口渴善饥者尤宜。

老年慢性支气管炎、肺源性心脏病

上呼吸道感染，本来是一种最常见的疾病，发病不分年龄、性别。其病原体不外乎某些病毒（如鼻病毒、腺病毒、流感和副流感病毒）、细菌（如流感嗜血杆菌、溶血性链球菌、肺炎链球菌、葡萄球菌）等。这些致病微生物通常寄生于人的鼻咽部，平时不引起炎症，但在风雨寒凉、疲劳出汗后，抵抗力降低时，则繁殖起来，引起上呼吸道感染发病。特别是人到老年，机体免疫系统日趋衰弱，上呼吸道极易感染，如治疗不彻底，则更易形成慢性支气管炎而反复发作，有的呈季节性发病，每遇秋、冬即发，至春季迁延不愈。

在慢性支气管炎反复发作，气道炎症持续存在的状态下，气道黏膜上皮广泛受损，上皮组织内传递感觉的神经末梢暴露，对外界的刺激特别敏感（如冷风、烟尘、变应原和其他理化因素），表现出一种过早、过强的反应，医学上称作"气道高反应性"。慢性炎症的气道反应性升高，气道壁出现肿胀、狭窄，且产生黏液，使气流受限、阻塞，分枝状的支气管越来越窄，新鲜空气进入肺部减少，患者出现喘息、胸闷，支气管哮喘逐渐形成。

由于慢性支气管炎反复发作，气道高反应性又引起支气管哮喘反复发作，气管的病变持续存在，导致气道炎性细胞聚集增多，黏膜炎症进行性加重，黏液腺分泌亢进及血管渗漏，最终形成"气道重塑"。其特征是气道上皮细胞断裂和纤维化，平滑肌细胞肥大增生，微血管增生以及细胞外基质沉积，这就造成不可逆的气道结构改变。由于炎症和重塑的结果，使气道严重狭窄，肺功能日趋恶化。

由于支气管哮喘反复发作，久而久之，肺部处于过度充气状态，肺泡中残气量增多，肺泡的弹性降低或消失，形成肺气肿。肺气肿的病理基础则是上述的"气道重塑"，这种不可逆的病理变化，造成肺组织破坏和严重的肺功能损害，由此进一步导致肺血液循环阻力增大，肺动脉高压。由于周身缺氧反应，心脏代偿能力增加，长此以往，右心扩大，形成肺源性心脏病，心力衰竭。

由于肺源性心脏病累及呼吸系统和循环系统，遂使多个脏器受到损害，产生多种并发症。常见的有肺性脑病、心律失常、休克、肾功能不全、上消化道出血、弥散性血管内凝血、严重的电解质紊乱和酸碱平衡失调。

总之，老年慢性支气管炎如治疗不及时，其病程趋势可以概括如下：年老体衰，免疫力下降；支气管感染，迁延不愈；气道反应性增强，引起支气管哮喘反复发作，导致气道重塑，形成肺气肿；肺气肿使肺动脉压升高，以致右心扩大，形成肺源性心脏病。最后引起一系列并发症，如肺性脑病，心、肾功能衰竭。

■ 主要症状

支气管感染：急性期初起鼻塞流涕、发热畏寒，始为干咳，后则有痰，痰液清稀或黄黏，X线检查可见肺纹理增粗。

慢性支气管炎：有反复发作史，每年冬、春寒冷季节发病。咳嗽多痰为主要症状，每日早、晚痰多呈现泡沫状，感染较重或有低热时则有脓性痰出现，肺部可闻及哮鸣音和湿性啰音。有的出现气喘、水肿及心、肺功能不全现象。

支气管哮喘、肺气肿：有慢性支气管炎病史，或伴有肺气肿。发作时呼吸急促，心慌气短，张口抬肩，端坐呼吸，咳频痰多，哮鸣音明显，中医定为虚证。若体型较胖者，痰鸣气粗，胸膈满闷，痰湿内蕴，多为实证。肺气肿形成后，X线检查可见肺野透明度增加。

肺源性心脏病：有长期慢性支气管炎及哮喘病史，动则气喘，心动过速或心律不齐，桶状胸，肺部啰音；青紫、肝大，颈静脉怒张，X射线检查可见心脏扩大，下肢乃至全身水肿。重症患者出现并发症，心、肺、肾功能不全或衰竭。

■ 饮食宜忌

（宜）饮食宜低盐、低脂、低糖，保证蛋白质、维生素、微量元素供应充足，吸收完全。

支气管感染阶段：急性期证属实热，食宜清淡、凉润，如粳米粥、青菜、豆汁、藕粉、莲藕、百合、荸荠、雪梨等。慢性支气管炎因正气已虚，只宜清补，可进甲鱼、鸭汤、银耳、山药、牛奶、豆汁等。

肺气肿、肺心病阶段：正气大虚，饮食方面重在补肺益肾，利尿强心。如山药、芡实、莲子、薏米、桑椹、大枣，皆可配粳米煮粥；人参、黄芪、冬虫夏草、蛤蚧、茯苓，皆可入汤配餐；鸭汤、鸡汤、猪肺、甲鱼、鲑鱼，亦有利于增强体质，促进康复。

忌 气管炎发作期，口苦苔黄，痰液稠黏，有热象存在时，应忌食牛肉、羊肉、狗肉等温热动火之物，以及鱼、虾、海鲜之类。任何阶段均忌辛辣刺激性食物和肥腻、黏滞、油炸食物；口味不宜过咸，更忌烟酒，以免诱发哮喘，加重病情。

水肿患者应禁食咸寒、生冷食物，以免使水肿加重。

■ 饮食疗法

四仁鸡子粥　（《中医长寿之道》）

[制备与服法] 白果仁、甜杏仁各 100 克，胡桃仁、花生仁各 200 克，共捣碎，每日早晨取 20 克，加一小碗水，煮数沸打鸡蛋一个，冰糖适量，顿服，连服半年。

[方义与功效] 白果甘苦涩平，有小毒，功能温肺益气，治痰嗽咳喘；胡桃仁甘平性温，能润燥化痰、平喘止咳、滋补强壮；甜杏仁甘温，止咳补肺；花生甘平润肺；鸡蛋甘平，滋阴润燥，治烦热燥咳。此方有扶正固本、补肾润肺、纳气平喘的功效。

[宜忌] 对慢性气管炎合并肺气肿的老年人最宜。大便滑泻者不用。

🍎 骨质疏松症

骨质疏松症多发于中老年人，而老年人发病尤多。

骨质疏松的根本原因是骨中的钙向血中转移丢失。人体的骨骼是一个代谢旺盛的系统，由于破骨细胞与成骨细胞的作用，老骨不断被吸收，新骨不断形成。血液循环中的钙参与这一代谢过程，骨吸收与再建过程缓慢，骨中的钙去多还少，逐渐丢失。

由于钙的丢失，骨矿质和骨基质逐渐减少，骨皮质变薄，骨小梁因吸收而减小、变细，脆性增强而易断裂，极易发生骨折，医学上称之为"退行性骨质疏松"。骨折部位以椎骨及髋骨为多见。

钙从骨中析出后，大量进入组织，如血管、大脑、细胞间隙等，会使这些器官受到损害，导致高血压、动脉硬化、老年性痴呆。妇女在绝经期后 5 年内，由于雌激素水平下降，骨质丢失最快，所引起的骨质疏松，乃是骨重建速度慢于骨吸收速度所致，称为"高转换型骨质疏松"。骨折常发生在椎骨及桡骨部位。

骨质疏松症发病率高的人群：①年龄 40 岁以上，高龄尤甚；②女性绝经期后 5 年之内，雌激素分泌减少；③久坐少动、被阳光照射不足者；④过度疲劳，承受精神压力大者；⑤使用类固醇皮质激素者；⑥慢性胃肠疾病和手术后吸收能力差者；⑦大量吸烟、饮酒者。

■ **主要症状**

疼痛。原因不明的多发性全身性疼痛，最常见的为腰背酸痛，其次是肩、背、颈、腕、踝部疼痛，可发生于坐、卧、立各种体位和翻身时，症状时轻时重。

骨骼变形、弯腰驼背。

身长缩短，身材变矮。常伴有压缩性骨折，整个脊椎变扁变形，导致身材缩短，明显者可达 4～5 厘米。

骨折。常见者为脊椎骨折、腕部、踝部或髋部（股骨头）骨折。髋部骨折后果相当严重，有 20% 的老年人卧床不起，于一年之内死于骨折并发症，存活者有 50% 致残。

■ **饮食宜忌**

　☆骨质疏松症患者应多食含钙和维生素 D 的食物，如牛奶、豆制品。牛奶是最好的补钙食品，它不仅好吸收，还能促使血钙向骨髓转移。每 250 毫升牛奶中含钙约 300 毫克。如喝牛奶出现腹胀、腹泻，可改食豆制品、小鱼虾及核桃、杏仁等坚果，这些食品含钙也较多。

☆富含维生素C的食物，如酸味水果、食醋等均有助于钙的吸收。

☆维生素D和晒太阳。维生素D可促进钙的吸收，而晒太阳的作用是促进维生素D的合成。如果每天在户外活动中露出面部和前臂在日光下照射15～20分钟，则可以产生足量的维生素D。

☆B族维生素：美国学者最新研究证实，B族维生素可减少人体血液中同型半胱氨酸的含量，此酸可增加患心脏病、脑卒中及老年性痴呆的危险。它的值在血液中升高后，患者患骨质疏松症的概率也成倍增加。荷兰科研人员研究证实，不管男性、女性，当血液中同型半胱氨酸超过正常值25%时，发生骨折的概率明显增大。

叶酸为B族维生素成员之一，1998年美国人就在食品中添加叶酸，其目的在于降低血液中同型半胱氨酸，据称此举每年至少避免了48 000人死于心脏病及脑卒中。专家建议，老年人最好每日保证摄入足量的叶酸和其他B族维生素（维生素B$_1$、维生素B$_2$、维生素B$_6$、维生素B$_{12}$），以确保血液中的同型半胱氨酸值控制在正常范围内，防止骨质疏松症的发生与发展。

富含B族维生素和钙的食品，除奶制品外，如花茎甘蓝、绿叶蔬菜、胡萝卜、花生、杏、杏仁、梨、甜瓜皆有预防骨质疏松症的作用。

☆药物。目的在于提高骨质量，减少骨折发生率。目前通用的治疗药物有维生素D及活性代谢物、钙制剂、雌激素、降钙素等。可针对病因和不同症状选用，应遵医嘱。

☆富磷食物。如肉类、可口可乐。钙与磷在人体中既相协同，又相制约，最适宜的比例为2∶1，如果摄入太多磷，则生成磷酸钙，不易吸收。

☆高脂肪饮食。若碱性食物摄入过多，钙与脂肪酸易结合成不溶性皂化物，阻碍钙的吸收。

☆ 戒烟酒。酒精除引起器官损害外，又可抑制钙与维生素D的吸收与活化，酒精还有抗成骨细胞生成的作用，凡酒精性骨质疏松症，多伴有极其显著的骨小梁断裂；至于吸烟，则会加速骨质吸收。对于女性来说，吸烟又加速雌激素灭活和分解，而使骨质疏松提早或加重。

老年骨质疏松症的综合防治，必须抓住四个要点，即饮食、运动、光照、药物。四者缺一不可。

老年人眼底黄斑变性

视网膜中心部位为黄斑区，它是视觉最敏锐的特殊部位，直径为 1 ～ 3mm，中央有一小凹，无血管且较薄，主要由视锥细胞组成，在神经传递上呈单线联系，即一个视锥细胞和一条神经纤维相连。因此，黄斑病变时视力明显减退。

黄斑变性的发生，是多种病因复合作用的结果，包括衰老、慢性光损伤、营养缺乏、全身和眼部其他病变等。人到老年，眼组织本身结构发生老化，老化到一定程度，发生变性。日常生活中，重复的轻度光损伤有蓄积效应，随着年龄的增长，黄斑对光损伤的易感性增加，损伤超过更新能力时，则引起黄斑变性。另一方面，光损伤刺激视网膜产生过氧化基和类脂性过氧化反应，使感光细胞外段受损，而引起黄斑变性。实验室及临床观察证明，此病与营养缺乏密切相关，特别是不可缺少维生素 C、维生素 E，因为它们可减轻光对视网膜的损伤程度。

老年黄斑变性有干、湿两种类型。干型较常见，约占 90%，黄斑区细胞死亡，视力也就丧失；湿型退化症是指眼球后血管发炎，较为罕见。

■ 主要症状

视力大幅度下降，眨眼时有盘状黑影覆盖眼前。若单眼发病，闭上眼，可见病眼视野中心图像缺乏，难以辨认文字或图像。

眼底检查可见黄斑区色素脱失，中心反光消失，可有金箔外观或地图状萎缩，亦可有视网膜出血，随后形成瘢痕，视力损伤严重者可致失明。

■ **饮食宜忌**

宜 多吃富含维生素A、维生素C、维生素E的食物。富含维生素A的食物有鱼类、动物肝、牡蛎、蛤蜊、螺蛳、胡萝卜、杏、柿子等。富含维生素C的食物有山楂、大枣、草莓、芒果、柚子、龙眼、卷心菜、苦瓜等。富含维生素E的食物有小麦胚芽油、花生油、豆油、小米、玉米、牛奶、肝类、鱼类、甘蓝等。

维生素A、维生素C、维生素E等具有抗氧化作用，有助于抵抗氧对视网膜的破坏。

多食用富含类胡萝卜素的食物。水果和绿叶蔬菜皆含有不同类型的类胡萝卜素，菠菜含量较多，其次西兰花、乳品、鸡蛋内皆有一定含量，类胡萝卜素的主要作用是防止太阳光中紫外线对视网膜的损害。

忌 严禁烟酒。忌强光下用眼和视力疲劳。避免暴怒和情绪激动。

 老年性白内障

白内障是眼睛晶状体混浊的总称，老年性白内障是由于晶状体老化而形成的晶状体混浊，先是影响视力，重者则视力丧失，必须手术治疗。

正常人眼的晶状体是透明的，晶状体通过其囊膜的弥散与渗透作用，吸收房水中的营养物质并排出晶状体本身的新陈代谢产物。

晶状体老化是一种代谢功能衰退的表现，一方面，随着年龄的增长，晶状体内部水分减少，钙、钠增多，钾、磷减少，不溶性蛋白质增加，可溶性蛋白质合成及其与氨基酸、核糖核酸结合的活力降低。加上老年人晶状体内抗氧化防御机制减弱，使晶状体蛋白被氧化而混浊。另一方面，因为晶状体主要由蛋白质组成，众所周知，所有蛋白质在物理因素、化学因素或生物因素作用下都可造成凝结、变混，白内障的发病机制也是如此。加拿大学者提出，老年白内障的发病机制是人体内氧化反应产生的自由基作用于眼的晶状体，使之混浊而产生白内障；

英国学者认为，老年人长期接触阳光，紫外线通过眼睛时，使晶状体屡受其害，日久变浊成白内障；国内医学家则认为，老年白内障与缺锌有关，缺锌原因是老年人肠胃功能衰退，对锌的吸收减少所致。见解众多，莫衷一是，仅供参考。

■ 主要症状

早期：常发现眼前有一个或多个固定不动的黑点，有时影响视物或眼部不适，在光亮背景下更为明显；有的人出现视物变形、视物成双或单眼多视现象。

膨胀期：晶状体水肿，可出现屈折性近视，表现为戴过老花眼镜的老年人，摘去花镜反而看得更清楚，或自觉强光下比弱光下视物清晰。

成熟期：晶状体混浊扩展，皮质水肿减退，最后晶状体全部混浊，虹膜投影消失，视力严重障碍。

■ 饮食宜忌

☆补充抗氧化维生素及食物。维生素C、维生素E，都具有抗氧化功能，有预防白内障形成的作用，同时可减少氧和光线对晶状体的损害，在摄取不足时，可引起晶状体变性。

富含维生素C的食物有西红柿、四季豆、洋葱、大白菜、柑橘、柚子、山楂、草莓、生枣、李、杏等。

富含维生素E的食物有谷类、蛋类、乳品、葵花子油、花生油、卷心菜、花菜等。

维生素A和胡萝卜素也可降低白内障发病率。有报道提出，经常食用β胡萝卜素、维生素A，可使白内障发病率降低30%～40%。多种绿叶蔬菜和橙色水果中胡萝卜素含量较多，如胡萝卜、番茄、枇杷、桃子、南瓜、西瓜等。含维生素A较多的有猪肝、蛋、奶、菠菜、油菜、荠菜、番茄等。

☆补充相关的微量元素，如锌、硒等。研究发现，人体内血锌水平低，极易发生白内障。因此，补锌是预防白内障的主要措施之一。海产品以牡蛎含锌最多（每100克中含100毫克），其次是动物肝肾、鱼类、蛋类、瘦肉等。

医学研究证实，人的视觉敏锐程度与硒有直接关系，人体缺硒能导致晶状体混浊而形成白内障。含硒多的食物有动物肝、肾、心，鱼虾、奶类、蛋黄、香菇、木耳、芝麻等。

☆绿茶。茶叶中的鞣酸，在降解为具有抗氧化作用的物质后，可以阻断体内自由基的氧化反应。如上所述，白内障的产生正是这种反应作用于眼球晶状体的结果。因此，老年人多喝点儿茶，对预防白内障的发生与发展是有益的。

☆中老年人在阳光下活动，最好戴上能过滤紫外线的眼镜，减少紫外线对晶状体的损害。

忌

☆高盐饮食。澳大利亚研究人员报道，吃盐多是白内障发病的重要原因之一。他们对 3 000 名 49～97 岁的人群进行调查，发现吃盐过多的人患白内障的概率是吃盐较少者的 2 倍。结论是清淡饮食有助于预防白内障。

☆脱水缺水。老年人脱水或严重腹泻者，容易发生白内障。有调查表明，老年期发生一次脱水者，其患白内障的概率高于正常人 4 倍。有两次脱水或严重腹泻者，其患白内障概率高于正常人 21 倍。因为眼内一旦缺水，就会发生或加重代谢紊乱，引起眼晶状体混浊，导致白内障。因此，老年人必须经常预防体内缺水和腹泻脱水。

☆日光照射。法国研究人员调查发现，经常受日光照射，会使患皮质性白内障的概率增加 2.5 倍，混合型白内障增加 4 倍。专家们最终认为，人一生中日光照射的总量可能是产生白内障的重要原因。

☆烟酒。过度的烟酒摄入，可致氨基酸代谢障碍，促使白内障发生和发展。

所以，应科学养生，及时治疗已存在的全身疾病和代谢障碍，饮食多吃素，劳逸要适度，心态平衡，精神乐观。

需要摘除白内障时，可采取超声乳化手术摘除。

老年性味觉嗅觉减退症

舌上的味蕾与鼻中的嗅觉细胞，分司味觉与嗅觉功能。人到老年，味蕾数目渐减，嗅觉细胞相应萎缩，故味觉、嗅觉减退。此外，影响嗅、味觉功能的因素很多，如健康状况、身体素质、代谢功能的变化、心理与精神因素及食物种类等。

研究发现，微量元素锌、铜与味觉有密切关系。而老年人体内的锌含量往往减少，发铜与血浆铜也降低，若患有心肌梗死、肝病、肾炎、关节炎或嗜酒者，则体内锌、铜水平更低，可引起食欲不振，味觉、嗅觉减退，其机制主要是营养味蕾和嗅觉细胞的含锌蛋白和铜蛋白缺乏。

维生素对人体嗅觉功能也有重要影响。维持正常的味觉敏感性需要维生素A、维生素 B_1 和叶酸，维生素 A 在锌代谢中也起重要作用，而老年人这几种维生素的营养状况则处于临界缺乏水平。另外，维生素 B_6、维生素 C，烟酸、维生素 H 也都与味觉敏感性有关，一旦缺乏，对味觉也有影响。

味、嗅觉与营养的关系相当密切。一方面，良好的嗅觉和适宜的口腔刺激对促进消化腺分泌、胃肠蠕动和吸收功能都有重要影响，从而改善了营养状况；另一方面，良好的营养状况，又可维持正常的嗅觉、味觉功能。二者互为因果。

- **主要症状**

  嗅觉减退或不闻香臭；味觉减退，食物淡而无味，对佳肴亦无感受。由于对咸味感受不强，每致食盐过多，食欲降低，导致营养不足。

- **饮食宜忌**

  宜

  ☆注意产热营养素的摄取。糖、蛋白、脂肪对味觉、嗅觉功能的影响，主要是通过保持一定的营养状况而实现的。足够的热能物质摄入，有利于锌、铜等微量元素以及某些维生素的吸收和利用，从而影响味觉功能。但有心脑血管疾病及体胖的老年人，必须注意适量摄取，不可过多。

  ☆补充微量元素。锌可改善味觉功能，应多吃肉类、鱼类、贝类、豆类、麦类（大量的锌存在于麸皮中）。含锌较多的食物有小米、玉米、高粱、白菜、萝卜、萝卜缨、扁豆、马铃薯、南瓜等，含铜食物有动物肝脏、牡蛎、虾、坚果、豆类等，皆可选食。

☆补充维生素。多食含维生素 A、维生素 B_1、维生素 B_6、维生素 C、叶酸、烟酸的食物，有助于促进锌的吸收和保护味、嗅觉功能。

☆可适当使用醋、葱、姜、芥末、辣椒等调料，以改善烹调，提高味觉、嗅觉的敏感性，增进食欲，改善全身营养状况。

忌 忌用烟、酒、味精，以免味觉、嗅觉进一步减退。老年糖尿病患者，应忌高糖食物，糖对铜的吸收利用也不利。

其他饮食宜忌，参见内科疾病部分。

🫑 前列腺增生

前列腺位于膀胱下方，是一个倒置的梨形腺体，尖端与尿道膜部相连，内有尿道起始部贯穿。腺体的外上方与精囊腺和输精管囊膜相邻接。其本身由多个腺泡、导管和大量的结缔组织、平滑肌纤维组成，既易感染，又易发生淤阻。

前列腺增生在病理组织学上表现为细胞增生，属于人类最常见的良性肿瘤范畴。发病年龄一般为 50 岁以上，发病率为 30%～50%，60～70 岁老年人发病率可达 75%，80 岁以上发病率近 90%。此病的发病基础，一是由于衰老，循环代谢能力降低；二是由于睾丸功能的存在，睾丸素、性激素的分泌与前列腺增生密切相关，而且雌激素与雄激素又有协同作用，更促使前列腺增生。

中青年时期由于代谢旺盛，气血通畅，不易凝聚为病，故此病多见于老年期。前列腺增生患者在 50 岁以前很少出现症状，大多数患者随年龄增长排尿困难逐渐加重，以至尿时延长，断断续续，滴沥不尽。此时必须做定期检查，早期干预。

前列腺增生，在中医学中属于癃闭范畴，《灵枢经》云："三焦者……实则癃闭，虚则遗溺也。"就是说，前列腺增生属于气化不利、阴血凝聚的邪实证。

中医主张辨证施治，急则治标，缓则治本，按癃闭的病因病机，以调和阴阳、补益脾肾、活血化瘀、散结利水为主，目的在于保护肾功能。

在湿热旺盛，尿道涩痛，滴沥不通时，宜龙胆泻肝汤合猪苓汤加减。

在脾肾气虚，气化无力时，宜补中益气汤加减；肾阴不足者，用六味地黄丸（汤）；肾阳不足者，用金匮肾气丸（即八味地黄丸）。这些方剂酌加活血化瘀、行气利水药物化裁，且需长期服用方现疗效。需要在中医师指导下，处方服用。

据有关报道，临床上对前列腺增生疾病，无论何型，在辨证基础上增穿山甲（代）一味，都有很好的临床效果。穿山甲（代）药性咸而微寒，入肝、胃二经。《本草纲目》称其能通窍杀虫，《滇南本草》云："穿山甲能破气行血，治膀胱疝气。"由于穿山甲（代）能活血化瘀，软坚通络，所以能改善微循环，促使药物进入腺体，通络活血，推陈出新，瘀去则血行，血行则肿消，水肿消则腺体缩小，所以，一般都能取得满意疗效。

有人用穿山甲（代）、川牛膝、瞿麦、木通、白茅根等中药组成方剂，用药不多，效果明显。

■ **主要症状**

梗阻症状：尿潴留、尿等待、排尿费力、尿线细、尿间歇。因之，排尿时间延长。

刺激症状：尿频、尿急、夜尿次数多、尿量少，有时有急迫性尿失禁，重者可以出现血尿、梗阻、膀胱结石、肾盂积水，导致慢性肾功能不全。

■ **饮食宜忌**

宜 饮食以清淡且富有营养为主，可多食新鲜青菜、水果、木耳、赤豆、冬瓜、荸荠、鲜藕等。主食以粳米粥最佳。

忌 兴阳动火之物，如雀肉、狗肉、鹿茸、羊肉、猪头肉、韭菜花等。

忌辛辣刺激性食物，如烈酒、辣椒、芥末、胡椒等。

忌生冷之物，如冰激凌、冰棒及含糖饮料等。

老年性尿失禁

尿失禁是指尿液失却控制，不由自主地经尿道渗漏或排出。由于这种疾病给患者的社会活动带来诸多不便和个人卫生方面的烦恼，而且在老年人中发病较多，所以引起普遍关注。按国际分类有压力性尿失禁、急迫性尿失禁、反射性尿失禁、充盈性尿失禁4种，后两种在老年人中常见。

压力性尿失禁：是指在腹部压力突然增高时（如咳嗽、喷嚏、大笑、用力、体位改变）引起的尿失禁，女性多见于分娩后损伤或绝经期后阴道前壁支持力减弱，男性多见于前列腺术后。

反射性尿失禁：也称真性尿失禁或持续性尿失禁，八九十岁的老年患者较多。由于衰老的原因，神经反射迟钝，尿道括约肌功能严重降低，丧失控制排尿能力。这时膀胱逼尿肌亦发生神经性功能障碍，使尿失禁加重，导致任何体位和任何时间都可发生尿流淋漓。患者一般无排尿感觉，膀胱空虚，无剩余尿。

急迫性尿失禁：在膀胱或尿道炎症、结核、结石或肿瘤等刺激下，有强烈的尿意不能自主而产生失禁。有时因精神紧张、恐惧也会引起。

充盈性尿失禁：是指由于尿道梗阻和膀胱收缩无力产生尿潴留，使得膀胱极度充盈，压力增高，超越了尿道括约肌的阻力，而产生尿失禁，多见于前列腺增生、压挤尿道，使之狭窄梗阻，产生此病。此类患者膀胱中有大量剩余尿，排除梗阻，尿失禁即可缓解。此症多见于老年前列腺增生晚期患者。

尿失禁在中医学中属于"遗尿"范畴，《医宗金鉴》云："不知而尿出，谓之遗尿；知而不能固，谓之小便失禁。"总的病因属于脾肾亏损，下元不固。肾气虚则膀胱气化无力，脾虚则括约肌失控（因脾主肌肉）。

在4种尿失禁中，本节讨论所及，为老年人发生最多的反射性尿失禁与充盈性尿失禁。

■ **主要症状**

反射性尿失禁，患者并无排尿感觉，尿液不断从尿道口流出。膀胱内无余尿。

充盈性尿失禁，有前列腺增生病史，尿道狭窄或梗阻，膀胱过度充盈，尿液自溢后，膀胱内有大量残尿。

- **饮食宜忌**

(宜) 平时宜食温补脾肾、固涩缩尿食物，如炖食猪脬、鱼脬以脏补脏；桑螵蛸（螳螂子）研粉服用，或加入麦面烙饼食用；山药、莲子、芡实、黑芝麻、糯米、大枣、龙眼肉（桂圆肉）、鸡内金，皆有补肾健脾功效；乌梅、山楂、金樱子、山茱萸，制作浓缩型饮料，有固涩缩尿作用。

(忌) 高糖、重盐饮食。因糖、盐渗利，可引起多饮、多尿。忌生冷、滑腻食物，以免有损脾肾，加重病情。

忌用或慎用镇静药物，以免加重尿失禁。

- **治疗建议**

治疗反射性尿失禁的传统中成药：①桑螵蛸丸，按说明服；②补中益气丸，每次 20 粒；③缩泉丸，按说明服。

老年性尿失禁的自我治疗：配合呼吸的体操，目的在于增强尿道外括约肌的张力。

- 仰卧位。吸气时稍抬臀部，用力收缩骨盆底肌肉（收缩肛门，如忍大、小便之感），坚持 10 秒；呼气，放松 10 秒。重复 10 次。

- 屈腿仰卧位。吸气时腰骶部提起离开床面，臀肌及骨盆底肌收缩；呼气时放下，全身放松。重复 10 次。

- 如上体位，两膝用力靠拢挤压骨盆，抬起 3～5 秒；然后两膝分开，骨盆放下。重复 10 次。

- 椅坐位，提肛锻炼。用力收缩肛门（如忍大、小便），坚持 10 秒，然后放松 10 秒；收缩时深吸气，放松时呼气。重复 20 次。

上述操练，如老年人体力尚可，每天做 2～3 遍为好，持之以恒，有预防及治疗作用。

排尿训练：①养成定时排尿习惯，适当控制次数，但不可长时间憋尿。②排尿时有意识地中断一下，然后继续，以训练括约肌。

🍎 老年性便秘

便秘是指大便干结，排便困难，或排便频率减少，且有不适感的一种病症。正常人排便，一般是每天 1～2 次，如果食少，活动少，2～3 天一次且无不适感觉，亦属正常。若腹胀腹痛，肛门重坠，超过 48 小时不排便者，可诊断为便秘。

排便是一个由多种因素掺和的复杂的生理过程。如任何原因所致的大肠过度收缩或过度松弛，都可能导致便秘的发生。根据病因的不同，可分为器质性便秘、功能性便秘等类型。器质性便秘是指体内某些实质性器官发生病变，导致排便障碍形成的便秘，如结肠癌、直肠癌等。功能性便秘则是由于进食过少，或食物过于精细，排便习惯不良或滥用通便药物等因素引起。功能性便秘，也就是习惯性便秘或称单纯性便秘、慢性便秘，多见于老年人。

引起习惯性便秘的原因是多方面的。

（1）**排便动力缺乏**。年老体弱（或久病、产后），膈肌、腹肌、提肛肌群收缩力减弱，排便力缺乏，则粪便不易排出。

（2）**肠道刺激不够**。由于饮食量少或食物中纤维素过少，对肠道刺激不够，难以引起结肠、直肠的反射性蠕动，使食物残渣在肠道中停留过久，水分被动吸收，而致大便干燥，排出困难。

（3）**胃肠道运动缓慢**。B 族维生素缺乏，或有甲状腺功能减退、糖尿病等疾患，致使胃肠运动减慢，食物通过滞缓，发生便秘。

（4）**肠壁应激功能减弱**。长期使用刺激性泻药，腹泻时神经感受细胞既要对抗腹泻，保持正常生理功能，又应激地降低排便活动，最终减弱了肠壁应激性，反而使便秘加重。

（5）**肠道运动亢进**。在副交感神经异常兴奋时，肠道运动出现痉挛性收缩，此时便秘和腹泻交替发生，排出的大便被痉挛的结肠切割成颗粒状硬块，形似羊粪。

（6）**心理因素**。情绪过度紧张或抑郁，或精神受到强烈刺激，导致大脑皮层和自主神经功能紊乱，可引起便秘。

中医认为，便秘多由于劳倦内伤，或年老体弱、气血亏虚、阴寒凝滞而成，治法以行气导滞、益气养血或温阳通便为主。如因热病伤津形成的大便燥结，则应以清热润肠为治。应用"白虎汤"又当别论。（注：白虎汤，中药方剂名。由大黄、芒硝、枳实、厚朴四味药组成。有极强的泄热通便作用，主要用于高热患者热盛伤津，大便燥结。平时不宜使用。）

■ **主要症状**

· 排便次数少，每周少于 2 次；便量少、质硬，排便困难，且有不尽感。

· 有腹胀、腹痛、重坠、嗳气、口臭、多屁等不适感。

· 食欲减退、头痛、头晕或烦躁不安。

■ **饮食宜忌**

宜 多渣水果、蔬菜、粗粮，以增加纤维素；加上多饮水，使肠内容物增加、鼓胀，刺激肠道蠕动，则易于排便。如生梨、西瓜、葡萄、菠菜、芹菜、豆芽、竹笋、鸡毛菜、油菜、玉米等皆可选用。

食用产气食物，如山芋、南瓜、萝卜、豆类等也可刺激肠道，促进肠蠕动，增加大便次数。

对于年老体弱或有肠痉挛、大便如羊屎患者，多渣食物未必有利。可选择面包、牛奶、少渣水果、蔬菜、木耳、海带、蜂蜜、果汁等食物。

忌 油炸熏烤食物，辛辣刺激性食物，精米细面，缺少纤维素的食物，酒精饮料。

■ **综合防治措施**

调整饮食。除上述饮食宜忌外，调整饮食要有明确目的。为使排便通畅，一是要刺激肠蠕动，二是要增加大便量。根据此目的，就要多摄取食物纤维，多吃蔬菜、水果，少吃精米细面。调节饮食，不断清洁肠道，解除便秘，也有利于预防肠道肿瘤、结石症、糖尿病、肥胖症等疾病的发生。

多饮水。正常人的大便中 2/3 是水分，如水分不足即可使大便干结。每天早上喝一杯淡盐水或白开水，有利于排便；老年人平时也应有意识地增加饮水，不仅有利于缓解便秘，对降低血液黏度也是有益的。

养成良好的定时排便习惯。定时排便，形成条件反射，使排便有规律性，有利于缓解便秘。食物入胃后，由于反射作用，结肠运动开始旺盛，每日早餐后，最易引起便意。因为此时肠蠕动最强，为最好排便时间。若有便不排，失去便意，久之则可能形成习惯性便秘。

每日适当运动。促进全身血液循环，同时也促进大肠、腹肌和膈肌的运动。由于重力作用，整个胃肠道都在动态当中，这对缓解便秘、促进排便，是有很好作用的。

食疗方

☆**清蒸茄子**。茄子1个，蒸烂后，加麻油、盐、蒜泥（少量）、味精（少量），拌匀食用。

☆**凉拌菠菜**。菠菜250克，洗净，开水煮过，以麻油、食盐（少量）拌食。

☆**山芋粥**。山芋500克，切丁，加粳米200克，煮粥。

上述三方，简便易行，持之以恒，可奏显效。

■ **饮食疗法**

冰糖炖香蕉　（广东民间验方）

[制备与服法] 香蕉2只，去皮，加冰糖适量，隔水蒸，每日2次，连服数日。

[方义与功效] 香蕉性味甘寒，功能清热润燥、解毒滑肠。又因其味甘，故能补中和胃，对虚弱病人便秘尤为适宜。

[宜忌] 糖尿病患者不宜。

桑椹蜜膏　（《医学大辞典》）

[制备与服法] 鲜桑椹1 000克，煎煮2次，取煎液1 000毫升，文火浓缩，以稠黏为度，加新鲜蜂蜜300克，再煮一沸停火，冷却即可装瓶。每服20毫升，温水送下，每日2次或3次。

[方义与功效] 桑椹甘寒，有补肾、滋阴、养血的作用；蜂蜜甘平，入脾、胃、大肠，能润肠通便，润肺止咳。此膏对血虚津枯的便秘，久服有良效。

[宜忌] 适宜于年老体弱、气血亏虚的患者。

🍎 老年斑

人到老年，颜面部、手背或其他部位皮肤上，出现一些扁平的黑褐色斑块、斑点，俗称老年斑或寿斑，医学上称作"脂褐质色素斑"。它的形成与体内自由基活动有关，表示人体细胞进入了衰老阶段，是一种衰老的征兆。

这种脂褐质色素，不仅聚集于颜面皮肤上，而且机体内部器官、系统，同样受到侵害。如果沉积在血管壁上，会使血管发生纤维化病变，导致动脉硬化、高血压、心肌梗死；聚集于脑细胞时，则影响脑功能，加速脑的衰老过程，导致记忆力衰退、智力障碍，甚至老年痴呆。老年斑的迅速增长也是癌症和脑卒中的先兆之一。自由基所形成的脂褐质，如在细胞内积蓄，便会妨碍细胞的正常代谢，引起整个机体的衰老，最终导致死亡。所以，老年斑的出现，不容忽视。

■ **主要症状**

颜面、手背、胸、背部出现散在性黑色斑块，不痛不痒。

■ **饮食宜忌**

宜 防治老年斑的基本原则是增加体内的抗氧化剂。

☆维生素 E。能阻止体内的不饱和脂肪酸生成脂褐质色素，阻止和减少老年斑的形成，从生理意义上讲，自然有抗衰老的功效。

植物油是维生素 E 的最好来源，尤其是小麦胚芽油。大豆、花生、芝麻、核桃、葵花子、瓜子、蛋黄、玉米、黄绿色蔬菜均富含维生素 E。

☆几种特殊的抗斑蔬菜。

洋葱。含有硫质和人体必需的纤维素，其抗氧化作用能清除体内不洁之物，以保护机体。

茄子。研究发现，多吃茄子可以明显减少老年斑的发生。茄子味甘性平，富含维生素 A、维生素 B_1、维生素 B_2、维生素 C、维生素 D、蛋白质、钙等，有通络散瘀、加强血管韧性、排除血管栓塞的功效。

生姜。生姜中含有多种活性成分，其中姜辣素有较强的对抗自由基的功能。据研究，生姜的抗衰老作用较维生素 E 强。

此外，萝卜、芹菜、菠菜、大枣、杏仁也有祛斑抗老化作用。

忌 高脂肪饮食，特别是含饱和脂肪酸的猪油之类。

老年瘙痒症

皮肤是保护人体的屏障，成年人全身皮肤面积约为 2 平方米。在表皮与真皮中有无数神经末梢，它们与大脑的感觉中枢保持密切联系，可随时将外界刺激反映到感觉中枢。全身布满了四五百万个感觉点，对冷、热、痛、痒、压力的刺激，都能敏锐地感觉出来。所以，皮肤是一个灵敏的感觉器官。

皮肤中有丰富的汗腺和脂腺，由表皮以下的两层血管网提供濡养。人到老年，皮肤发生退行性变化，皮脂腺和汗腺萎缩，分泌减少，从而导致皮肤干燥，角质层也时有脱落，神经末梢感受刺激，所以全身瘙痒。诊断为老年瘙痒症，必须排除其他原因所引起的全身瘙痒，如糖尿病、黄疸、尿毒症以及药物和食物致敏的其他因素。

中医认为，此病是"风胜、血燥"所致。所以，中医的治疗原则是养血滋阴、祛风润燥。

■ 主要症状

阵发性痒感，每次可延长数小时，尤其在晚间入睡时更甚，乃至影响睡眠，精神不振，全身常有抓痕和血痂，久之则引起肥厚性瘢痕疙瘩、苔藓样变和色素沉着。

■ 饮食宜忌

(宜) 养血滋阴食物，如黑、白木耳，猪血、海带、桑椹、粳米等，以滋养心肾之阴；山药、百合、荸荠、梨、冬瓜、紫菜、黄豆、玉米等，以滋养肺胃之阴。

国外报道，人体缺锰可引起皮肤瘙痒。国内专家们也认为多食含锰食物，有利于预防老年瘙痒症。含锰较多的食物有核桃、芝麻、花生、南瓜子、葵花子、豆类等。此外，绿茶中含锰量较多，一杯中等浓度的绿茶含锰 1.3 毫克以上；小麦每千克含锰在 10 毫克以上，也可参酌食用。

(忌) 烈酒、烟、辣椒、牛、羊肉，鱼虾、海腥食物，以免诱发或加重瘙痒。

■ 防治建议

适当使用中药，以养血、祛风、止痒为目的，可试用下方。

当归 20 克、黄芪 30 克、蝉蜕 30 克、防风 9 克、白芍 12 克、紫草 30 克、苍术 6 克、苦参 10 克、白鲜皮 20 克，煎汤早、晚服，10 剂为 1 个疗程。

三　妇科常见病的饮食宜忌

女性有其自身的生理特点，如月经、怀孕、产育、哺乳等都具有复杂的生理过程。如果外感六淫（风、寒、暑、湿、燥、火），内伤七情，饮食劳倦，或房事不节，皆可导致脏腑气血功能失调，引起经、带、胎、产各方面的疾病。

中医认为，女子以血为本，"血为气之母，气为血之帅"，气血来源于脏腑，又与冲、任二脉密切相关，月经、孕育主要受冲、任二脉所支配。因此，妇科疾病的饮食宜忌，必须抓住冲任、气血与肝、肾、脾、胃之间的关系，针对寒、热、虚、实的病因病机来调理饮食。

经前紧张征

经前紧张征是由于中枢神经（特别是下丘脑）功能失调，雌、孕激素分泌不正常，使钠、水潴留，血糖波动，自主神经功能紊乱所致。中医认为，经前紧张征多由于情志失和、肝郁不疏、肝火过旺所致。

■ **主要症状**

乳房发胀，小腹疼痛，情绪低落或无故悲伤，心烦易怒，或攻击他人。月经来潮后，诸症消失，一切如常。

■ **饮食宜忌**

宜 调整自主神经功能，宜吃清淡、利水、低盐食物，如粥类、百合汤、绿豆汤、赤豆汤、瓜类等；可多吃些碳水化合物类食物，如粗制面粉、藕粉、山药、绿色蔬菜、含糖水果等，以保持血糖稳定。此外，可多吃小麦（带皮）粥加大枣，有调节神经作用。中医有"甘麦大枣汤"，对烦躁激动患者有显著疗效。

忌 禁食咸物，如咸肉、腌菜、盐汤等，以降低钠的摄入量；忌吃辛辣动火食物，以降低神经的兴奋性；少食酸味食物，以免助长肝火。

■饮食疗法

甘麦大枣汤 （《金匮要略》）

［制备与服法］小麦60克，大枣14枚，甘草20克。先将小麦以水浸软碾碎，大枣洗净浸泡，入甘草共煮1小时。去甘草，吃枣喝汤，每日1~2次。

又：甘麦大枣粥：小麦100克，浸软压片；大枣14枚；甘草20克，纱布包。加适量水，共煮粥食。

［方义与功效］由于脏躁病多因郁怒伤肝，或思虑过度心脾受损，阴血内耗；浮火妄动，上扰心神，悲伤欲哭，不能自主。故此病虽属虚证不宜大补，虽有虚火不宜苦降。今用大枣补虚益血，小麦益心益气，甘草甘平润燥。药虽平凡，其养心安神功效显著。

心悸、失眠者，可加龙骨、牡蛎、酸枣仁；胸闷气阻，自感咽中堵塞者，加半夏、厚朴。

［宜忌］此方久服无所禁忌。

🍎 月经不调

月经是指伴随卵巢周期性排卵而出现的子宫内膜周期性脱落及出血。"经"者，常也，每月出现故谓之"月经"，准而有信，故又称"月信"。正常的育龄女性月经周期一般为28~30天。正常情况下，经期血量一般不大于60毫升，持续天数为2~7天。

月经的期、量、色、质的任何一种改变，均称月经不调。常见的月经不调有月经先期、后期、无定期、月经过多或过少等症。

月经不调主要由于内分泌功能紊乱（性激素过多或过少），此外，精神情绪因素，环境气候、生活习惯的变化，疾病侵袭、体质衰弱等内、外因素皆可引起。中医认为，月经不调多由于情志不遂，郁怒忧伤，或偏嗜辛辣寒凉，或外感风寒暑湿，久病多病，房事不节，气血不调，冲任两伤所致。

■ 主要症状

月经超前或延期7天以上，为月经先期或月经后期；有时超前，有时迟至，为月经先后无定期。

经量甚少，点滴即净，为月经过少；经期延长，血量增多，超过正常范围者，为月经过多。

一般月经先期量多者，多为血热或气虚。血热者心烦口渴，脉数有力；气虚者，经血色淡质薄，脉搏细缓。月经后期量少者，多为寒凝血瘀，或肾亏血虚。寒凝血瘀者，小腹冷，痛经，血色暗、有块，脉多沉紧；肾亏血虚者，腰酸肢冷，经血量少，色淡质薄，脉搏细弱。

■ 饮食宜忌

月经不调的饮食宜忌，当视虚实寒热、脏腑功能盛衰情况而定，不可一概而论。大凡有热当清，有寒当温，有瘀当逐，有虚当补，肝郁者宜疏，脾虚者当健。食物皆有药性，要慎于选择，益体者宜食，增病者当忌。

宜

☆月经超前量多，属于血热者，宜进食清热止血食物，如百合、藕汁、荸荠、金针菜、花生内衣、黑木耳等。属于气虚、气不摄血者，宜进食清补食物，如龟、鳖、蚌肉、鸭、鹅、蛋白、粳米、小麦、绿豆、豆腐、银耳、莲子、桑椹、蜂蜜等。

☆月经后期量少，属寒凝、气滞、血瘀者，宜进食温经理气活血食物，如羊肉、山楂，饮食中可加生姜、葱、蒜、芫荽、茴香、胡椒、丁香、桂皮、黑醋、黄酒等调料。属于肾亏血虚者，宜食温补食物，如牛肉、狗肉、猪腰、猪肝、羊肉、母鸡、鳝鱼、蛇肉、龙眼（桂圆）、荔枝、饴糖、红糖等。

☆如月经紊乱、先后无定，宜食疏肝养肝食物，如山楂、橘、柚、佛手、香橼、小麦、豆芽、猪肝等。主要在于饮食有节，起居有常，精神开朗，营养充分，则月经紊乱可不治而愈。

忌 月经超前量多，血热妄行者，应忌食辛辣、刺激、破气动火之物，如辣椒、胡椒、姜、韭、葱、蒜、牛肉、羊肉、狗肉之类；月经过期量少，虚寒气滞者，应忌生冷滑腻、性质寒凉食物，如鸭、鹅、螃蟹、鳖、河蚌、田螺、黄瓜、冬瓜、菠菜、苋菜、萝卜、柿子等。

▪ 饮食疗法

参芪大枣汤 （经验方）

[制备与服法]黄芪、党参各30克，大枣10枚。加适量水，文火煮至汤甜为度，去黄芪，吃党参、大枣，喝汤。每日1次

[方义与功效]黄芪、党参皆能补气，但黄芪补气补阳，善治表虚；党参（人参）补五脏之气，善治里虚，兼能益阴；大枣补脾和营，开生化之源以益血。故此方气血双补，为治疗气虚所致月经先期的有效方剂。

[宜忌]有外感实热未清者不宜。又此方可煮粥食，宜经常服用。

当归生姜炖羊肉 （《饮食疗法》）

[制备与服法]羊肉250克，当归30克，生姜15克。加少许水，隔水蒸烂，加黄酒少量去其膻气，加适量食盐、作料。每日1次，佐膳。

[方义与功效]羊肉甘温，入脾，具有补虚劳、益气血、壮筋骨、厚肠胃的功效。李东垣说："人参补气，羊肉补形。"肯定了羊肉的补虚作用。当归补血调经，活血止痛；生姜温中散寒，此方有温中补虚、补血调经之功效。

[宜忌]此方适用于血虚偏寒月经后期者。

定经膏 （定经汤加减、改剂型）

[制备与服法]菟丝子、白芍、当归各60克，熟地黄、长山药各30克，茯苓、香附各20克，柴胡10克。加水500毫升，煎两次共取浓汁350毫升，加黄酒20毫升、白蜜30毫升，收膏。每服50毫升，每日2～3次。

[方义与功效]方中当归、白芍、熟地黄养血；菟丝子、山药补肾；香附、柴胡疏肝解郁。全方养血补肾，疏肝解郁。肝肾之郁既开，气

疏血充，月经之期自定。

[宜忌] 此膏适于月经紊乱，需连服 2～3 个疗程，方可奏效。每个疗程 10 天，在月经过后服。

🫑 痛经

行经前后小腹疼痛，称为痛经。中医认为，其原因多为外感风寒，内伤七情，以致气滞血瘀或心血不足，胞脉阻滞，不通则痛。

此症有虚实之分，大凡绞痛多实，隐痛多虚，经前痛者多为实证，经后痛者多为虚证。

■ 主要症状

此病以小腹痛为主症，大多月经推迟。实证则经前或经期小腹绞痛，并有冷感，经行不畅，色紫有血块，块下痛减；虚证则经后小腹隐痛，其痛绵绵，经血色淡无块，血量较少，头晕乏力，腰酸肢冷。

■ 饮食宜忌

痛经不论虚证、实证，皆与"寒"有关，所以，饮食调养应立足于温通与温补。实证可选温经活血食物，虚证可选温补食物，但食物皆有补虚作用，温通与温补又不能截然划分（参阅表 8-15）。

表 8-15 常见食物药性、功用分类表

类别	常见食物
温热类	黏米、面粉、红糖、饴糖、辣椒、姜、葱、蒜、韭、狗肉、羊肉、鹿肉、鲫鱼、虾、黄鳝等
清凉类	大麦、粟米、冰糖、白糖、豆腐、黄瓜、冬瓜、西瓜、藕、百合、荸荠、萝卜、梨、柿子、菠菜、苋菜、紫菜、竹笋、鹅、鸭、鳖、蟹、河蚌、田螺等
平性类	粳米、玉米、扁豆、豌豆、豇豆、花生、芝麻、大枣、蜂蜜、木耳、香菇、丝瓜、乌骨鸡、鸡蛋、鲤鱼、草鱼、鸽子、鹌鹑等

类别	常见食物
清补类	龟、鳖、蚌肉、鸭、鹅、鸡蛋白、银耳、豆腐、薏米、小麦、绿豆、梨、百合、桑椹、蜂蜜、冰糖等
温补类	牛肉、狗肉、羊肉、鸡、鳝鱼、蛇肉、龙眼(桂圆)、荔枝、红糖、饴糖等
平补类	猪肉、鲤鱼、黄豆、小米、扁豆、芝麻、山药、大枣、花生、白果、芡实、莲子等
止血类	花生内衣、木耳、荠菜、金针菜、百合、莲蓬、藕汁、乌贼骨等
润肠通便类	甜杏仁、桃仁、芝麻、松子、柏子仁、香蕉、红薯、蜂蜜等

（宜）辣椒、胡椒、葱、姜、韭菜、蒜、羊肉、狗肉、酒类、醋类、山楂、红糖等。

（忌）生冷食物，如冷饮料、豆腐、黄瓜、冬瓜、河蟹、蚌肉、田螺、梨、柿等。

■ **饮食疗法**

艾叶汤 （《常见病中医临床手册》）

[制备与服法] 艾叶 15 克，煎汤。加红糖适量温服。每日 2 次。

[方义与功效] 艾叶辛苦性温，入肝、脾、肾经。能散寒除湿，温经止血，主治腹中冷痛，月经不调。红糖暖胃散寒并有矫味作用。

[宜忌] 阴虚血热、月经先期者不宜。

乌鸡汤 （《饮膳正要》）

[制备与服法] 雄乌骨鸡 500 克（切块），陈皮 3 克，高良姜 3 克，胡椒 6 克，草果 2 枚，葱、醋适量。文火炖烂，吃肉喝汤。

[方义与功效] 乌骨鸡甘温，益气补血，补髓填精；陈皮理气醒脾，高良姜、胡椒温中暖胃；草果散寒燥湿。此方温中健胃，补益气血，用于妇女痛经属于气血双亏、偏于虚寒者。

[宜忌] 阴虚血热、月经先期者不宜。

🍎 功能失调性子宫出血

女性不规则地阴道流血，但生殖系统又无器质性病变者，称为功能失调性子宫出血。这与神经系统和内分泌系统功能异常有关。现代医学分为有排卵性功能失调性子宫出血和无排卵性功能失调性子宫出血。前者多发生于育龄女性，而后者多发生于青春期少女和更年期女性，中医称为"崩漏"。来势迅猛，出血量多者为"崩"；血量不多，滴沥不尽者为"漏"。中医认为，多因外感邪热，内伤七情，或过食辛辣、燔炙食物，引起肝、肾、脾及冲任失调所致。

■ **主要症状**

· 在短期停经之后，来潮时血量特别多（一次经期总失血量可达 600 毫升），血色深红或夹瘀块，伴烦热口渴、大便秘结，小便黄赤。此属血热证。

· 出血量多，血色淡红质稀，淋漓不断。头晕心悸，面色苍白，神疲乏力，食欲不振，或有低热。此属气虚证，由多次失血后贫血引起。

■ **饮食宜忌**

宜 属于血热者，宜食清凉、止血食物，血止后进食平补或清补食物；属于气虚、血虚者，选用止血食物的同时，宜进食温补或清补食物，以补充失血所造成的亏损。

忌 辛辣动火食物，如酒类、辣椒、胡椒、葱、姜、羊肉等。
出血期间严禁体力活动，绝对卧床休息。切忌悲伤、恼怒、忧思、焦虑等精神刺激。

闭经

发育正常的女性，每月有一次月经，如 14～18 岁以后一直不来月经，称为原发性闭经；如曾来过月经，中断 6 个月以上，或按自身原有月经周期计算停止 3 个周期以上，又无妊娠、哺乳情况者，为继发性闭经。凡气虚血亏、肝肾失养、多病久病而闭经者，属于虚证；外感寒湿、肝郁气滞、血瘀、痰阻而闭经者，属于实证。原发性闭经多由于先天性子宫发育不全，性激素分泌过少而致。少女短期闭经系子宫发育未臻成熟，属于正常范围，不做疾病处理。

■ 主要症状

虚证：经闭数月，头晕耳鸣，心悸气短，神疲倦怠，舌淡无苔，面色萎黄，此属气血两虚；如腰酸怕冷，四肢不温或午后低热，夜间盗汗，此属肾虚。

实证：经闭，胁腹胀痛，烦躁易怒，舌有紫点，脉弦或涩者，属于气滞血淤。

■ 饮食宜忌

（宜）少女原发性闭经与气血两虚型闭经，均应加强营养，改善体质，宜食高糖、高蛋白、高维生素食物，进行平补或温补。如乌骨鸡、鸽肉、羊肉、猪肝、猪血、人胎盘、木耳、山药、大枣、核桃、金针菜，皆可按季节所需适当进食。

气滞血瘀型闭经，可多食活血理气食物，如山楂、龙眼（桂圆）、果丹皮、桃仁（去皮尖炒食，或浸泡去毒后，盐水拌食）、金橘、玫瑰花、枸杞子、鸡内金等。《医学衷中参西录》云："鸡内金善化瘀血，能催月信，速于下行。"

（忌）虚、实闭经均忌食生冷、滑腻、寒凉、黏滞食物，如冷饮、生菜、肥肉、蟹、螺、海鱼、海带、豆酱、腌腊制品。

■ 饮食疗法

鸡血藤煲鸡蛋　（《饮食疗法》）

[制备与服法] 鸡血藤30克，鸡蛋2个，加水同煮，蛋熟去壳再煮片刻，加白糖少许调味，饮汤食蛋，每日2次。

[方义与功效] 鸡血藤甘苦性温，入心、肺二经，功能活血舒筋、祛瘀生新，用于女性月经不调、痛经、闭经等症；鸡蛋滋阴养血。此方有补血活血、化瘀通经作用。

[宜忌] 闭经通用方，无禁忌。

🍎 倒经

妇女在行经期间和经期前后，出现周期性的鼻出血或吐血，现代医学称为"代偿性月经"，中医谓之"倒经""逆经"和"经行吐衄"，认为主要是由于肝经郁热、迫血上行，或肺肾阴虚，虚火上炎，灼伤肺络所致。

- **主要症状**

  经期或经前吐血或衄血，血色鲜红，心烦易怒，两肋胀痛，口苦咽干，舌红苔黄，脉搏弦数，此属肝经郁热。

  经期或经期前后，吐血、衄血，血量较少，血色暗红，耳鸣、头晕，手足心热，潮热盗汗，舌红苔剥，脉搏细数，此属肺肾阴虚。

- **饮食宜忌**

  （宜）肝经郁热型，宜进疏肝凉血食物，可食鲜藕、黄花菜、百合、高粱米及清凉类食物。

  肝肾阴虚型，应滋补润肺、清热凉血，宜食清补食物，如龟、鳖、蚌肉、鹅、鸭、鸡蛋、木耳、银耳、桑椹、百合、山药、豆腐等。

  （忌）酒类、辛辣动火食物，如辣椒、葱、姜、羊肉、狗肉之类。

- **饮食疗法**

  牛膝地黄汤 （经验方）

  ［制备与服法］白茅根、川牛膝、生地黄各30克。加水500毫升，煎取300毫升，加白糖适量，每次服100毫升，每日3次。

  ［方义与功效］牛膝味苦性平，功能降虚火，通经脉，引血下行；白茅根甘寒，凉血止血；生地黄凉血清热。此方安全有效，屡试皆验。

  ［宜忌］适用于倒经。月经过多者不宜。

少女月经初潮

　　月经初潮是指少女第一次月经。我国少女月经初潮年龄在11～16岁，多数在13～15岁，现在有提前的趋势。《黄帝内经素问·上古天真论》云："女子……二七而天癸至，任脉通，太冲脉盛，月事以时下，故有子。"这是说女子一般到14岁左右，肾气已经充盛，就产生了一种促进性功能成熟的物质——天癸，这时冲、任二脉中的气血充盈，于是有了月经，并开始有生殖能力。

　　月经是一种正常生理现象，与卵巢激素的分泌有密切关系。卵巢是合成性激素的主要部位，少女在月经初潮期，有的卵巢发育尚未完全成熟，分泌性激素的量不稳定，所以经血的量不稳定，时间也不规律，并有不同程度的全身反应。

■ 主要症状

月经周期紊乱，有时在一二年内尚有超前、过期、停经、闭经等现象，经血量不正常。正常月经量为30～50毫升，持续时间2～7天，但有的少女排血量多达100毫升，有的仅有10～20毫升，且数日不断；全身反应，有头痛、失眠、腹痛、肌肉痉挛、精神紧张或感情抑郁等症状。上述症状在少女月经初潮期，均属正常范围，但不少人由于缺乏生理常识，担惊受怕，以为是疾病而就医。

■ 饮食宜忌

☆ 多吃含钙食物，如牛奶、豆制品、贝类、虾皮等。由于雌激素有促进骨中钙质沉着的作用，当其分泌不足时，钙的吸收利用便会受阻，所以在少女月经初潮前后常出现血钙偏低现象，有时引起子宫肌肉痉挛（腹痛），重者引起全身抽筋现象，所以，必须适当补钙。

☆ 宜进食高蛋白和含胆固醇食物，如瘦肉、禽肉、蛋、牛奶、豆腐、猪肝以及适量的动物脂肪。因蛋白质是构成细胞和修复组织的重要物质，胆固醇是合成激素的重要成分，蛋白质和脂肪中的胆固醇能为激素的合成提供充足的原料。

☆ 宜多食富含铁质的食物，如海带、黑木耳、紫菜、芹菜、菠菜、黄豆、芝麻、动物肝脏等，以补充经血中铁的损失，预防缺铁性贫血。

☆ 宜多食维生素C、维生素E、B族维生素含量丰富的食物，如大枣、番茄、刺梨、绿叶蔬菜、水果（含维生素C多）、卷心菜、花菜、葵花子、菜油（含维生素E）、糙米、豆类、粗粮等（含维生素B_1、维生素B_2）等。因维生素C能促进铁的吸收，维生素E具有调节激素正常分泌的功能，B族维生素对碳水化合物的代谢、缓和精神上的压抑和激动，均有重要作用。

忌 寒凉、辛辣刺激性食物，以免引起腹痛或出血过多。

少饮浓茶、咖啡，因茶中的单宁阻碍铁的吸收，咖啡因有兴奋神经作用。

🫑 更年期综合征

更年期是女性从生育期到老年期的一个过渡阶段，现代医学称为"围绝经期"，包括绝经前期、绝经期和绝经后期三个阶段。更年期症状开始出现，月经周期紊乱2～5年，为绝经前期；然后月经逐渐停止，在此1年左右时间内为绝经期；绝经期后卵巢功能不一定完全消失，可再延长6～8年，这一时间，被称为绝经后期。总的来说，女性更年期多发生于40～60岁，持续时间长达10～20年。此时期的生理特点是卵巢功能逐渐衰退以至完全消失。由于体内雌激素的分泌日益减少而缺失，导致内分泌紊乱、自主神经功能失调；糖类、脂肪、水、盐、钙、磷代谢失常，因而产生一系列临床症状，谓之更年期综合征。

此病与中医学所说"脏躁"相似，如月经过多，又可导致血虚、气虚、心悸怔忡等证候。

▪ 主要症状

一般表现为以下三个方面。

☆内分泌功能紊乱：主要是月经周期紊乱，由正常的间隔20～30天变为2～3个月或更长时间行经一次，以后逐渐延长至4～5个月或半年，最后完全停止。

在经量上，可能较正常时减少，也可能变为不定期的阴道出血，淋漓不断，每次持续数日。少数气虚患者也可能发生大出血，导致贫血、乏力、心慌、气短。中医谓之"崩漏"。

☆自主神经功能紊乱：血管痉挛性疼痛（头痛、乳痛、胁痛、小腹痛），血压波动，头晕眼花，耳鸣，心悸，失眠焦虑，烦躁易怒，甚至情绪不安、喜怒无常。

☆代谢失常

脂肪代谢失常：因雌激素不仅具有抑制肝脏合成胆固醇和促使胆固醇降解、排泄的作用，而且可将动脉壁的胆固醇转移到肝脏。更年期雌激素缺乏，则会使血脂升高，胆固醇增高，导致动脉粥样硬化的因素增加，引起心脑血管疾病。

糖代谢失常：由于雌激素分泌减少，胰岛素分泌不足，血糖持续偏高，则易形成糖尿病；水、盐代谢失常，水、钠潴留，则导致下肢水肿。

钙、磷代谢失常：本来雌激素能促进骨中钙、磷沉积，更年期雌激素缺乏则影响钙、磷吸收，易患骨质疏松症，稍有不慎，导致骨折。

■ **饮食宜忌**

更年期女性的饮食宜忌，应注意以下几点。

☆宜进食优质蛋白饮食，如鸡蛋、牛奶、瘦肉、鱼类、大豆及豆制品。因这些食物不仅蛋白质含量高，而且生物效价也高，易为机体利用，以修补组织，提供血液生成的营养成分。

☆宜食用高钙、高铁、富铜饮食，包括奶类、豆类、海产品、动物肝脏、血类、绿叶蔬菜、水果、干果。猪肝、羊肝、猪血、芹菜、菠菜、油菜、苋菜、萝卜、西红柿、柑橘、大枣等，均可补充因雌激素不足而引起的缺钙和失血过多导致的贫血。

☆宜食用富含B族维生素、维生素C的饮食。B族维生素有维持神经健康和促进消化的功能，如调节自主神经、促进食欲，从而增强机体抵抗能力；维生素C主要是促进铁的吸收，降低微血管脆性，除有益于纠正贫血外，也能增强抗病能力。

☆宜食用降血压、降血脂食物，主要针对超过标准体重者。降血压食物，如玉米、绿豆、芹菜、莲子、百合等；降血脂食物，如粗粮、糙米、粗面、高粱面、玉米面等。其他如多纤维蔬菜、水果、豆类、豆制品等均可经常进食，以预防因血脂、胆固醇升高而引起的动脉硬化和冠心病。

忌

☆忌多盐饮食。食宜清淡，每日食盐摄入量不超过6克。不吃或少吃咸菜、咸肉、火腿、香肠、豆酱等盐分过高的食物，以防水、钠潴留而出现水肿。

☆忌高糖、高脂肪饮食。少食白糖、甜点及含糖饮料，以防肥胖症、糖尿病发生；不宜吃肥肉、动物内脏及动物油脂、蛋黄等，以防血管硬化导致冠心病发生。

☆限制咖啡、茶及可乐饮料，以免影响钙平衡，减少钙从尿中流失。

有专家概括地指出，更年期的营养应以"三多三少"为原则。

三多：一多吃新鲜食物；二多吃植物性食物（增加维生素、矿物质、植物纤维和植物性雌激素的摄取量，以加强营养）；三多吃含钙和B族维生素的食物（以补充钙的丢失和改善糖代谢）。

三少：少热量（低糖），少胆固醇（低脂肪），少刺激性（茶、咖啡）。

坚持三多三少，有利于顺利度过更年期。

带下病

白带是阴道中流出的少量黏性分泌物，由阴道黏膜渗出物、宫颈管及子宫内膜腺体分泌物等混合而成。正常的白带为白色糊状或蛋清样液体，无臭无味，本属一种正常的生理现象。如带下量多，或清稀如水，或质稠如脓，绵绵不绝，颜色或黄或青，或赤或黑，或如豆渣样，气味腥臊恶臭，谓之带下病。多因滴虫感染、细菌性阴道病、盆腔炎、宫颈糜烂、肿瘤等引起。中医认为，系带脉失约、任脉不固、湿浊下注所致。

■ **主要症状**

带下黄绿色泡沫状物质，有臭味，奇痒刺痛，多为滴虫阴道炎；如为乳白色、豆渣样物质，量多，且伴阴道瘙痒者，多为细菌性阴道病；带血性黏液，可能为宫颈炎或盆腔炎；如为脓血物质且有奇臭者，可能为肿瘤引起。

中医认为，带下病分为脾虚、肾虚、湿热三型，症状各有不同。

脾虚：带下色白，质地黏稠，绵绵不断，面色㿠白，四肢不温，神疲乏力，大便溏薄，下肢浮肿，舌淡苔白，脉缓而弱。

肾虚：带下清稀，量多如水，腰酸腹冷，小便清长，大便溏薄，舌淡苔白，脉搏沉迟。

湿热：带下黄绿，如脓夹血，量多臭秽，阴部瘙痒，小便短赤，口苦咽干，舌红苔黄，脉数。

■ **饮食宜忌**

宜 脾湿者，宜食健脾除湿之物，如薏苡仁（薏米）、山药、扁豆、莲子、茯苓粉、白果仁等。肾虚者，宜食补肾止带食物，如猪肾、猪脬、猪肠、猪肚、母鸡、甲鱼、淡菜、山药、白果、莲肉、芡实、韭菜等。湿热下注者，宜食清热除湿食物，如薏米、赤豆、绿豆、马齿苋、鲜藕、冬瓜、冬瓜子、黑木耳、白果、扁豆等。

忌 脾虚者，忌生冷瓜果、寒凉滑腻之物，如生菜、黄瓜、冬瓜、萝卜、丝瓜、肥肉、冷饮等。肾虚者，忌食咸寒腌制食物，如海产品、藻类、酱豉、腌腊制品、咸菜等。湿热下注者，应忌酒类、醋类、酸物以及辛辣刺激性食物，如辣椒、胡椒、葱、姜、韭、羊肉、狗肉、公鸡、黄鳝等发物。

■ **饮食疗法**

椿根白皮汤 （《食物中药与便方》）

[制备与服法] 椿根白皮30克（鲜品60克）加水300毫升，煎取150毫升，去渣。加白糖或蜂蜜30克，每次服30毫升，每日2次或3次。

[方义与功效] 椿根皮苦涩微寒，无毒，能清热燥湿，涩肠止泻，固

下止血。杀菌止带，加入蜜糖矫味，免伤肠胃。

[宜忌] 此汤适用于宫颈炎、子宫内膜炎所引起的赤白带下，对尿路感染、细菌性痢疾亦有效。

🫑 妊娠期饮食宜忌

妊娠期是从受精卵开始发育到胎儿成熟、安全分娩为止的一段时间。在此期间，孕妇的饮食选择不当，或营养不足与过剩，均可导致胎儿畸形，甚至造成死胎或新生儿难育等情况。为了优生优育，孕期饮食宜忌必须密切注意。

中医对妊娠宜忌甚为讲究，古籍屡有所载，且所涉范围甚广，如《饮膳正要》云："上古圣人有胎教之法，古者妇人妊日，寝不侧，坐不边，立不跸，口不食邪味，目不视邪色，耳不听淫声。""欲子多智，观看鲤鱼、孔雀，欲子美丽，观看珍珠美玉，欲子雄壮，观看飞鹰走犬，如此善恶有感，况饮食不知避忌乎。"

妊娠女性不仅要注意饮食宜忌，而且应注意思想情操对胎儿的影响。这就是所谓胎教。

■ 主要症状

女性怀孕期间由于内分泌系统新陈代谢发生一系列变化，随着孕卵的发育和胎儿的成长，孕妇会出现各种不适的感觉和症状，如呕吐、水肿、尿频、心悸、胸闷等。但这些症状都属于正常范围，不作为疾病看待。本节着重讲妊娠饮食宜忌。

■ 饮食宜忌

(宜) 孕妇的饮食营养有一个总的原则，就是保证胎儿的正常发育和维护母体的健康。这就要求孕期饮食必须优质、适量、全面。

优质：就是孕妇选择食物必须是营养丰富，质地优良，新鲜而易于消化吸收，如优质蛋白、脂肪，新鲜的蔬菜、水果等。

适量：营养缺乏固然影响胎儿生长，但营养过剩时，也可引起婴儿先天性畸形。如孕妇进食过量的维生素A或某一种微量元素时，均可造成畸胎。

全面：就是指营养素要全，不可偏废，如蛋白质、脂肪、碳水化合物、各种维生素、无机盐、微量元素都不能缺少。如蛋白质不足，影响大脑发育；缺钙会影响胎儿骨骼形成；缺锌会引起胎儿大脑及生殖系统发育不全等。

根据孕妇的生理变化，其饮食宜忌应分为三个阶段，合理配膳。

妊娠1~3个月，妊娠反应明显，有挑食、厌食、恶心、呕吐现象，并嗜食酸物。多因基础代谢旺盛，胃中有热，宜食清淡滋润食物，要求清淡易于消化且富有营养。可在清补食物中选择，并注意口味纯正，以免引起呕吐，并以少食多餐为宜。

此阶段应忌食腥膻异味、油腻、辛辣热性食物。

妊娠4~7个月，孕妇食欲旺盛，食量增加，胎儿体形长大，孕妇有时出现便秘、尿频，此时需增加热量。除蛋白质、糖类、脂肪外，应多食新鲜蔬菜、水果，增加维生素、微量元素和纤维素，以刺激肠蠕动，减轻便秘。

妊娠8~9个月，此时胎儿生长更快，营养要求全面，宜多吃动物蛋白、富含卵磷脂和锌的食物以助大脑发育。但对脂肪和糖类应予适当限制，以免胎儿生长过胖，分娩困难。

 按《饮膳正要》记载，孕妇应忌下列饮食。

· 兔肉，令子无声，缺唇。

· 山羊肉，令子多疾。

· 干鱼，令子多疮。

· 桑椹、鸭子，令子倒生。

· 雀肉、饮酒，令子心淫情乱，不顾羞耻。又雀肉、豆酱，令子面生䵟暗。

· 鸡肉、糯米，令子生寸白虫。

· 食鳖肉，令子项短。

· 食驴肉，令子延月。

・食冰浆，绝产。

・食骡肉，令子难产。

上述诸条中，有的看上去没有什么科学依据（如兔肉令子无声、缺唇一条），但皆系古人千百年经验中得来，可作参考。其主要机制，可能在于有些肉类中的激素，对孕妇内分泌有影响，而不利于胎儿发育。

此外，根据现代医学理论与实践，孕妇应避免感染某些疾病和禁用某些药物，现分述如下。

☆疾病——病毒感染，如风疹易致胎儿畸形；疟疾高热，易影响胎儿发育；梅毒等性病，易影响胎儿，如先天性梅毒、马鞍鼻、艾滋病等。

☆药物——如抗生素、抗结核药，可致胎儿畸形；安眠镇静药物，易影响胎儿大脑及神经系统发育；解热镇痛药，如水杨酸之类可致胎儿畸形；奎宁类药，大量使用可导致流产等。

最后，孕妇应忌一切酒类及刺激性饮料，如咖啡、可可、浓茶等均对胎儿不利。

🍎 妊娠呕吐

妊娠早期（1～3个月）出现恶心、呕吐、厌食乃是常有反应，一段时间之后多逐渐恢复正常，可不作病论。若反复呕吐，甚至不能进食者，称为"妊娠恶阻"，可能与人绒毛膜促性腺激素的水平有关。中医认为，怀孕之后阴血聚以养胎，冲脉之气较盛，冲气上逆，导致胃失和降，或肝胃不和，发生本病。

■ 主要症状

恶心、厌食，呕吐剧烈。呕吐物中，时常有胆汁或咖啡色血凝块，脘闷胁痛，消瘦乏力，口干、少尿，甚者可有脱水或酸中毒症状。

■ 饮食宜忌

宜 饮食应以营养丰富、易消化、无异味为原则，可供给充足的糖类及维生素食品，如软面包、果汁、果酱、蜂蜜。在反应较轻时，可适当进食鸡蛋、肝汤、瘦肉、鲤鱼、河虾仁、豆制品等蛋白质含量高的食物。特别是鲤鱼有治疗"妊娠水肿，胎动不安，反胃吐食"的功效（见《本草纲目》）。

此外，口苦、舌苔黄、脉数有热者，宜食百合（用冰糖炖）、甘蔗汁、雪梨汁、粳米汁（加白糖）等；吐液清冷、舌苔白、脉迟者，宜食生姜、红糖、苹果汁、柠檬汁、牛奶等。

忌 生冷、腥膻、异味（鲤鱼例外）、辛辣刺激性食物（姜例外，按药性，姜有镇吐止呕作用），坚硬、难消化食物，油炸食物，一般饮食尽量不用油、盐及其他调料。

■ 饮食疗法

生姜乌梅饮 （经验方）

[制备与服法] 乌梅肉、生姜各10克，红糖适量，加水200毫升煎汤。每服100毫升，每日2次。

[方义与功效] 乌梅酸涩性平，为清凉收涩药，能和胃止呕，生津止渴；生姜温胃止呕，化饮宽中，加红糖暖中和胃。故此方性质温和，酸甜适口，有和胃止吐的功效。

[宜忌] 适用于肝胃不和之妊娠呕吐。

妊娠水肿

孕妇妊娠晚期，下肢常有轻度水肿，休息后自行消退者，不作病论。若水肿逐渐加重，波及头面四肢、腹部、外阴者，称为妊娠水肿。这是一种妊娠中毒现象，由于毛细血管渗透性增高，水、钠潴留于组织间形成水肿。中医谓之"子肿"，系脾肾阳虚、水湿内停所致。

■ **主要症状**

高度浮肿，自下而上，按之凹陷；或口淡，纳差，畏寒肢冷；或胸胁闷胀，腰酸，尿少。

如有血压升高，出现蛋白尿或头昏目眩者，为先兆性子痫，如不及时处理可发展为子痫（类似癫痫症状），成为危重病症。

■ **饮食宜忌**

(宜) 妊娠水肿的饮食宜忌，应本着利水解毒的原则，要求高蛋白低盐饮食，如冬瓜汤、赤豆汤、绿豆汤、粳米粥、薏米粥、芹菜粥等，皆有利水解毒作用，鲤鱼、鲫鱼、黑豆等不仅能补充蛋白质，而且也有利水作用。这些食物可以搭配食用。

(忌) 过咸的食物，如咸鱼、咸肉、咸菜、腌菜、酱类，以减少钠的摄入量，有利于减轻水肿。

■ **饮食疗法**

白茯苓粥　　（《老老恒言》）

[制备与服法] 白茯苓 30 克（研粉），粳米 60 克，共煮粥，加白糖适量，每日 2 次，早、晚食用。

[方义与功效] 白茯苓甘、淡、平，入心、肺、脾、胃、肾诸经，功能利水渗湿，健脾补中，宁心安神，与粳米相配，有清补、利湿、消肿功效。

[宜忌] 无禁忌。

先兆流产

先兆流产，指孕妇在妊娠期间，有阵发性下腹坠痛、腰酸和阴道少量出血。中医称为"胎漏"或"胎动不安"，认为主要是肾气不固、气血亏虚所致。

■ **主要症状**

尿妊娠试验阳性，腹痛、腰酸，阴道少量流血，或无出血，有子宫缩痛。子宫大小与妊娠月份相符合。

■ **饮食宜忌**

宜 乌鸡、鸡蛋、猪肝、猪腰、芡实、山药、莲子、黑豆、糯米、大枣、蜂蜜等益气固肾食物。

忌 生冷、滑腻、辛辣、破气食物，如海产品、藻类、萝卜、辣椒等。

■ **饮食疗法**

鸡鸽鹌鹑蒸高丽参 （《中国食品报》）

[制备与服法] 母鸡1只（约重1000克），白鸽1只，鹌鹑1只，将三物去毛及肠杂洗净。将高丽参6～10克放鹌鹑腹腔内，鹑放入鸽腔，鸽放入鸡腔内，将鸡放碗内，封闭严实瓦煲蒸2小时，取出服汁食肉。

[方义与功效] 鸡肉甘温，暖中益气，补髓填精，可治虚劳羸瘦，崩中带下，水肿泄泻，产后缺乳；白鸽肉味咸，性平，能补肝肾、益精气，治妇女经闭血少，老人肾亏体虚；鹌鹑甘平，《本草纲目》记载：鹌鹑"滋补五脏，益中续气，实筋骨，耐寒暑，消结热。"世人对它有"动物人参"之誉。高丽参大补元气。此方大补肝肾，为安胎妙药。

[宜忌] 怀孕之初和流产之后，连服2～3次即可收到理想效果。

🫑 人工流产

人工流产对孕妇的身体损伤较大，有的失血过多，一般要半个月至一个月方可恢复。需要安静休息并认真调养。身体素质较弱者也会出现一些症状。

■ **主要症状**

人工流产后失血过多，会出现头晕、心悸、厌食、低热等贫血症状。身体虚弱出汗较多者，会出现便秘、烦渴、部分维生素缺乏症状，如皮肤干燥、消化不良、口腔溃疡等。

■ **饮食宜忌**

(宜) 进食高蛋白食物，如鸡肉、瘦肉、蛋类、奶类、豆类、豆制品等以补充蛋白质。因蛋白质是抗体的重要组成成分，也是修复组织的重要材料，如人工流产后蛋白质摄入不足，则会使机体抵抗力降低，易感染其他疾病，同时也不利于子宫损伤组织的修复。

虚弱多汗者，应补充水溶性维生素，如富含维生素 C、维生素 B_1、维生素 B_2 的新鲜蔬菜、水果、蛋黄等，宜多食常食；还应进食多纤维蔬菜（如韭菜、芹菜、白菜等）和通便的水果、薯类（如香蕉、红薯等），以防止便秘。

(忌) 刺激性食物，如辣椒、胡椒、姜、酒、醋等，因这些食物均能刺激性器官充血，增加出血量。

忌食螃蟹、河蚌、田螺等寒性食物，因人工流产后食物均以温补为上，这些食物不利于恢复健康。

限制脂肪摄入，因人工流产后完全休息，高脂肪食物会降低食欲，使蛋白质、糖类、维生素的摄入减少，也易致胖。

🍎 产后恶露不绝

产妇分娩后，由阴道排出的血性分泌物谓之恶露，一般在 20 天左右完全排尽，如日久仍淋漓不断者称为恶露不绝。这可能与子宫复旧不良、产后感染、胎盘残留有关。中医认为，由于体质素弱，产后失血耗气，气不摄血，或由于产后阴虚内热，又过食温燥之物，热伤血络所致。

■ **主要症状**

产后阴道流出血性分泌物，色紫夹块，或有臭味，20 天以上仍淋漓不尽，并伴有小腹下坠、疼痛及神疲乏力、口干舌燥等症状。

■ **饮食宜忌**

(宜) 养阴止血、升阳固涩食物，如黑木耳、银耳、猪皮（炖成胶状）、百合、藕粉、山药、大枣、莲子、芡实等。

忌 辛辣食物、酒类以及温热性食物，如羊肉、狗肉之类，以免激发炎症。

■ 饮食疗法

山楂益母膏　（经验方）

［制备与服法］生山楂（去核切片）、益母草各50克，加水500毫升，煎取400毫升，去渣，加赤砂糖100克，收膏。每次服20毫升，每日2次。

［方义与功效］山楂，甘酸微温，能消食健胃，通滞化瘀，常用于血瘀痛经、产后恶露不尽等症；益母草味辛，微苦微寒，入心肝血分，能活血行瘀，常用于痛经、产后血滞恶露不尽等症；赤砂糖温中矫味。此方活血化瘀，补中健胃，对产后瘀血型恶露不绝，屡用屡效。

［宜忌］有热者重用益母草，加冰糖或白蜜收膏。血虚、血热者慎服。

产后缺乳

产后无乳汁或乳汁甚少，乳液清稀，乳房柔软没有胀感。

■ 主要症状

面色无华，心悸，气短，多有分娩出血过多或体质素弱病史，此属气血亏虚型。乳汁不行，乳房胀痛或有寒热，胸胁不舒，精神抑郁，舌苔黄，脉搏弦数，此属肝郁气滞型。

■ 饮食宜忌

宜 饮食应以气血双补、下乳通经、疏肝解郁为原则，宜吃优质蛋白食物，如鲤鱼、鲢鱼、鲫鱼、河虾、海参、牛奶、瘦肉、猪肝、鸡蛋、豆制品。宜吃催乳食品，如猪蹄、赤豆、豌豆、南瓜子、丝瓜子、芝麻、生花生、猪骨汤等。

忌 麦芽糖及麦芽制品，寒凉生冷食物如生茄、黄瓜等（《饮膳正要》

云：乳母忌食鱼、虾、鸡、马肉发疮之物，可能指患乳腺炎者。产后鱼、虾、鸡等似不应常忌）。

■ **饮食疗法**

芪归猪蹄汤 （《家庭饮食疗法》）

［制备与服法］党参、当归、黄芪各30克，通草9克，装纱布袋中。猪蹄2只，虾米30克，与药同炖。文火煨至肉烂，去药。吃肉喝汤，可用少许食盐调味。

［方义与功效］党参、当归、黄芪补气补血，猪蹄、虾米滋阴补虚，通草通气下乳。全方补益气血，通经下乳，对产后气血亏虚、乳汁不行患者有肯定疗效。

［宜忌］血瘀、血热患者不宜服用。

🫑 子宫脱垂

妇女子宫位置下降或脱出阴道口外者称为子宫脱垂。中医学称为"阴挺"，系由于身体素弱，气虚下陷，胞络松弛所致。

■ **主要症状**

阴道口有块状物脱出，约鸡蛋或拳头大，有重坠感，站立增大，平卧缩小，如因摩擦破溃感染，则有脓血性液体渗出，常伴腰酸腹坠或小便困难等症状。

■ **饮食宜忌**

此症属于气虚下陷，胞络松弛，饮食宜忌应以增强体质、补气升提为主，必须采取综合治疗。

产后由于出血、出汗、恶露排出等原因，损失大量的蛋白质、纤维素、无机盐和水分，形成气血双亏、气阴两虚。因此，及时补充上述物质，促使产妇的体质和生殖器官功能恢复，是治疗子宫脱垂的根本措施。

（宜）高蛋白食物，如母鸡、鸡蛋、瘦肉、猪肝、鲤鱼、海参、豆制品，为了便于吸收，最好做成羹汤，如母鸡汤、猪肝蛋花汤、鱼汤、海参汤等。

宜多食富含维生素、无机盐、纤维素的食物，如番茄、豆芽、卷心菜、油菜、柑橘、荔枝、龙眼(桂圆)、大枣、莲子、芡实、薏米等。以下食物对子宫脱垂有显著疗效，可以常食，如猪腰、猪大肠、鲜荔枝、黑芝麻、山药。至于药膳，可用粳米配金樱子煮粥食之，效果甚好。

忌 滑腻、生冷、破气之物，如萝卜、茄子、柿子、香瓜、兔肉、蟹、蚌、田螺、海鱼、海带之类。

■饮食疗法

枳壳糖浆 （经验方）

[制备与服法] 炒枳壳60克，升麻15克，黄芪30克，加水800毫升，煎取500毫升，加红糖100克，每次服20毫升，每日3次。

[方义与功效] 枳壳味苦微寒，入肝、脾、大肠经。近代药理学研究证明，枳壳的煎剂能增强子宫收缩能力。配以黄芪补气，升麻升举脾胃清阳之气。此方对产后子宫脱垂有显著疗效。

[宜忌] 阴虚火旺及肝阳上亢患者忌用。

急性乳腺炎

急性乳腺炎，是一种化脓性感染，常见于女性产后哺乳期。中医称作"乳痈"，系乳汁淤积，火毒乘机侵袭而发病。

■主要症状

乳房疼痛，发炎部位红、肿、胀、痛，脓腔形成后出现波动，患侧腋窝淋巴结肿大，常伴有发热、恶寒、头痛等全身症状，白细胞总数及中性粒细胞百分比升高。

■ **饮食宜忌**

宜 赤豆、绿豆、百合、莲藕、马齿苋、刺苋等清凉解毒食物，参见表 8-16。

表 8-16　清热食物表

功效	食物
清热解毒	油菜、萝卜、绿豆、紫菜、柿饼、柚子、青果
清热泻火	番茄、菠菜、黄瓜、荸荠、梨
清热凉血	丝瓜、茄子、香蕉、芹菜、鲜萝卜汁
清热解暑	冬瓜、香瓜、西瓜、地瓜、酸梅、苹果、柿子、甘蔗、广柑
清热燥湿	苋菜、马齿苋、黄瓜、李
其他	黄豆芽、豆腐、豆浆、扁豆、酱油、白糖、盐、蜂蜜、醋

忌 鱼腥、荤汤等催奶食物和辛辣刺激性食物。

四　儿科常见病的饮食宜忌

　　小儿的生理特点，一方面形体未充，脏腑娇嫩，所谓"稚阴稚阳"，抵抗力较差；另一方面发育较快，生机蓬勃，所谓"小儿纯阳之体"。小儿有"易寒易热，易虚易实"的特点，疾病转化迅速，每因外感寒热、内伤饮食极易致病，但调理得法，也很容易恢复。

　　小儿患病，因服药困难，肠胃娇嫩，最好配合饮食疗法。饮食宜松软可口，营养全面，选择小儿乐于接受、与病有益者进食。中医所谓"胃喜为补"是很有道理的。在小儿常见疾病中，除药物治疗外，配合饮食治疗，对于疾病的恢复有着很重要的作用。而饮食治疗的内容，主要是饮食宜忌问题。凡能去病益体者为宜，增病发病者当忌。只要父母留意，一定会收到良好效果。

麻疹

　　麻疹是由麻疹病毒引起的一种急性传染病，冬、春季节较多，6 个月以内婴儿因从母体获得免疫力，故不易感染，5岁以下儿童为易感儿。

麻疹病毒多首先犯肺，肺主皮毛，病邪由皮肤外出，若出疹顺利，10天左右热退疹回，脱屑而愈；若抵抗力弱或治疗不当，毒邪内陷，容易并发麻疹肺炎等疾病。

■ **主要症状**

初热期：发热、咳嗽，眼泪汪汪，口内腮部有麻疹斑（科氏斑），此期为3天左右。

出疹期：疹点红活，循序透发（头面、躯干、四肢、手足心），密布全身，压之不褪色，扪之碍手。此时往往高热烦躁，咳嗽剧烈，舌红苔黄，肺胃热盛。此期一般也是3天左右。

疹回期：疹包加深（但颜色不黯），疹点依次回收，体温下降，间有潮热、盗汗，咳嗽口干，舌红少苔，此为肺胃阴虚，为期也是3天左右。

■ **饮食宜忌**

宜 初热期宜食透发麻疹食物，如香菜、竹笋、芦根茶、荸荠汤、蘑菇，尤以煎汤最好。高热期宜食清淡、凉润、易于消化食物，最好是流质，如粳米汤、豆浆、牛奶、果汁、甘蔗汁、荸荠汁、鸡汤、绿豆汤、藕粉、赤豆粥等，以补充水分，增加营养。疹回期宜养阴增液，食清补食物，如鳖、鸭、鸡蛋、银耳、豆腐、百合、莲子等，还要补充维生素类，食富含维生素A、B族维生素、维生素C的食物，如动物肝脏、胡萝卜、蛋黄、新鲜蔬菜和水果。水分供应也要充足，以加速毒物排泄。

忌 禁食生冷、肥腻、难以消化食物。勿用辛辣调味品，以免引起火热炎症，儿童也不爱吃。应限制食盐，有利于水液代谢和血液循环。

■ **饮食疗法**

芦根白茅饮　（经验方）

［制备与服法］鲜芦根、鲜白茅根各500克，加水2 000毫升，煎汤代茶。

［方义与功效］芦根甘寒，清肺泻热，宣毒透疹；白茅根亦甘寒，清热

凉血，生津止渴，此方能清心、肺、胃之热，有凉血、解毒、透疹功效。

[宜忌] 无禁忌，阴虚血热者可服。

🍎 水痘

水痘是一种由水痘-带状疱疹病毒初次感染引起的急性传染病。传染性很强，多发于冬、春季节，患者以 1～4 岁小儿较多。中医称为"水花"，认为此病多因风热外袭、湿邪内蕴所致，风热之毒由口鼻而入，首先犯肺，肺主肌表，故发为水痘。

■ 主要症状

一般症状有低热头痛，乏力，食欲不振，烦躁不安。皮疹以颜面、颈项较多，躯干、四肢较少，初为大小不等的鲜红色丘疹，以后形成有红晕的疱疹，接着水疱内容物透明，浑浊而有痒感，有的容易破裂。内容物吸收后，呈暗红色结痂，1 周后脱落，愈后不留瘢痕。

■ 饮食宜忌

(宜) 清热利湿食物，如荸荠、芦根（煎汤加白糖）、鲜竹笋、白果仁（煮粥）、粳米、薏米、鲫鱼（炖汤不加盐）。初起以酒酿炖荸荠有利于透发，高热期宜用粳米加石膏、竹叶煮粥，或食绿豆汤。

(忌) 荤腥油腻食物，特别是猪油，因荤腻食物不利于水痘结痂痊愈。

■ 饮食疗法

荸荠酒酿　（《良方辑要》）

[制备与服法] 糯米酒酿 100 克，鲜荸荠 10 个去皮，切片，煮熟食用，每日 2 次。

[方义与功效] 荸荠甘寒清热养阴，酒酿味甘辛，性温，能益气生津、活血透疹，补气血不足。此方对小儿外感风热、麻疹、水痘最为适宜。

[宜忌] 无禁忌。

婴幼儿湿疹

婴幼儿湿疹是一种变态反应性皮肤病。从内因讲，主要是患儿本身为过敏体质。这种体质具有遗传倾向，对某些物质高度敏感，在不同年龄有不同表现，除皮肤湿疹外，尚易患其他过敏性疾病，如荨麻疹、食物或药物过敏反应、支气管哮喘等。从外因讲，是由于吃了异性蛋白食物（如牛奶、蛋类、鱼、虾等）引起过敏。有的婴儿若长期以牛奶为主食，使血中不饱和脂肪酸含量降低，也能诱发湿疹。还有消化不良，接触和吸入异物（如畜禽的羽毛、花粉、化纤织物绒毛、人体皮屑等），皆可引发湿疹。在中医学中称为奶癣，认为系内蕴湿邪、外感风热引起，也与母体饮食因素有关。

■ **主要症状**

常在两个月至两岁期间发病。初起为两颊红斑，以后在红斑上发生细小的表皮水疱，疱破后产生湿性结痂区，皮损可迅速蔓延至其他部位，主要是头皮、颈项、前额、手腕、四肢，也常累及臀部。

■ **饮食宜忌**

(宜) 清淡少盐饮食，可减少患处渗出液。如绿叶菜汁、番茄汁（泥）、胡萝卜汁（泥）等，既无盐又富含维生素，不但可增强上皮组织的抵抗力，防止感染，还可调节小儿的生理功能，减少皮肤过敏反应。

宜食清热、利湿、凉血、解毒的食物。夏季可食用黄瓜、丝瓜、冬瓜、西瓜、藕等，可以榨汁，也可以做泥食用；冬季可选用大白菜等。

烹调食物宜用植物油，如芝麻油、菜油、花生油、豆油等，这样可提高患儿血中不饱和脂肪酸的含量，有利于促进湿疹痊愈。

(忌) 患儿应禁忌一切引起过敏的食物。在日常生活中母亲要特别细心，及时发现一些致敏食物，避免食用。患儿的主要食物，有的须加以处理方可食用，如发现牛奶引起过敏，可将牛奶多煮几次，使牛奶中的乳白蛋白变性为蒸发奶，如仍无效，再改喂其他奶类或代乳品；如对鸡蛋白过敏者可单喂蛋黄，注意在鸡蛋煮熟后，剥去蛋白与蛋黄间的一层薄膜，因这层薄膜是卵黏蛋白，与乳白蛋白一样，极易引起过敏。如婴儿对母乳过敏，则要考虑母亲的食物，以免过敏性奶液诱发婴儿湿疹。

在婴幼儿患湿疹期间，羊肉、鱼、虾、辣椒、葱、姜、蒜类都应列为禁忌，不仅患儿不宜以任何方式进食（如煮汤、熬粥），最好母亲也应禁食。

腮腺炎

腮腺炎为一个或两个腮腺（人类面颊两旁的主要唾液腺）的炎症，主要表现为一侧或两侧耳垂下肿大。常由腮腺炎病毒或金黄色葡萄球菌引起，也可以由其他病原体或其他因素引发。多发于春、冬二季，常见于 5 ~ 9 岁儿童。发炎的腮腺，消肿后可不留痕迹，但并发症较多，常易并发脑炎、前列腺炎、睾丸炎、卵巢炎，后者往往造成不育。中医称为"痄腮"，俗称"虾蟆瘟"，系由于风瘟疫毒，内袭于少阳，循胆腑经络而发病，若由胆及肝，则可引起睾丸肿痛，甚至惊厥、昏迷等肝经症状。

■ 主要症状

单侧或双侧，以耳垂为中心肿胀，边缘不清楚，胀痛和压痛，可伴有恶寒发热，咽部红肿，头痛或呕吐。如睾丸肿大，提示并发睾丸炎和副睾炎。

■ 饮食宜忌

（宜） 饮食以清热解毒为原则。宜食绿豆汤、赤豆粥、藕粉、白菜、白萝卜、鲜黄花菜汤、马齿苋，均有清热消肿作用。鸡蛋、鸭蛋可以冰糖炖食，蚕蛹可以煮食，既补充营养，又有治疗作用。

（忌） 酸性食物，以免刺激腮腺分泌，使肿痛加重。亦不宜进食刺激性食物，如葱、姜、椒、韭之类，以免激发炎症。禁食米醋，但可以局部外涂，有消肿解毒、活血止痛作用。

■ **饮食疗法**

板蓝根夏枯草饮 （经验方）

［制备与服法］板蓝根30克，夏枯草20克，煎水加白糖适量，每次10～20毫升，每日3次。

［方义与功效］板蓝根能清热凉血解毒；夏枯草，苦辛性寒，能清火散结，清肝解毒。此方清热解毒，凉血散结，对痄腮初起、热毒炽盛有显效。

［宜忌］适用于腮腺炎肿痛、发热、有硬块者。

🍎 小儿夏季热

每逢盛夏高温，小儿长期低热不退，秋凉自愈者，为"夏季热"。发病年龄以1～5岁小儿为多。此病多因幼儿大脑皮质发育尚不完全，体温中枢的调节功能较差，对炎热天气高温环境的适应能力不强，在高温下，皮肤血管收缩，排汗受阻，散热障碍，因而体温升高。由于气温升高，影响消化功能，使机体消瘦，抵抗力弱。中医称为"疰夏"或"暑热症"，系由于正气虚弱，暑热内侵，津耗阴伤，而致肺胃之阴不足引起。

■ **主要症状**

入夏后长期发热，可持续2个月左右，秋季天气凉爽时自愈。发热期间伴有烦渴无汗、多饮多尿、神疲纳差、形体消瘦、皮肤灼热、心烦思睡等症状。

■ **饮食宜忌**

🈔 暑热症的饮食，应以清暑、益气、养阴、生津为主。要求食物清淡凉润，且富有营养，宜食绿豆汤、百合汤、冬瓜汤、西瓜汁、西瓜翠衣汤、粳米粥、糯米粥、薏米粥、白扁豆粥、荷叶粥、藕粉等。

由于患儿长期发热，形体消瘦，应给予高热量、高蛋白和富含维生素的食物，最好是流质或半流质易于消化吸收且能补充水分的食物，如豆浆、牛奶、豆腐、蛋羹，新鲜瓜果、蔬菜，以及瘦肉、鱼类等优质蛋白，这些食物能保证卵磷脂、脑磷脂、神经磷脂以及某些微量元素的供应。

忌 禁食油炸或刺激性食物。限制脂肪和盐的摄入量，以免引起烦渴和多饮、多尿；不宜喂鱼肝油、维生素 AD 胶丸和钙片，以免发生高血钙症，使发热、口干、多尿等症状加重。

■ 饮食疗法

荷叶冬瓜汤 　（《饮食疗法》）

[制备与服法] 嫩荷叶 1 张剪碎，鲜冬瓜 500 克切片，加水 1 000 毫升煮汤，汤成去荷叶，加食盐少许。每日服 2 次。

[方义与功效] 荷叶苦涩性平，能清凉解暑，生津止渴，开胃消食；冬瓜甘淡性凉，能清热解暑，利水消肿，润肺生津。此方对夏季低热、口渴、心烦有较好疗效。

[宜忌] 适用于水肿、高脂血症患者。

🍎 小儿盗汗

小儿在入睡后出汗，谓之盗汗。可能有以下几种原因：一是热性病之后，阴液大伤，出现盗汗，此为阴虚盗汗；二是结核分枝杆菌感染，系由细菌引起的中毒症状，往往在下午有潮热现象，夜间盗汗，此为结核盗汗；三是由于神经系统发育尚不完善，此为生理性盗汗，10 岁以前自愈。

■ 主要症状

入睡后，头面和胸前出汗，为病理性盗汗，醒后疲倦不堪或伴有主要疾病的症候群，如肺结核往往伴有咳嗽等。

■ 饮食宜忌

宜 盗汗损失大量 B 族维生素、维生素 C，必须注意补充富含维生素的食物，如麦类、粗米、蔬菜、水果。

宜食滋阴、补虚食物，如山药、大枣、莲子、银耳、麦片、糯米、龙眼（桂圆）、老鸭、泥鳅（如兼有自汗者，可食羊肉）。

忌 禁食辛辣、刺激、动火食物，如葱、姜、韭、蒜、芳香调料等。

遗尿

3 岁以上儿童，夜间熟睡中不自觉地排尿，谓之"遗尿"。遗尿可分为器质性和习惯性两种：器质性者多由脑发育不全、脊柱裂等原因引起；习惯性遗尿多因白日嬉戏，过于疲劳，多次尿床，形成条件反射，养成尿床习惯。中医分为肾气不足和肝胆火旺两种，而以前者为多。

■ **主要症状**

肾气不足：瞌睡沉沉，不易唤醒，尿量多而色清，有的患儿面色苍白，或智力低下，一般多是这种类型。

肝胆火旺：平素手足心热，性情急躁，夜间磨齿、说梦话，沉睡不易醒，梦中遗尿，小便色较黄，舌红苔黄。

■ **饮食宜忌**

宜 肾气不足者，宜食温肾固涩食物，如糯米，鸡内金、炖猪肚、鱼鳔（炖食）、桑螵蛸（研粉加麦面中烤饼食）、山药、莲子肉、鸡头果、韭菜、黑芝麻、龙眼肉（桂圆肉）、乌梅等。

肝胆火旺者，宜食清补食物，如粳米、薏米、山药、芡实、莲子、桑螵蛸、鸡内金、豆腐、银耳、绿豆、赤豆、鳖肉、鸭肉等。

忌 少食盐、糖，因多盐、多糖皆可引起多饮、多尿。忌食生冷，因生冷削弱脾胃，于肾无益。晚餐宜少进浆液，养成定时排尿习惯。

■ **饮食疗法**

山药茯苓包子 　（《儒门事亲》）

［制备与服法］山药粉、茯苓粉各 100 克，加适量水调糊，加板栗仁

100 克、核桃仁 100 克（打碎），上笼蒸 30 分钟，加白糖 300 克、黑芝麻粉 100 克，拌匀成馅儿，发面作皮蒸包。早、晚做点心食用。

[方义与功效] 山药益脾固肾，茯苓健脾渗湿，宁心安神；板栗仁、核桃仁皆能补肾健脾，益精涩尿；黑芝麻滋补肝肾。此方有益肾固涩、健脾补气作用。

[宜忌] 适于脾肾双亏而遗尿不止的患儿，但须久服方能生效。亦适于年老肾衰之小便不禁患者。

🍎 小儿腹泻

小儿腹泻是由不同病因引起的临床综合征，又称为婴幼儿"消化不良"。有单纯性消化不良和中毒性消化不良之分，前者多由饮食不当或受凉引起，后者多由肠道感染致病。发病年龄较小（多在 2 岁以下），除腹泻、呕吐外，严重者可引起脱水、电解质紊乱。

3 岁以上小儿，在夏、秋季节，易发生肠炎、食物中毒和痢疾等肠道疾病。中毒症状比较明显，腹痛、腹泻、呕吐、高热，甚至出现脱水、休克，主要由饮食不洁引起。中医统称为小儿腹泻，是由于外感暑湿，内伤饮食，湿阻肠胃，升降失常，清浊不分，故上吐而下泻。病重者，津液损伤，阴阳俱虚，每致危殆。

- **主要症状**

  婴幼儿腹泻： 蛋花样大便，或带绿色，每日数次至十多次。无热，或伴有发热、呕吐、口渴、精神不振。

  夏、秋季小儿腹泻： 大便次数增多，有的在 10 次以上，黄色稀便或水样便。腹胀、腹痛、肠鸣，或呕吐，或伴有发热、口渴、尿少、精神淡漠等症状。

- **饮食宜忌**

  宜 婴幼儿消化不良者，如喂母乳，宜延长喂奶间隔时间，喂奶前后给予适量温开水，以冲淡乳汁成分；母亲亦宜低脂肪饮食，降低奶的脂肪含量；如以牛奶喂养，宜给脱脂奶，将牛奶煮沸凉凉，挑去奶皮，反复三次，然后可喂。

此外，宜喂粳米汤以及焦米粉、藕粉、山药粉等，这些粉以开水冲调成糊，煮沸加糖适量，既补充营养，又皆有止泻作用。为补充维生素，可以喂些菜汁和果汁。

一般小儿腹泻，宜用山药（〔清〕张锡纯云："山药之性，能滋阴又能利湿，能滑润又能收涩，是以能补肺肾兼补脾胃。"）。山药富含蛋白质，既补充营养，又能止泻，可煮汤，可作糊，可熬粥。焦米有吸附收敛作用，有助于止泻、解毒，且易消化。做法是将大米炒焦黄，然后熬粥；胡萝卜含钾、钠、维生素A原、维生素B、维生素C等，同时有吸附解毒作用，使大便成形，可煮汤做成泥喂服。苹果含果胶、鞣酸，故有吸附与收敛止泻作用，可做成苹果泥喂服。

失水较多者可给粳米粥、清淡菜汤、稀释牛奶；腹泻减轻后可给粥类、烂面条、鸡蛋羹等。

忌 腹泻时忌食奶酪、奶油、肥腻食物、冰糕、冷饮、咖啡、巧克力、花生、香蕉及高糖食物。忌食刺激性食物和粗纤维蔬菜。

■ 饮食疗法

健脾糕 （《中药方剂学》）

[制备与服法]茯苓、芡实、莲子肉、山药、党参各300克，糯米粉1 500克，粳米粉3 000克，白蜜、白糖各500克，加水调匀，蒸熟切成条糕，每天早晨食数条。

[方义与功效]茯苓健脾渗湿，党参健脾补虚。全方渗湿健脾、补中止泻。对小儿脾胃虚弱之腹泻效果显著。

[宜忌]小儿痫证，脾胃虚弱，消化不良，面黄肌瘦，亦可常服。

🍎 小儿便秘

小儿便秘是由饮食变化或发热、出汗引起的大便干燥现象，常见于刚断奶的小儿。此外，以牛奶为主食者，易生便秘，因牛奶中的酪蛋白与矿物质易结成硬块。以精米细面为主食者，纤维素摄入太少，也会产生此症。中医认为，小儿便秘由于肺胃阴虚、津液不足引起。

■ **主要症状**

2～3天排便一次，大便困难，头面出汗，便下黑褐色，呈颗粒或圆球状。小儿有时腹胀、哭闹，烦躁不安。

■ **饮食宜忌**

宜 香蕉、山芋、菠菜、胡萝卜泥、菜泥、麻油、蜂蜜、雪梨（食后喂温开水）、玉米面粥、豆腐脑等。

忌 酸物[如乌梅制品、山楂制品、酸味水果（多含鞣酸）]、浓牛奶，含奶量高的冰激凌、巧克力等。

🍎 小儿疳积

小儿疳积是营养吸收紊乱或肠寄生虫所致的营养不良综合征，是严重危害幼儿身体健康的一种慢性疾病。多见于1～5岁儿童，一般由于哺乳不足，饥饱不均，食物不洁，寄生虫感染，或慢性腹泻、调养不当引起。

中医认为，小儿疳积系脾胃运化失常，水谷停滞，津液耗伤，生化无力所致。此病后期脾胃俱虚，五脏皆病，并发症丛生，每致患儿体型不充，发育不良。

■ **主要症状**

肌肉消瘦，面色萎黄，毛发焦枯，腹部胀大，青筋暴露，食欲不振，大便不调，性情烦躁或嗜食异物（如土块、炭渣等）。极度消瘦的患儿，可有呼吸浅促、肢冷出汗、精神萎靡等症状。

■ **饮食宜忌**

宜 小儿疳积患儿的饮食，以健脾助运、益气养胃为主。

健脾助运：宜食山楂及山楂制品、麦芽（烘干研粉加糖）、鸡内金、莱菔子（萝卜子）。上述物品皆可烘干炒黄，研粉加糖制成点心食用。

益气养胃：宜食猪肉、牛肉、鸡、鸭、鹌鹑、猪肝、鸡蛋、蚕蛹、鱼子、山药、大枣等，皆宜炖汤、煮粥食用，易于消化吸收。

为了补充维生素、微量元素，宜食新鲜蔬菜、水果，可做成菜泥、果酱食用。多食含锌食物，如牡蛎、鱼、虾等，宜做成汤羹进食。

忌 生冷、油腻、咸寒及瓜果等难以消化的食物。忌暴饮暴食，可少食多餐。

■ **饮食疗法**

内金粉粥　（《中医营养学》）

［制备与服法］鸡内金6个，干橘皮3克，砂仁2克，粳米50克。将前3种药研末，粳米煮粥，粥成入药粉，加白糖适量服食，每日2次。

［方义与功效］鸡内金健脾化积，橘皮、砂仁理气健脾化滞；粳米、白糖补中和胃。此方有消食化滞的功效。

［宜忌］脾胃虚弱者不用。

🍎 小儿多动症

小儿多动症是由多种原因引起的脑功能轻微失调。近来，有不少研究者认为，此病有遗传的内在因素，而发病则与饮食有着密切的关系，如含水杨酸和某些附加物的食品，可使那些有遗传素质的儿童产生多动症。

■ **主要症状**

小动作过多，忙碌不停；注意力不集中，容易分心；情绪不稳，极易冲动；做事有始无终，学习成绩下降。

■ **饮食宜忌**

宜 含铁和锌多的食物。如果食物中的铁和锌缺乏，会引起大脑酶功能紊乱，影响儿童情绪，加重多动症状。

忌 少食富含水杨酸盐的水果，如苹果、橘子、杏、西红柿等。忌用水杨酸类药物。

食物中不宜加入花椒油等调味品，不宜食用含酒石黄等色素的饮料或食物。

忌食含铅高的食物，如贝类、大红虾、向日葵子、莴苣等，避免使用铅合金食具。

不宜多食富含赖氨酸的食品，如乳类、乳制品等。有研究者发现，儿童多动症与体内P-甲酚水平有关。多动症患儿的大便中P-甲酚的含量高于正常儿童，而且甲酚是人体肠道微生物对酪氨酸分解代谢的产物。

🍎 婴幼儿断奶期消化功能紊乱

婴幼儿在出生后最初6个月建议纯母乳喂养，接着以持续母乳喂养并添加适当补充食品的方式进行喂养，直至2岁或更长。过早断奶不利于婴幼儿生长发育，过迟断奶，由于后期乳汁稀薄，不能满足婴幼儿营养需要。断奶是一种过渡形式，婴幼儿的消化功能由弱转强，饮食也由单一（奶）到复杂，由流质、半流质逐渐过渡到固体食物，要求获得更全面的营养，以满足机体生长发育的需要。由于婴儿脏腑娇嫩，消化系统尚未发育成熟，在断奶期必须有一个过渡和适应过程。大人如不注意这一点，就很容易导致幼儿消化功能紊乱和营养不良，而引起各种疾病，影响生长发育和智力发育。

■ 主要症状

断奶初期，消化功能紊乱，厌食、呕吐、腹泻、腹胀；营养不良，低热，面色萎黄，毛发焦枯，贫血，神疲乏力，口舌生疮，消化不良，形体消瘦。

■ 饮食宜忌

宜 断奶期的饮食要求，既要保证充分的营养，又要为婴幼儿消化系统所接受,不损害消化功能。因此,食物宜口感细腻、柔软、滑润,便于食用,易于消化,营养丰富全面(包括氨基酸、碳水化合物、脂肪、维生素、无机盐与微量元素)。

婴幼儿断奶期的主食,应以植物性蛋白质中质量最好的大豆蛋白为主要原料,混以谷物(如小麦、大米、小米、玉米),适当添加维生素A、B族维生素,钙、铁和锌等微量元素。为提高蛋白质的质量,还可以加些蛋黄粉、奶粉、鱼蛋白粉等。这样,既补充了谷物蛋白质的不足,又使各种氨基酸得到互补。

在补充动物蛋白的同时,可给予新鲜的鱼、肉、蛋,最好以汤、粥的形式进食。在补充维生素和无机盐时,应尽量选择一些绿叶蔬菜、野菜和新鲜水果,做成菜泥、菜酱,这样小儿容易接受,也易于消化吸收。在制作果酱、菜泥、鱼松、肉松和肝泥的过程中,不能添加化学防腐剂、调味剂和着色剂,以免损害小儿的肝脏和消化功能。

在油脂方面,最好食用富含亚油酸和亚麻酸的豆油、玉米油、麦胚油。

要有严格的饮食制度,定时定量,主餐外可适当加点心,但绝对禁止零食,以免造成消化功能紊乱,加重营养不良。

忌 婴儿断奶期应忌食生冷、荤腻食物及多渣的粗纤维食物和一切难消化的食物。这样可基本防止断奶期腹泻。

有人提出断奶四忌,可供参考:一忌断得过早,6个月以内断奶影响婴儿生长发育;二忌婴幼儿病中断奶,这样往往使疾病加重;三忌断奶后又喂,对幼儿消化、营养极为不利;四忌夏季断奶,夏季炎热,多汗,婴幼儿消化液分泌少,肠胃功能弱,易引起消化不良和腹泻。

五 外科常见病的饮食宜忌

外科疾病是指主要用手术来治疗的体内、外疾病。在中医学中,对外科疾病的认识与处理，是从整体观念出发的，认为任何部位的疮、痈、脓、肿，无不与内在的脏腑、气血、经络有密切关系，任何局部的病变，皆可通过经络的传导，引起脏腑气血失调而影响全身。因此，在治疗上都是着眼于整体，内外并重，标本兼治。

外科疾病的饮食宜忌，同样要从中医的整体观念出发，分辨阴阳、虚实，才易与食物药性相参照。特别在疮痈初始与大手术之后讲究饮食宜忌，对疾病控制与健康恢复有着极为重要的意义。外科疮痈虽然名目繁多，但在病因病理和临床表现上，均有共同之处，所以，在饮食宜忌方面也可互相参考。

🍎 疖与疔

疖是单个毛囊及其所属皮脂腺的急性化脓性感染，由化脓菌侵入毛囊引起。一般在皮肤浅表，中医称为"火疖""暑疖"等，若此伏彼起，经年不愈者称为疖病，多发于青壮年。

疔病发于面部三角区（鼻旁、嘴角）、手指等重要经络穴位者谓之疔。处理不当易发生火毒扩散，应密切注意。

疖与疔在中医学中均属于火毒和阳证范畴，系过食辛辣燔炙，内蕴热毒，或皮肤不洁、阳光暴晒等因素形成。

- **主要症状**

疖：初起如粟状，红、热、肿、痛，逐渐凸起，边角清楚，化脓时跳痛，脓成时病灶部位触之有波动感，一般无全身症状。

疔：初起肿胀麻木，块硬而深，疼痛逐渐加重，肿胀延及头面。如并发海绵窦栓塞（俗称"疔疮走黄"），则伴有高热头痛、呕吐以致神志昏迷等症状。

- **饮食宜忌**

（宜）清热、凉血、解毒食物，如绿豆汤、百合、藕、黄瓜、豆腐等。

（忌）酒类及辛辣刺激性食物，如葱、姜、辣椒、韭菜及公鸡、羊肉等温热性食物。

蜂窝织炎

蜂窝织炎是细菌通过局部或血液循环侵入机体引起的皮下组织急性化脓性感染。中医称作痈，属于火热阳证范畴，是热毒内蕴、火毒外袭，或疖痈脓肿发展而成的。

■ 主要症状

初起为一粟粒状脓头，红肿硬结，痛痒并作。随后红肿扩大，肿头增多，皮肤溃烂，状如蜂窝。最后肉腐脓出，新肉渐生而愈合。

一般有全身症状，重者可有高热、寒战、头痛、脉数、白细胞升高等现象。如病灶范围较大，全身反应较重，后期气血已虚，阴液大亏，机体由实转虚，可见气虚、阴虚症状，如苍白乏力、自汗盗汗、五心烦热、失眠少寐等。

■ 饮食宜忌

宜 初起和火毒炽盛期，宜食凉血解毒食物，如绿豆汤、粳米粥、豆腐、豆浆、冬瓜、黄瓜、丝瓜、莴苣、白菜、萝卜、黄花菜、荸荠、雪梨、西瓜等，以凉血解毒，清热生津。

脓已排尽，热退身凉，或有阴虚、气虚症状者，可进行清补、平补，以补充蛋白质、维生素，利于恢复。

对热盛伤津大便秘结者，可食香蕉、甜瓜、芝麻、蜂蜜之类，以润肠通便。

忌 初起及发热期间，忌酒类及辛辣动火食物，如牛肉、羊肉、狗肉、黄鳝、辣椒、胡椒、姜、葱、韭、蒜之类，以免加重病情。

恢复期有阴虚症状者，忌食香燥食物，如油炸、炒烩、熏烤食物和芳香调料等，以免耗伤津液。不宜多吃糖，因血糖过高时，可促使金黄色葡萄球菌和其他化脓菌生长繁殖加快，从而引起疮疖多发。

在伤口未完全愈合时，忌食发物，如猪头肉、公鸡肉等。此外，要注意皮肤与衣被的清洁，预防再次感染。

🫑 丹毒

丹毒是一种主要由 A 组乙型溶血性链球菌引起，累及真皮浅层淋巴管的感染，中医称为"流火"，认为由于火毒郁于皮肤而发。发于颜面者兼风，发于下肢者兼温。

- **主要症状**

  皮肤呈鲜红色斑块，微有肿胀，高出周围皮肤，边界清楚，疼痛、灼热、不化脓。可伴有寒战、高热、厌食等全身症状，病灶附近淋巴结肿大或压痛。

- **饮食宜忌**

  (宜) 凉血渗湿解毒食物，如薏米、粳米、绿豆、黄瓜、蕹菜、马齿苋、绿茶等。

  (忌) 椒、姜、韭、蒜、牛肉、羊肉等温热、刺激性食物。

🫑 化脓性骨髓炎

化脓性骨髓炎是化脓性细菌由某一部位的感染灶（如疖肿、疮痈、毛囊炎、扁桃体炎、中耳炎等）进入血液，感染骨髓、骨皮质和骨膜而引起的炎症病变，多与久病初愈、体质虚弱、营养不良、受凉、疲劳有关。大多发生在长管状骨的干骺端，并可侵及更多的骨组织，中医称为"附骨疽"，分为急性与慢性两种，认为是疮疖化脓、火毒扩散侵入营血，随之入骨而形成的。急性治疗失当或不及时，则转为慢性。

急性骨髓炎，可引起败血症危及生命；慢性骨髓炎，可造成瘘口、死骨，反复发作，经年不愈，严重者可致残。

- **主要症状**

  急性骨髓炎，发病急骤，寒战、高热，白细胞增高，发病部位（多在长骨干骺端）剧痛或压痛，活动受限。

慢性骨髓炎，有开放性骨折史或急性发作史，患肢可见肉芽组织包围的瘘口，并有脓液流出；如瘘口闭合，即出现红、肿、热、痛，或有全身症状，X线检查，有的可发现死骨。

■ 饮食宜忌

宜 在高热期间，食物以清淡为主，宜给予高蛋白、高维生素、半流质饮食，如动物蛋白可选用猪瘦肉、猪肝、猪腰，鸡肉、鸭肉、鸽肉，牛奶、羊奶，蛋类，鲫鱼、鲑鱼、黄鱼、黑鱼等；植物蛋白可选毛豆、豆浆、豆腐脑、豆腐、腐竹、鲜蚕豆等，果蔬可选芹菜、菠菜、荠菜、西红柿、丝瓜、冬瓜、苹果、柑橘、香蕉、鲜枣、荸荠、莲藕等，以补充维生素和矿物质之不足。

恢复期，体温正常后，仍需给予高蛋白、高维生素的食物，可由半流质逐渐转为正常饮食。这时由于患者体质虚弱，转为虚证或寒证，可进行平补或温补。可食牛肉、羊肉、鹅肉、鸭肉、甲鱼、海参、淡菜、黄鳝、泥鳅、虾、蟹，海鲜亦不忌。此外，宜多食花生、核桃、松子、瓜子，以补充油脂和微量元素，又可食芹菜、韭菜等多纤维蔬菜以防便秘；还要多食其他新鲜蔬菜、水果，以补充维生素。

忌 酒类、辣椒、猪头肉等刺激性食物和发物。

🍎 胃切除手术后功能失调诸症

胃肿瘤、幽门梗阻以及消化性溃疡严重者，常采取胃大部切除术。手术后，胃的正常生理功能受到损害，消化吸收功能紊乱。如调养不好，饮食不慎，会产生一系列并发症，常见者有倾倒综合征、脂肪性腹泻、反流性食管炎、骨质疏松与骨软化症、巨幼红细胞贫血等。在手术后的恢复期，饮食调理有着极其重要的意义。

■ 主要症状

倾倒综合征：进食2小时左右发病，上腹部有空虚感，心悸、脉数、多汗、头晕、恶心、呕吐、面色苍白、腹泻、肠鸣，有时丧失知觉而晕倒。这是由于手术后胃的容积减小，食物在胃中停留时间太短，迅速进入小肠，大量食物在小肠吸收后造成暂时性高血糖，促使胰腺反应性地分泌过旺，由于胰岛素过多，导致上述低血糖症候群出现。此病多在手术后半年左右发生。

脂肪性腹泻：腹泻，进食多脂肪食物加重。由于胃切除后，胃酸缺乏，食物不能很好地消化，胰液分泌也减少，胰液与胆汁的混合不充分，脂肪不能消化，加上未消化的食物刺激肠壁，促使肠道蠕动，而引起脂肪泻。患者大便中的脂肪可高达10%～15%，高出正常人3倍。

反流性食管炎：胸骨后有烧灼感，由于胃切除后，胆汁、胰液、十二指肠液等碱性物质返流至食管引起。

骨质疏松与骨软化症：龋齿、关节痛、腰痛、肌肉痛等。由于胃切除后，胃酸缺乏，钙吸收不良，骨质代谢障碍。

巨幼红细胞贫血：由于维生素 B_{12} 缺乏引起。维生素 B_{12} 的吸收依赖胃腺细胞壁分泌的内因子，胃切除后，无法产生内因子，从而引起维生素 B_{12} 吸收障碍。此症多在手术后3年左右出现，因体内储存的维生素 B_{12} 约在3年内耗完的缘故。

■ 饮食宜忌

（宜）一般说来，手术后的患者宜吃高蛋白、高糖、高维生素、低脂肪的饮食。而胃手术后的饮食，关键是五防。

一防倾倒综合征。术后早期宜进食低碳水化合物、高蛋白饮食，如鸡汤、肉汤、肝汤、豆浆等。避免含糖多的流汁，少食多餐，餐后宜平卧半小时，可使症状缓解。如出现低血糖症状时，可喝杯糖水，或吃点儿甜食。一般6～12个月内，症状可自行消失。

二防脂肪泻。宜低脂肪饮食，而且要求流质、半流质，细腻无渣，对肠胃没有刺激作用，如牛奶、藕粉、鱼汤、肉汤、豆腐、蒸鸡蛋、果汁、菜泥等。

三防反流性食管炎。适当进食酸味果品，如山楂水、苹果泥、柠檬汁、橘汁等，以中和碱性物质（胆汁、胰液、十二指肠液）。

睡前不宜进食，床头可垫高 10 厘米，以防止返流。

四防骨质疏松症。宜摄取牛奶、奶制品、虾类、蔬菜、水果等含钙和维生素较多的食物。

五防贫血。进食富含维生素 B_{12} 的食物，如动物肝、肾、蛤、蚶、牡蛎等；含铁多的食物，如蛋黄、动物肝脏、大豆、绿叶菜，既可预防巨幼红细胞贫血，又可预防缺铁性贫血。

此外，宜多食含锌食物，如瘦肉、鱼、花生、板栗、芝麻、牡蛎等，因为锌有促进手术刀口愈合的作用。宜多吃富含维生素 C 的食物，如鲜枣、柑橘、猕猴桃、刺梨、胡萝卜等，因切除后的残胃，处于无酸或低酸状态，胃液中的亚硝酸盐含量增高，使 N-亚硝基化合物更易在胃内合成，而 N-亚硝基化合物是较强的致癌物质，可诱发胃癌，维生素 C 可降低胃内亚硝酸盐的含量，从而也可降低致癌物质的合成。

忌 高糖饮食、甜食，肥肉、荤油及多脂肪食物。食间不宜饮水，以免加速食物进入十二指肠。忌生冷、刺激性食物和难消化食物。

六 皮肤科常见病的饮食宜忌

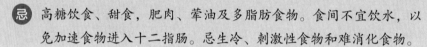

凡皮肤局部发生不同程度的病理改变（如斑、丘疹、水疱、脓疱、结节、风团等），造成一定的皮肤损害（如痂、屑、糜烂、溃疡、瘢痕、苔藓样变等），并随着这些改变和损害而产生痒、痛、灼热、麻木等症状，就是皮肤病。现代医学将皮肤病分为感染性和非感染性两大类，前者包括病毒、细菌、真菌和寄生虫引起的皮肤病；后者则包括变态反应、营养代谢和神经功能障碍等原因引起的皮肤病。此外，皮肤附属器官疾病和色素变化亦属于皮肤病范畴。

在中医学中，皮肤病从病因上分为五类：皮肤瘙痒者，多属于风；皮疹红而灼热者，多属于火；皮疹有水疱渗液者，多属于湿；皮疹干燥有鳞屑者，多属于燥；皮疹有结节色紫者，多属于瘀。并提出了祛风、降火、渗湿、润燥与活血化瘀等治疗方法。

皮肤病的病因复杂，有些至今原因不明，但可以肯定，大多数皮肤病与食物有着直接或间接的关系。其中最明显者，就是变态反应性皮肤病和营养代谢性皮肤病。因此，饮食宜忌，对皮肤病的治疗有着重要意义。

🍎 荨麻疹

　　荨麻疹是一种常见的变态反应性皮肤病，可发生于任何年龄，病因较为复杂，如食物、药物、气温、感染、寄生虫病皆可引起。中医称为"瘾疹"，认为主要由于风热和风寒相搏于皮肤引起，也不可否认食物因素。

■ 主要症状

　　荨麻疹的基本病变为皮肤毛细血管扩张及渗透性增加，故表现为红斑或水肿。皮疹为局限性大小不等的扁平隆起，颜色可为鲜红、淡红或白色；奇痒、灼热，有的伴有胸闷、气急、腹痛、腹泻或便秘等症状；皮肤划痕反应阳性；嗜酸性粒细胞增高。

■ 饮食宜忌

　　（宜）清热、凉血、解毒食物，如大白菜、小白菜、菠菜、芹菜、茼蒿、空心菜、马蓝头、茄子、丝瓜、豆芽等。

　　（忌）一切海鲜发物，如虾、蟹、公鸡、羊肉、猪头肉、竹笋、豆腐乳等。

　　忌食辛辣刺激性食物和生冷、油腻食物。

　　此外，应避免其他诱因，如吸入花粉、羽毛、灰尘，使用某些引起过敏的化纤衣物、化妆品等。

　　可能引起急性荨麻疹发病的常见食物，见表8-17。

表8-17　可能引起急性荨麻疹发病的常见食物

类别	常见食物
鱼虾类	带鱼、甲鱼、虾、蟹、蛤蜊、牡蛎、蚌、海扇（扇贝）
肉类	鸡肉、鸭肉、鹅肉、猪肉、牛肉、羊肉
果品类	柑橘、葡萄、李、凤梨、草莓、香蕉、苹果、花生、核桃

续表

类别	常见食物
豆类	豌豆、蚕豆、大豆
蔬菜类	西红柿、洋葱、大蒜
其他	牛奶、巧克力、汽酒、啤酒、葡萄酒等

🍎 神经性皮炎

　　神经性皮炎是一种神经官能性皮肤病，以皮肤奇痒和苔藓样变为特征，因皮损厚如牛皮，故中医称之为"牛皮癣"。此病多起于精神忧郁、焦虑或过度紧张，久而久之导致大脑调节皮肤的功能紊乱所致。中医认为，本病系由于风热之邪滞于皮肤，或风胜血燥，皮肤失于滋养而成病。

■ 主要症状

阵发性剧痒，酒后与夜间尤甚。皮损对称分布，表面覆有糠皮样鳞屑，或有高粱米样丘疹，密集成群，日久丘疹逐渐融合成片，颜色暗褐，皮纹加深，皮肤增厚，形成苔藓样变。病程迁延，往往数年不愈。

■ 饮食宜忌

宜 清凉祛风食物，如粳米、豆腐、芹菜、丝瓜、金针菜、发菜、马齿苋、蚌肉（《本草纲目》云：甘咸性冷，能解热毒）、白鸽（《本草纲目》云：咸平，治恶疮癣疥，风疹白癜）；醋浸鸡蛋为食疗单方。

忌 芳香调料及刺激性食物，如花椒、胡椒、桂皮、丁香、烈酒、浓茶、咖啡、可可、鱼、鳖、虾、蟹等。

🫑 皮肤瘙痒症

皮肤瘙痒症可由多种原因引起：一为内分泌功能紊乱，如老年人性激素变化，内分泌紊乱，皮脂腺、汗腺、分泌功能衰退引起的皮肤干燥、萎缩；二为内脏疾病，如肾炎、尿毒症、肝炎黄疸、肠胃功能障碍、糖尿病、便秘、妊娠中毒症、肿瘤等。后者亦称继发性皮肤瘙痒，皮肤瘙痒症一般指前者——老年性皮肤瘙痒。

中医称"痒风"，为全身瘙痒，是由于血燥有热，或外受风邪、郁于肌肤不得外泄所致。

■ 主要症状

全身瘙痒，无原发性皮疹；皮肤干燥，由于反复搔抓，可引起色素沉着，或苔藓样变。由于奇痒难忍，每致失眠、烦躁不安、食欲不振。冷热刺激性食物及情绪激动，皆为诱因而引起发病。此症冬季加重，白日较轻，夜间尤重。

■ 饮食宜忌

宜 清淡饮食，新鲜蔬菜，高纤维食物，如芹菜、西红柿、黄瓜、冬瓜、胡萝卜、菠菜、豆类及豆制品。此类食物能缩短废物在肠中的滞留时间，增加排便次数，消除便秘，减轻瘙痒。

果类如大枣、苹果、梨、葡萄、桃、荔枝、山楂、香蕉、橘、芝麻、核桃等，这些果品富含维生素类，可增强皮肤营养，是防治瘙痒的理想食物，可以常吃。

忌 烟、酒、茶、咖啡、巧克力、草莓、辣椒、大蒜、芥末、鱼、虾、海鲜、乳品、腌腊制品。这些食物有些带有强烈刺激性，有些则属于过敏原，能使血管周围释放活性物质，使皮肤产生剧痒。

🫑 头屑与脂溢性皮炎

头屑的产生是由于皮脂溢出过多所致。干性皮脂溢出，中医称为"白屑风"；油性皮脂溢出，中医称为"油风"。脂溢性皮炎，中医称为"面游风"，是在皮脂溢出的基础上，真菌、细菌侵害皮肤所致。此外，饮食因素对此病的发生也有重要影响，如高脂饮食、刺激性食物，皆可促使症状加重。

■ **主要症状**

干性皮脂溢出：头皮遍布干燥皮屑，状如麸皮，有痒感，头发易脱落。

油性皮脂溢出：皮肤毛发油亮，以头、颜面、鼻部为甚，脂垢堆积，污染衣帽。

脂溢性皮炎：皮损呈鲜红色或黄红色斑片，大小不等，边界清楚，表面覆有油腻性鳞屑或痂皮。头皮、面部、躯干皆可发生，重者可泛发全身。

■ **饮食宜忌**

（宜）清淡低脂饮食，如全麦、粗米、杂粮、豆类、绿叶蔬菜，富含维生素 B_1、维生素 B_2、维生素 B_6 的食物。注意通便，宜食含粗纤维多的蔬菜、香蕉、红薯等。

（忌）荤油、肥肉、奶酪等高脂食物和刺激性食物，如辣椒、葱、姜、韭、蒜、咖啡等。

银屑病

银屑病，也称"牛皮癣"，是一种原因不明的皮肤病，可能与遗传、精神因素、内分泌紊乱、糖和酶代谢障碍等因素有关。食物为主要的诱导因素。

中医称为"白疕""松皮癣"，认为因血分有热，外感风邪，风热相搏于皮肤，日久风盛血燥，皮肤失养所致。

■ **主要症状**

皮疹为界限明显、微隆起的红斑，有点滴形、钱币形或地图形。造成皮肤斑片状损害，上覆银白色叠瓦状或板层状鳞屑，鳞屑刮去后有发亮的薄膜，有时有点状出血。此病有急性期、静止期，急性期可有脓疱出现，有瘙痒和灼热感。

皮疹分布于头皮、四肢伸面，面部很少累及。此病病程缓慢，容易复发或夏愈冬发，或夏轻冬重。

- 饮食宜忌

宜 清淡、凉润及富含维生素 A、维生素 B_2、维生素 C、维生素 E 的食物，如粳米、薏米、豆类、南瓜、苦瓜、胡萝卜、小白菜、油菜、菜花、苜蓿、苋菜、山楂、苹果以及各种动物肝脏、鱼肝油、奶油等。

忌 酒类、辣椒、羊肉、虾、蟹、海鲜等。

痤疮

痤疮俗称"粉刺"，是青年男女常见的慢性皮肤病。此病起因，是由于青春发育期雄激素增多，皮脂腺分泌过盛，引起排泄口阻塞，使球菌、毛囊虫、棒状杆菌等繁殖，以及游离脂肪酸刺激毛囊，从而导致皮肤的炎性反应所致。中医认为，本病系肺胃湿热、熏蒸郁滞肌肤而成（肺主皮毛，脾胃主肌肉）。

- 主要症状

面部有许多以毛囊为中心的丘疹和小结节，针尖大至绿豆大，周围有红晕，挤压时则有乳白色或黄色半透明脂性栓塞排出，有的可化脓形成小脓疖。面颊、前额、颈部，为多发部位，严重者可发展至肩、胸、背部。

- 饮食宜忌

痤疮的饮食宜忌应注意三多和两忌。

宜 三多。一多吃含锌丰富的食物，如瘦肉、肝类、牡蛎、鲱鱼、玉米、扁豆、豇豆、黄豆、萝卜、萝卜缨、茄子、大白菜等；二多吃富含维生素 A 的食物，如胡萝卜、豆类、豆制品，鸡肝、鸭肝、鸡蛋、鸭蛋、牛奶、鲫鱼、带鱼、田螺、螃蟹等，因锌与维生素A不仅能抑制上皮细胞增生和毛囊的过度角化，还可以调节汗腺分泌，减少酸性代谢产物对表皮的侵蚀，有助于皮肤健康；三多食富含维生素B_2、维生素B_6的食物，因维生素B_2与维生素B_6能促进细胞的生物氧化，并参与糖、蛋白质和脂肪的代谢，都有助于痤疮的平复。

忌 一忌肥甘厚味。中医认为，痤疮由于过食肥甘，肺胃湿热熏蒸，滞于肌肤所致，故肥肉、鱼油、蛋黄、芝麻、花生等油脂丰富的食物以及含糖量高的食物，应忌食或少食。二忌辛辣温热。辛辣刺激性食物能刺激神经和血管，易导致痤疮复发，如烟、酒、浓茶、咖啡、辣椒、姜、葱、蒜、韭、牛肉、羊肉、狗肉，均应少食或忌食。

烟酸缺乏症（癞皮病）

本病为烟酸类维生素（维生素B_3）缺乏，以皮炎、舌炎、肠炎、精神异常及周围神经炎为特征的疾病。由于维生素B_3是组织中重要的递氢体，参与机体氧化还原过程，促进消化功能，维持皮肤和神经的健康，一旦缺乏，就会引起神经、皮肤及消化功能紊乱而产生一系列疾病。其中最明显者，就是癞皮病。

■主要症状

皮疹多发于身体裸露部位，如面部、颈部、胸部、前臂、手背、下肢至足背。初起为鲜红斑块，边界清楚，后转为暗褐色，皮肤粗糙、增厚、脱屑及色素沉着，重者可出现大疱、瘀斑，后期皮肤萎缩变薄，口腔黏膜有溃疡疼痛，唇部及口角干裂，舌面红肿；同时伴有食欲不振、腹泻或便秘，以及精神抑郁、记忆力减退、头晕、失眠、谵妄、幻觉等精神症状。

■饮食宜忌

宜 除进食高蛋白、低脂肪食物外，宜多食富含维生素B_3的食物，如动物肝、肾、脑，兔肉、牛肉、鸡肉、虾米、田螺、豌豆、赤豆、蚕豆、菱角、花生、蘑菇、木耳、大枣、番茄、胡萝卜、紫菜等。此外，宜食粗米、全麦。以玉米为主食的地区，玉米食品中应加 0.6% 的碳酸氢钠，使玉米中结合型维生素 B_3 转化为游离型维生素 B_3，以便于吸收。

宜食含色氨酸丰富的食物，如黄豆、高粱、小米、蛋类、干贝、淡菜、核桃等（人体可将其中的色氨酸转化为维生素 B_3）。

忌 烈酒、肥肉及其他辛辣、油腻食物。

雀斑

雀斑是一种色素代谢障碍性皮肤病，易生于皮肤白皙的女性颜面，因其形似雀卵上的斑点，故称雀斑。此病病因不明，可能与遗传、暴晒、皮肤 pH 值增高、内分泌紊乱等因素有关。

■ 主要症状

生于颜面、颈部和手臂等外露部位，为针尖至高粱粒大小的浅黑色斑点，不痛不痒，遇日光、紫外线照射则颜色变深，数目增多，因日光、紫外线能增加皮肤中酪氨酸酶的活性，使色素合成增多的缘故。

■ 饮食宜忌

宜 经常食用富含维生素A、维生素C、维生素E的食物，如胡萝卜、白萝卜、菠菜、油菜、苋菜、芹菜、黄豆、豌豆、鲜枣、柠檬、刺梨、芒果、牛奶、酸奶、奶油等。维生素A具有强健皮肤的作用，可防止皮肤干燥粗糙现象发生；维生素C能抑制多巴醌的氧化作用，从而减少黑色素的形成，还可以防止皮肤血管老化，有保持皮肤润滑、防止衰老的作用；维生素E有抗脂质氧化作用，能降低皮肤细胞的脂褐素含量，同时与维生素A、维生素C、维生素E均有协同作用。

宜常吃西红柿和含硒食物，因西红柿中含有丰富的谷胱甘肽，可以抑制酪氨酸酶的活性，从而使沉着的色素减退或消失。硒是谷胱甘肽过氧化物酶不可缺少的成分。

忌 禁忌刺激性饮料和食物，如浓茶、咖啡、酒类、辣椒，不宜饮用着色饮料，忌用激素类美容霜和增加面部色素的劣质化妆品。

🍎 黄褐斑

黄褐斑是一种常见的色素沉着性皮肤病，病因主要有以下几个方面：一是内分泌障碍，如孕妇、月经不调的青年女性、口服避孕药的女性等；二是慢性中毒，如慢性酒精中毒、肿瘤、结核病等；三是阳光暴晒，有一定影响。除上述原因外，与饮食营养也有密切关系。

近年来，科学家们研究发现，如果膳食中长期缺乏谷胱甘肽，就会形成黄褐斑。由于谷胱甘肽缺少，皮肤内的酪氨酸酶活性增强，与酪氨酸作用，形成更多的多巴醌，多巴醌氧化成多巴素，进而形成黄褐素、黄黑素。

■ 主要症状

斑块为黄褐色或咖啡色，边缘清楚，表面平滑，形状不规则，从蚕豆大到铜钱大不等，常对称分布于面颊部呈蝴蝶形，有时扩展至上唇、鼻旁、颧部，融合成片。无炎症脱屑，无自觉症状，日光暴晒后，颜色加深或斑片扩大。

■ 饮食宜忌

宜 合理调整饮食结构，重视饮食宜忌，可起到预防和治疗黄褐斑的作用。

☆多食能直接或间接合成谷胱甘肽的食物，如番茄、洋葱、大蒜等。这些食物能抑制酪氨酶的活性，阻碍酪氨酸形成多巴醌，不仅可减少黄褐色素的合成和沉积，而且可使沉着的色素减退和消失。含硒丰富的食物还有蚕蛹、鸡蛋白、海产品，动物肝、肾，葡萄干等。硒是谷胱甘肽过氧化物酶的重要成分，不仅有预防和治疗黄褐斑的功效，而且有抗癌作用。

☆多吃富含维生素C的果蔬，如鲜枣、山楂、柑橘、柠檬、黄绿色蔬菜等。因维生素C能抑制皮肤内多巴醌的氧化作用，使深色氧化型色素还原成浅色氧化型色素。

☆常吃富含维生素E的食物，如卷心菜、花菜、海藻、豆类、芝麻等。因维生素E可阻碍过氧化脂质的形成，从而可抑制黄褐斑的发展，并减缓皮肤衰老。

忌 禁忌姜、葱、辣椒等刺激性食物和频繁的日光暴晒；忌用化妆品，以免刺激皮肤。

🫑 白癜风

　　白癜风一种常见的获得性色素脱失性皮肤黏膜疾病，病因至今不明，但与黑色素的合成障碍有关。一说可能由于免疫功能障碍，使黑色素细胞被破坏而引起。或是去甲肾上腺素、儿茶酚胺类在体内含量升高，这些化学物质均能抑制酪氨酸与酪氨酸酶合成黑色素；一说可能与体内缺铜有关，因铜是组成酪氨酸酶的重要成分，缺铜则酪氨酸酶形成困难，无法催化酪氨酸转化为多巴，多巴亦不能转变为黑色素。如体内完全缺乏酪氨酸酶，则可产生白化病。这多与遗传有关。中医称作"白驳风"，认为与焦虑、忧愁等精神因素有关。

■ 主要症状

患处为无色的白斑，界限清楚，毛发同时变白，边缘有色素沉着，知觉、分泌、排泄一切正常，无自觉症状。皮损可由一点一片逐渐向四周扩展，互相融合，对光敏感，日晒后易出现潮红。

面、额、颈、手背为好发部位，亦可遍及全身。病程缓慢而长，亦有自愈者。

■ **饮食宜忌**

宜 多食含铜食物，如动物肝脏类、乳品、谷物粗制品。蔬菜宜食胡萝卜、茄子、芹菜、龙须菜、油菜、荠菜、茴香等。水果宜食葡萄、核桃、苹果等，苹果酸对促进色素再生有重要意义，此外，黑芝麻、黑木耳、黑豆也是白癜风患者的良好食品。

忌 葱、蒜、鱼、虾、羊肉、竹笋、咸菜、辣椒、酒类。不宜吃菠菜，因菠菜含大量草酸，易使患部发痒。

少吃含维生素C多的食物。维生素C能使血清铜与血清铜氧化酶水平降低，影响酪氨酸酶的活性，干扰皮肤黑色素的合成。

🍎 斑秃

斑秃是一种突然成片脱发的皮肤病，俗称"鬼剃头"，中医称为"油风脱发"。此病病因不明，一般认为与内分泌功能障碍有关，常发生于长期承受焦虑、忧伤等精神刺激的患者。中医认为，由于肾亏血虚、毛发失养所致。

■ **主要症状**

突然发生，头发成片脱落，由于不痛不痒，患者常不自觉，患处皮肤光亮，边界明显，大小不等，形状也不规则。恢复期在脱发区先有毳（cuì，绒毛）毛出现，逐渐浓密复原，也有不医自愈的。

■ **饮食宜忌**

中医主张补肾益气、养血润燥。

宜 黑芝麻、黑豆、桑椹、龙眼肉（桂圆肉）、粳米、蜂蜜、猪肾、牛肾、猪血、猪肝等。

忌 辛辣、香燥食物及浓茶、咖啡等兴奋神经的饮料，避免精神上的恶性刺激，保证睡眠充足，可不医自愈。

🫑 早秃

其特征是前额上部或者顶部头发逐渐变得稀少，最后皮肤变光滑或仅留少许毳毛，多见于 20～30 岁男性，与遗传、雄激素过多及皮脂溢出等有关。过去一般认为是由于长期用脑过度，或胱氨酸缺乏的原因。最近医学家研究发现，男性早秃与遗传因素、雄激素和发育年龄有关，而且以雄激素为主要因素。中医学早就发现，头发的生长发育与肺肾、气血功能盛衰有关。《黄帝内经》中早有论述，认为肾为先天之本，其华在发，肾气盛则毛发丰泽茂密，肾气衰则毛发焦枯脱落。肾气的盛衰决定于体质的强弱，除遗传因素、精神因素外，饮食营养的好坏也是导致早秃的重要因素之一。

■ 主要症状

30 岁前后，前额及头顶头发开始脱落，随年龄增长逐渐扩大，严重者顶部全部脱光，或只余耳后一圈，不痛不痒，感觉正常。

■ 饮食宜忌

宜 早秃患者宜多食优质蛋白，如动物肾脏、鸡蛋、鲫鱼、奶类等。因优质蛋白有预防血管老化、促进毛囊血液循环，改善毛发营养，防止发根干燥萎缩、变脆、易落等作用；植物蛋白中以黑豆、黄豆、玉米为佳。

多食富含维生素 E 的食物，如黑芝麻、莴苣、花菜、卷心菜。维生素 E 有推迟头发衰老、促进头发生长的作用。最近日本研制出的毛发健美食品，主要成分为芝麻与海带，效果良好。

多食含维生素 B_6 和烟酸（维生素 B_3）的食物，如青豆、蚕豆、黄豆、豌豆、土豆、黑芝麻等。因维生素 B_6 能在体内迅速转变成一种辅酶——磷酸吡哆胺，有抵抗皮脂和促进头发生长的作用。

忌 高脂肪饮食和酒类、辣椒、浓茶、咖啡等刺激性食物。避免情绪紧张和精神刺激，可延缓早秃。

🫑 脱发

脱发原是人体生理代谢过程的正常现象。如果成年人每日脱发 30 根以上，则属于病态"脱发"。国外有关资料表明，体内缺锌与蛋白质摄入不足，均可引起脱发。因为头发的生长，需要一定的含硫氨基酸，这种氨基酸人体本身不能转化和合成，必须由食物中摄取。如果成年人每日每千克体重平均摄入的蛋白质在1克以下，则可引起脱发。此外，蛋白质在体内转化与合成过程中，需要锌的参与，人体缺锌也是脱发的原因之一。一般脱发者的发锌往往低于正常人。

中医认为，头发与饮食营养关系密切。《黄帝内经素问·五脏生成》云："多食苦，则皮槁而毛拔""多食甘，则骨痛而发落，此五味之所伤也。"

- **主要症状**

  每日洗头梳头，头发大量脱落，数十根至百根不等，头发明显变薄而稀疏，严重者可露头皮，微有痒感。

- **饮食宜忌**

  (宜) 高蛋白食物如禽类、瘦肉、鱼类、蛋类及豆制品；多食含锌食物，如牡蛎、海带、紫菜、栗子、核桃、花生等。

  (忌) 刺激性饮料，如咖啡、浓茶，以保证充足睡眠。忌忧思焦虑，要性情开朗，以免神经功能失调和内分泌功能紊乱，引起毛乳头血管收缩，导致头发营养不良，加重脱发。

头发早白

头发早白，俗称"少白头"，属于遗传因素者，不易治疗；属于精神因素、营养不良、慢性消耗性疾病和内分泌障碍者，除根据病因治疗外，还应加强营养，重视饮食宜忌，对抑制白发的发展有一定疗效。

中医学也认为，此症多由于肝肾不足、气血亏损所致，治宜补益肝肾，调养气血。

- **主要症状**

  中年白发早生，或40岁左右即白发苍苍，无自觉症状。多有用脑过度、忧思焦虑的经历。古代传说伍子胥过昭关，一夜须发皆白。

- **饮食宜忌**

  （宜）富含铜、钴、锌、铁等微量元素的食品。因这些元素是人体合成黑色素不可缺少的物质。

  宜食补益肝肾的食物，如动物肝、肾、鸡蛋、黑豆、黑芝麻、核桃仁、桑椹、枸杞子、海产品等。中药何首乌为乌发特效药，可坚持久服，具体使用需咨询专业医师，治愈后可至老不变。

  （忌）兴奋神经的饮料、食物；避免忧思焦虑等精神刺激，保证充足的睡眠与休息。

脱眉

　　正常情况下，眉毛的新陈代谢期约为 150 天，但有的人眉梢脱落，再生迟缓或不再生，就属于异常现象。原因是多方面的，如甲状腺功能低下、脑垂体前叶功能衰退、体内缺锌以及长期精神紧张、焦虑等，都能引起脱眉。

- **主要症状**

  眉毛脱落，以外侧眉梢为甚，全眉稀疏，影响仪容秀美。

- **饮食宜忌**

  （宜）甲状腺功能低下者，除根据病因治疗外，可多食含碘食物，如海带、紫菜、海参和其他海藻类食物。

  体内缺锌者，可食含锌丰富的食物，如牡蛎、瘦肉、坚果、奶、蛋等。

  此外，宜多食含铁食物，如黑木耳、黑豆、油菜、莴苣、鸡类、猪血等。据测定，脱眉的人体内含铁量低。为促进铁的吸收，应多吃富含维生素 C 的食物。

  特别值得指出的是，多食核桃。核桃中含有丰富的磷脂和维生素 E，其中磷脂可增加细胞活性，促进造血功能并提高神经功能；

维生素 E 能促进毛发生长，有利于眉毛的复生。

忌 兴奋神经的饮料和食物。消除精神紧张因素，避免忧思焦虑，保持愉快乐观。

七 五官科常见病的饮食宜忌

眼、耳、鼻、咽喉、口腔，谓之五官。随着医学的发展，眼与口腔疾病已独立分科。今仍沿用传统说法。中医学认为，五官内应五脏。《千金方·心脏脉论》云："舌者心之官，故心气通于舌。"《黄帝内经灵枢·脉度》云："肺气通于鼻，肺和，则鼻能知臭香矣；脾气通于口，脾和，则口能知五谷矣；肝气通于目，肝和，则目能辨五色矣；肾气通于耳，肾和，则耳能闻五音矣！"《黄帝内经素问·阴阳应象大论》也有"肝，在窍为目""心，在窍为舌""肺，在窍为鼻""脾，在窍为口""肾，在窍为耳"之说。总之，五官疾病，无不与人体的五脏六腑以至全身营养状况有着密切关系。如肾虚可致耳聋、耳鸣，脾热可致口腔溃疡，肺热可引起咽炎、喉炎，心火可导致口舌生疮，肝肾亏虚可引起老年白内障，肝肾郁火可导致青光眼。又如老年人缺锌可导致味觉减退，长期缺铁可导致萎缩性鼻炎，维生素 D、维生素 B_1 缺乏往往使龋齿加重等。

因此，五官科疾病的饮食调养，也必须着眼于整体。本节举最常见之病，列为十种。

青少年近视

眼睛的调节功能失常，远处的物体在视网膜的前方结像，在正常距离下视物模糊，称为近视。此症以青少年学生最多，发展也很快。近视的原因，多与用眼不当有关，如长时间阅读小字书籍，常在弱光下看书，睡在床上看书，舟车颠簸中看书，久而久之，皆可引起睫状体痉挛，初始形成"假性近视"。如不改变这些习惯，则可促使眼轴变长，形成真性近视。另外，青少年近视的形成与发展又与身体素质、饮食营养有密切关系。《黄帝内经素问·金匮真言论》云："肝开窍于目"。中医认为，青少年近视乃因肝肾不足、气血亏虚所致。因青少年都在迅速成长发育阶段，易患相对性营养缺乏症。也有人通过调查发现，不少青少年近视患者，平时有偏食习惯，如爱吃甜食和零食。有的专家认为，糖吃得过多，以及饮食中钙与微量元素铬不足，皆与近视的形成和度数的上升有一定关系。研究发现，钙与铬这两种元素，对维持正常的眼压、防止近视的发生，起着重要作用。

■ 主要症状

· 视力障碍。远视力差而近视力好，中医称为"能近怯远症"，近视度数越高，则离物体越近才能看得清楚。

· 视疲劳。常发生头晕、眼胀、不耐久视等眼疲劳症。

· 飞蚊症。近视度数增高，玻璃体浑浊（系玻璃体液化所致，是近视常见症状）时，自觉眼前有黑点或条状物浮动。

· 眼底检查可见视盘颞侧有近视弧，并有视网膜脉络膜萎缩现象。

■ 饮食宜忌

宜 饮食要多样化，不偏食，宜多食含钙、含铬多的食物。含钙多的食物如鱼、虾、芝麻酱、黑芝麻等，含铬多的食物如瘦肉、鱼、蛋、豆制品、贝类、绿叶蔬菜、水果等。此外，中医认为，动物之肝、肾、眼睛，海鲜、核桃、荔枝、龙眼（桂圆）、大枣、葡萄等，皆具有补益肝肾、气血的作用。又《本草纲目》记载：芡实粉粥、羊肝粥、鸡肝粥、荠菜粥，皆有养血固精、补肝明目的功效。上述食物，营养全面，既含钙、铁、磷元素，又富含优质蛋白及维生素 D、维生素 E，对防治近视极有裨益。

忌 限制甜食，少吃糖。因为糖是一种酸性食物，食糖过多，体内就呈弱酸性或中性，身体的保护系统要恢复原来的弱碱性，就必须消耗体内的碱性物质——钙，这对近视是很不利的。

🍎 青光眼

青光眼是一种较为常见的危害性大、致盲率高的眼病，由眼压增高所形成。正常眼内压力为 12～22mmHg（24 小时内正常波动不超过 5mmHg）。眼球内的压力，是由相对固定的眼内容物与眼内血容量产生的，其中房水在不停

膳食智慧——食物、营养与疾病

地产生与排出，达到平衡。眼压升高的主要原因是眼内房水流出受到阻碍，进而导致视神经萎缩，视力减退，严重者造成失明。在中医学中，属于"绿风内障"范畴，因瞳孔散大呈淡绿色，故又称作"青光眼"。

■ 主要症状

眼痛、眼胀、头痛，有时恶心、呕吐，视力减退，看灯光周围有虹彩圈（即虹视），检查可见睫状体充血，角膜浑浊、水肿，瞳孔扩大，对光反射消失，前房变浅，角膜与虹膜之间的距离很近。本病发生常有情绪改变，或精神刺激、失眠、疲劳等因素作为诱因。中医认为，本病多因痰湿、郁火或情志不舒引起。

■ 饮食宜忌

青光眼的治疗关键在于降低眼压，不管是药物治疗、手术治疗还是饮食治疗，皆为了加速房水排出，减少房水的生成或减缩眼内容积，来达到这一目的。

（宜）在饮食上，宜吃利水、疏肝、解郁、宁神的食物，并以之配成药粥、药膳，经常食用方可奏效，如赤豆薏仁粥、莲子百合汤、荠菜粳米粥、小麦大枣汤等。夏日可多食绿豆汤、冬瓜汤、丝瓜汤、西瓜等，以清热利水。

另外，青光眼患者的食品，最好含有眼组织正常代谢所必需的营养物质，如维生素A、维生素E、维生素B_1、维生素B_2。它们分别存在于豆类、花生、鸡蛋、植物油、糙米、肉类、肝类等食物中。

（忌）动物脂肪及胆固醇含量高的食物，忌饮茶和咖啡、酒类等刺激性饮料，忌大量饮水。因短期饮水过多，可造成血液稀释，使渗透压降低而房水增加，这样会使眼压升高，症状加重。

🫑 结膜炎

结膜是覆盖在上、下眼睑内和眼球前面的一层黏膜。它是由少量结缔组织和复层柱状上皮组织形成的透明薄膜，含有丰富的血管和神经末梢。贴在眼球前的为球结膜，衬在眼睑内面的为睑结膜，两部分相互连接形成结膜囊，其中

344

还有少量的黏液腺，能分泌黏液，润滑眼球，以减少睑结膜与角膜的摩擦，故有保护和便于眼球移动的作用。球结膜和睑结膜转折处叫作"穹隆结膜"。

急性细菌性和病毒性结膜炎都是因为细菌、病毒侵袭结膜而引起的，并具有传染性；沙眼衣原体则主要侵犯睑结膜和穹隆结膜。此外，还有一种变异性结膜炎（也叫过敏性结膜炎），往往具有季节性，常在春暖花开或干草收割季节发病。

结膜炎病因复杂，名目繁多，今举其要，列为以下三种。

🍎 1. 卡他性结膜炎

卡他性结膜炎有急性、慢性之分，多是细菌感染引起的。急性者好发于春、秋温暖季节，起病骤急，接触传染；慢性者多因急性期治疗不彻底，迁延不愈，病情顽固。中医称此病之急性者为"暴风客热"，慢性者为"赤缘虬脉"。

卡他（catarrh）是向下流的意思，渗出液沿黏膜表面排出，故称卡他性结膜炎。根据渗出物的性质不同，又有浆液性卡他、黏液性卡他和脓性卡他之分。浆液性卡他，是以浆液渗出为主，黏膜产生了浆液性炎症；黏液性卡他，是黏膜的黏液腺分泌亢进的炎症；脓性卡他，是黏膜表面已发生化脓性炎症。卡他性炎症在发展进程中也可由一种类型转变为另一类型，又可两种类型混合发生，如浆液黏液性卡他等。卡他性炎症可发生于全身的任何黏膜，它是一种病理改变，显示着炎症的进程。卡他性结膜炎，是眼结膜受细菌、病毒感染后发生的炎性病变。

■ **主要症状**

眼部灼热、痒，有异物感，分泌物多，可呈黏液性或黏液脓性，晨起封眼；结膜充血，眼睑与穹窿部充血明显，重者眼睑浮肿，球结膜水肿。

慢性者症状较轻，但长期不愈，反复发作。

中医对此病的治疗原则是祛风清热。

■ **饮食宜忌**

见后。

2. 流行性出血性结膜炎（红眼病）

此病一年四季均可发生，但以春、夏季节发病较多，常呈暴发性流行。多系病毒感染，起急骤急，接触传染多在 24 ~ 48 小时内发病。患者自觉症状严重，属于中医学"天行赤眼"范畴。

■ 主要症状

刺激症状很重，异物感很强，刺痛、灼热、畏光、流泪，有水样分泌物。眼睑红肿，球结膜高度充血、水肿。结膜下有点片状弥漫性出血，耳前或颌下淋巴结可有肿大。

中医认为，此病初起时属于风热相搏，治宜祛风清热；炎症极期属于里热炽盛，治宜清里泄热，釜底抽薪。

■ 饮食宜忌

见后。

3. 变异性结膜炎（过敏性结膜炎）

此类疾病属变态反应性疾病，多与患者的过敏体质有关。真正原因尚未阐明。过敏原以植物花粉、干草以及某些药物为多。中医对此无固定命名，列为"奇痒"。

■ 主要症状

开花季节发病，眼内奇痒难忍，有异物感、灼热感、畏光流泪，有浆液性分泌物，结膜充血，多伴有鼻炎甚至哮喘。

■ 饮食宜忌

（宜）清凉泻火食物。

苦瓜：气味苦寒，能清心明目。

冬瓜：甘、微寒，有利水、清热、解毒作用。

西瓜：甘凉，清热利尿。

丝瓜：甘平，能祛风化痰，凉血解毒。

甜瓜：甘寒，除烦热，利小便。

黄瓜：甘寒，有清热、利水、除痛功效。

茄子：甘寒，有散血、消肿、止痛、利尿、宽肠之效。

芹菜："甘凉清胃，涤热祛风，明目。"（《随息居饮食谱》）

胡萝卜：甘辛，微温，含维生素 A 原，有明目作用。

莴笋：气味苦冷，微毒，有明目、通乳、利便、杀虫功效。

莲藕：甘平，功能止血祛瘀、清热安神。

荸荠：味甘微寒，能明耳目，消黄疸，厚肠胃，解热毒。

百合：味甘性平，有养阴清热、清心安神、止涕泪、利小便的功效。

梨：性味甘寒，可滋阴清热、润肺止咳、清心降火。

绿豆：甘寒，可利水消肿、清热解毒。

枸杞子：甘平，微苦，有清热解毒、明目利尿作用。

桑椹：甘平，有清肝明目、降压利水作用。

🈲 辛辣刺激性食物，如葱、蒜、韭、薤、胡椒、酒类；温热动火食物，如羊肉、牛肉、狗肉、公鸡、老鹅等；鱼腥、海鲜、发物。

■ 预防措施

结膜炎多具有传染性，故预防为主的方针必须强调。

日常生活中，衣物用具定期暴晒、洗涤、消毒，保持干燥整洁，专物专用。

发现卡他性结膜炎、流行性出血性结膜炎患者立即隔离。患者应自觉远离健康人群，爱护家人亲友，避免传染他人。

患者痊愈后，最好经医院检查确认，安全康复且不具传染性，解除隔离。所有衣物全面消毒后，恢复正常生活。

🍎 鼻出血（鼻衄）

鼻出血又称鼻衄，多因鼻腔病变引起，也可由全身性疾病引起。出血多为单侧，亦可为双侧；可间歇性出血，也可持续性出血；出血量多少不一，轻者鼻涕中带血，重者状如涌泉，可以引致失血性休克；若经常反复出血，可致贫血。

究其原因，不外两类。

1. 局部原因。如鼻部损伤、炎症、赘生物（如息肉、血管瘤、肉芽肿等）、恶性肿瘤（如鼻咽癌等）、鼻中隔偏曲、鼻咽部静脉曲张等。

2. 全身因素。如高血压、动脉硬化；急性传染病高热期（如流行性出血热、猩红热等）；血液病（如再生障碍性贫血、白血病、血友病等）；营养缺乏（如维生素 C、维生素 E、维生素 K、维生素 P 缺少）；内分泌失调（女性倒经）；环境变迁造成的不适应，如高原性低血压、气候干燥等。以上皆可导致发病。

■ 主要症状

鼻涕中带血或鼻腔流血，间歇性反复发作，可伴有贫血面容或偶有休克症状。必须与呼吸道咯血、消化道呕血等积存于鼻咽部之残血相鉴别。鼻血鲜红，残血暗淡。

■ 饮食宜忌

（宜）饮食应以清淡、苦寒、富有营养、容易消化者为佳，如苦瓜、百合、冬瓜、黄瓜、丝瓜、绿豆汤、粳米粥等。

（忌）辛辣温热上火食物，如牛、羊肉类，酒类。

■ 饮食疗法

藕汁蜜糖露 （广东民间验方）

［制备与服法］鲜藕榨汁 150 毫升，加蜂蜜 30 克，调匀内服，每天 2 次，连服数天。

［方义与功效］藕甘涩微寒，凉血散瘀止血；蜂蜜润胃、安五脏，和百药，二味合用对血热妄行的鼻衄效果显著。

［宜忌］老幼皆宜，无所禁忌。

🫑 梅尼埃病

梅尼埃病是一种原因不明的、以内淋巴积水为主要病理特征的内耳病。其病程多变，以发作性眩晕、波动性耳聋和耳鸣为其主要症状。多数专家认为，此病是因内耳的内、外淋巴液压力失去平衡所致（人耳分为外耳、中耳及内耳三部分。内耳又称为迷路，深藏于头的颞骨内，其外层为骨迷路，由致密的骨质构成，腔内有膜迷路。在骨迷路与膜迷路之间，有外淋巴液；膜迷路内，有内淋巴液。在正常情况下，内、外淋巴液的压力是保持平衡的，一旦失去平衡就会引起眩晕）。引起内、外淋巴液失去平衡的原因很多，常见的是自主神经功能紊乱、变态反应、内分泌疾病以及精神紧张、过度疲劳等。其主要病理变化是内耳毛细血管痉挛，局部缺氧，血管壁渗透性增加，导致内淋巴液过多，引起内耳积水。

- **主要症状**

  眩晕：伴有恶心、呕吐、面色苍白、出冷汗，静卧减轻，活动则加剧。

  耳鸣：早期呈低音调，久则成高音、高调。

  耳聋：发作越频，听力损失越重，有时可致全聋。

  头及耳内发胀：因内耳压力增高所致。

- **饮食宜忌**

  (宜) 渗湿利水食物，如绿豆粥、赤豆鲤鱼汤、薏仁米粥、麦片大枣粥等。宜进食高糖、高蛋白食物，有补充营养及脱水作用。

  (忌) 腌制品及盐分过高的食物，少喝水，戒烟酒，避免劳累和情绪激动，均可减轻症状，或减少发作。

咽炎

　　咽连于食管，为胃之通道，喉连于气管，为肺之通道，故咽喉与肺、胃有密切关系。口腔、鼻部或扁桃体感染，皆可形成咽炎。中医对咽与喉，并不严格区分，故称咽炎为"喉痹"，分为急、慢性两种。急性者多因肺胃蕴热和外感风邪引起，慢性者多因内热炽盛、耗伤肺阴所致。

■ **主要症状**

急性咽炎：咽部红肿灼热，吞咽疼痛，黏膜表面附有稠厚黏液，有时可见脓点，并伴有恶寒发热、头痛等全身症状。

慢性咽炎：咽部充血呈暗红色，有异物感，或干燥不适，或稍有胀痛，有时恶心，咽后壁可见淋巴滤泡。

■ **饮食宜忌**

 宜

急性咽炎：宜进食清凉泻火食物，如甘蔗汁、荸荠汁、萝卜汁等。《随息居饮食谱》云："甘蔗能利咽喉，萝卜可治咽喉诸病"，荸荠能生津止渴，三品取汁鲜用，具有泄热解毒、消肿止痛、清利咽喉的功效，最适于肺胃火炽的急性咽喉炎症。

慢性咽炎：除用上述鲜汁外，宜食百合、豆浆、绿茶、青果、枸杞子、鸭蛋等食物，因这些食物皆有清肺降火、养阴润燥的功效，适用于阴虚肺燥的慢性咽喉炎症。

此外，慢性咽炎兼大便秘结者，可多食蜂蜜、香蕉，以润肠通便，养阴解毒。

忌 烟酒及辛辣刺激性食物，如葱、椒、蒜、韭、醋、牛肉、羊肉、狗肉及公鸡等生热动火之物。

喉炎

喉炎分为急性、慢性两种。急性喉炎如同急性咽炎一样，是由于病毒、细菌感染引起，受凉、滥用声带、烟酒过度、鼻腔梗阻、张口呼吸等，皆为常见的诱因。中医称为"暴瘖""失音"，认为由于外感风邪、郁而化热、肺失清肃所致。

慢性喉炎，多因声带疲劳，或上呼吸道的慢性疾病（如鼻炎、咽峡炎、支气管炎、结核病及嗜好烟、酒）引起，也可在反复发作的急性喉炎之后形成。

■ **主要症状**

声音嘶哑或失声，喉内干痒，干咳无痰或少痰。急性期喉部灼热微痛，或伴有恶风发热、头痛等全身症状；慢性期声音嘶哑常间歇发作，说话过多则加重，少数严重患者，可完全失声。检查可见声带充血、水肿或肥厚，有时发现声带闭合不全或声带结节。

■ **饮食宜忌**

(宜) 急性喉炎宜食清凉滋润之物，如粳米、绿豆、豆腐、冬瓜、西瓜、莲藕、百合、梨、甘蔗汁等，以清泄肺热，滋喉润噪；慢性喉炎多由于热伤肺阴，故应养阴润肺，宜食梨、柿、荸荠、百合、桑椹、橄榄、银耳、竹笋、菠菜、黄瓜、甲鱼等。

(忌) 烟酒、辣椒、姜、韭、葱、蒜、羊肉等伤阴动火之物。治疗期间，避免过多用喉，如唱歌、讲课；长时间的夜间工作、失眠、焦虑等，也对咽喉炎症极为不利，应尽力避免。

过敏性鼻炎

过敏性鼻炎是由于过敏体质，接触外界致敏原引起的变态反应，以鼻黏膜病变为主，中医称为"鼻鼽"，认为由于肺虚，卫气失固，抵御外邪能力减弱，风寒乘虚而入所致。

此病诱因多为冷空气、灰土烟尘、腥臭异味刺激。

■ **主要症状**

患者往往在清晨起床时发作，持续性打喷嚏、流鼻水，或有鼻塞，早餐后有所减轻，感冒时症状明显加重。检查可见鼻甲肿大，鼻黏膜苍白，分泌物涂片可见嗜酸性粒细胞增多。

■ **饮食宜忌**

(宜) 温性食物，如姜、蒜、韭、香椿、芫荽等；温补肺卫的食物，如糯米、麦面、山药、大枣、红糖、饴糖、龙眼（桂圆）等；渗湿利水的食物，如薏苡仁、芡实、莲子等。

忌 腥冷肥腻食物，如鱼虾、海味、肥肉；少食瓜果、冷饮。

平时应注意保暖，避免冷风及污浊空气刺激。仔细寻找过敏原，知而避之，可以减轻或减少发作。

复发性口腔溃疡（口疮）

复发性口腔溃疡也称"复发性口疮"，中医称为"口疮"，是一种原因不明的慢性口腔黏膜疾病，有人认为此病的发生与机体的免疫功能、内分泌失调或某些微量元素、维生素代谢失常有关。其发病的诱因也是多种多样的，如过度劳累、严重失眠、情绪紧张、消化不良、便秘、腹泻、慢性肝炎、胃溃疡、结肠炎以及月经周期等都可诱发本病。有时也作为某些血液病的前奏而出现。

中医认为，此病的发生，多因思虑太过，睡眠不佳，以致心肾不交，虚火上炎，或过食辛辣厚味，心脾实火上攻而致病。

■ 主要症状

初起为红色小点，灼热疼痛，从绿豆大到黄豆大，逐渐形成小溃疡，表面有淡黄色或灰白色假膜，周围黏膜充血呈红晕状，好发于唇、颊、舌边、牙龈等处，进食时疼痛甚剧。

■ 饮食宜忌

宜 此病除追查病因对症治疗外，一般在饮食上，宜多食含锌食物，以促进创面愈合。含锌食物如牡蛎、鲱鱼、动物肝脏、瘦肉、蛋类、花生、核桃等。宜多食富含维生素 B_1、维生素 B_2、维生素 C 的食物，有利于溃疡愈合。

忌 辛辣、香燥、温热、动火食物，如葱、姜、韭、蒜、辣椒、胡椒、牛肉、羊肉、狗肉，忌用烟、酒、咖啡等刺激性饮料。此外，要保证充足的睡眠，情绪稳定，有利于溃疡的痊愈。

龋齿

龋齿俗称虫牙，为口腔科最常见的疾病之一，它能使牙齿疼痛、缺损以至丧失，破坏咀嚼器官的完整性，甚至引起牙槽、颌骨的炎症，形成病灶，影响全身健康。

一方面，龋齿的发生，是病原性刺激物（化学物质）在牙齿表面的滞留，引起牙齿硬组织的破坏。其中包括酸的脱钙作用和有机物的溶解作用等。一般认为最主要的病原刺激物是糖的发酵产物，最主要的病原菌是乳酸杆菌和链球菌。链球菌产酸比乳酸杆菌更快、更多，溶解牙齿的程度也较严重。这两种细菌所产生的酸，使牙齿脱钙。有机物的破坏是由于蛋白质的水解作用。蛋白溶解菌产生蛋白溶解酶，则破坏牙齿的有机物而引起龋齿。

另一方面，身体素质、牙齿本身的结构和营养代谢情况也是形成龋齿的重要内在因素，如身体素质低下、偏食、营养代谢紊乱，也容易发生龋齿。

■ 主要症状

龋齿患者初起，无自觉症状，检查时，仅可看到牙齿表面有无釉的白垩状斑，或脱钙后色素沉着而形成的墨浸状斑；进一步出现黑褐色小龋洞，每遇酸、甜、冷、热刺激则产生过敏症状——酸痛；进一步出现牙本质深层龋，并引起牙髓炎，变性坏死。此时可有剧烈疼痛和肿胀；最后，牙髓坏死，牙冠崩溃，只剩残根于颌骨内，平时可无自觉症状，但牙尖部多有慢性炎症，急性发作时，则出现颌面部肿胀疼痛。

■ 饮食宜忌

宜

☆宜多食富含维生素D、维生素B_1的食物。因维生素D能促进钙的吸收，增强牙齿的骨质，有抗龋齿作用。维生素B_1有控制蛋白质溶解的作用，当维生素B_1缺乏时，体内丙酮较多，牙内亦多，可使蛋白质溶解。

☆宜饮用牛奶和茶。德国医学协会曾宣布：茶叶和牛奶都具有明显的防龋齿作用，因茶叶含有一定数量的氟化物，每天饮二三杯，有抗龋齿作用；而牛奶可综合由于口腔内糖酵解产生的酸性食物，从而防止对牙齿的腐蚀。但牛奶与茶中均不宜加糖，否则无防龋齿作用。

☆宜食纤维性食物，蔬菜和粗粮、瘦肉，对牙面有摩擦和清洁作用，且不易发酵。

忌 酸物与糖果，特别是晚间，进食后应立即漱口、刷牙，以免加重龋齿病变。不宜常吃精米、白面、饼干、果酱等，这些食物不仅营养价值低，且易滞留发酵。

12检